le nouveau préc

d'esthétique cosmétique

Sciences biologiques

Notions essentielles de dermatologie

Cosmétologie

Technologie des appareils

Notions élémentaires sur le courant électrique

Notions de législation sur les produits cosmétiques
Mises à jour au 29 juin 2001

Annexes

M. Hernandez - M.M. Mercier-Fresnel

le nouveau précis d'esthétique cosmétique

Préparation conforme aux nouveaux programmes des examens d'État

6e édition revue & corrigée

VIGOT

Les auteurs, **Marie-Madeleine Mercier-Fresnel**, pharmacien et titulaire d'un CES de dermo-cosmétologie, **Micheline Hernandez**, professeur d'esthétique, habilité par l'Éducation nationale, remercient toutes les personnes qui leur ont accordé leur soutien.

Illustrations :
Dessins de la partie 1 : Vadim Rolland.
Photographies de la partie 2 : professeur J.-L. Bonafé, Toulouse.
Dessins de la partie 4 : Vadim Rolland d'après Pierre Hilaire.
Photographies de la partie 4 : Le Club des professionnels.
Schémas de la partie 5 : Vadim Rolland.

Dépôt légal : octobre 2003 — ISBN : 2 7114 1625 9
Imprimé en France par Pollina S.A. Numéro d'impression : L91193

Table des matières

PREMIÈRE PARTIE
Sciences biologiques

DEUXIÈME PARTIE
Notions essentielles de dermatologie

TROISIÈME PARTIE
Cosmétologie

QUATRIÈME PARTIE
Technologie des appareils

CINQUIÈME PARTIE

Notions élémentaires sur le courant électrique

SIXIÈME PARTIE

Notions de législation sur les produits cosmétiques

ANNEXES

PREMIÈRE PARTIE

SCIENCES BIOLOGIQUES

1. LA COMPOSITION CHIMIQUE DE LA MATIÈRE VIVANTE

LES COMPOSÉS MINÉRAUX

Ils comprennent l'eau et les sels minéraux.

1. L'EAU (H_2O)

C'est l'élément le plus abondant de notre corps. Il représente 70 % environ du poids corporel.

2. LES SELS MINÉRAUX

En général, ils se trouvent en solution et dissociés en ions, particules chargées électriquement.

■ Les anions chargés négativement
Cl^- (chlorures), SO_4^{--} (sulfates), CO_3^{--} (carbonates), NO_3^- (nitrates), PO_4^{---} (phosphates)

■ Les cations chargés positivement
Na^+ (sodium), Mg^{++} (magnésium), K^+ (potassium), Ca^{++} (calcium)
L'équilibre de la balance ionique du milieu est essentiel au maintien de la vie cellulaire. Il conditionne de nombreux phénomènes physiologiques : équilibre liquidien, perméabilité de la membrane cellulaire, coagulation sanguine, contractilité musculaire.

LES COMPOSÉS ORGANIQUES

Ce sont des composés carbonés pouvant appartenir à quatre groupes :

1. LES GLUCIDES (SUCRE)

L'élément de base est l'ose (glucose) ou monosaccharide qui peut se grouper (se polymériser) pour former des polysaccharides (saccharose, glycogène).
Ils ont un rôle énergétique très important.

2. LES LIPIDES (GRAISSES)

Ce sont les corps gras. Ils peuvent être simples (formés de carbone, hydrogène, oxygène) ou complexes (c'est-à-dire qu'ils renferment en plus azote, phosphore et soufre).

Les acides gras

Ce sont les constituants essentiels des lipides.

Les triglycérides

Ils sont la forme de stockage des acides gras dans la cellule.

Les phospholipides

Ils sont formés par deux chaînes d'acides gras associées à un groupement phosphate. Ils comportent donc une extrémité hydrophile et une autre hydrophobe.

Les stéroïdes

Le plus important est le cholestérol.

3. LES PROTIDES

Ils renferment du carbone, de l'hydrogène, de l'oxygène et de l'azote.
Sous ce terme général, on regroupe : les acides aminés, polypeptides et protéines.

Les acides aminés

Les acides aminés sont des petites molécules composant les protéines.

Polypeptides et protéines

Les polypeptides sont des petites protéines (60 acides aminés environ) – le terme de protéines étant réservé à des molécules plus grosses.

4. LES ACIDES NUCLÉIQUES

L'acide désoxyribonucléique (ADN)

L'ADN est une longue molécule formée de deux brins enroulés l'un autour de l'autre en une double hélice.
L'ADN, associée à des protéines spéciales, les histones, est visible au microscope dans la cellule sous forme de bâtonnets, les *chromosomes*, porteurs des caractères génétiques.
Un *gène* est une portion de la molécule d'ADN qui renferme les instructions nécessaires à la fabrication d'une protéine donnée.
Les macromolécules d'ADN sont composées d'éléments de base : les *nucléotides*.
Un nucléotide est formé :
- d'une molécule d'acide phosphorique ;
- d'une molécule de sucre (glucide) : le désoxyribose ;
- d'une molécule azotée ou base :
  - adénine + guanine,
  - thymine + cytosine.

Ces éléments associés dans un ordre bien défini constituent une « séquence ».
La molécule d'ADN ressemble donc à une double hélice formée de deux chaînes hélicoïdales (acide phosphorique + sucre) s'enroulant autour du même axe et maintenues ensemble par leurs bases (adénine + guanine ou thymine + cytosine).
L'information contenue dans un gène est déterminée par la séquence des bases de la double hélice d'ADN.

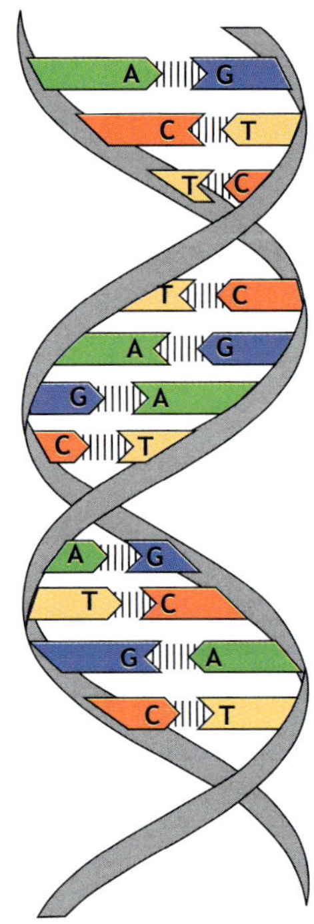

Figure 1
Double hélice d'ADN avec les bases azotées

La reproduction et le fonctionnement de la cellule dépendent des instructions codées dans la structure chimique de l'ADN. L'ADN est une macromolécule codée.

L'acide ribonucléique (ARN)

L'ARN est un long brin moléculaire unique dont l'élément de base est le nucléotide. Sa structure chimique diffère de celle de l'ADN en deux points essentiels :
- le sucre constitutif est le ribose ;
- les quatre bases pressenties sont :
  - adénine + *uracile*,
  - guanine + cytosine.

L'ARN est en majeure partie synthétisée dans le noyau à partir de l'ADN (c'est la transcription) et migre vers le cytoplasme.
On distingue :

L'ARN messager (ARNm)

C'est l'intermédiaire entre l'ADN du noyau et l'assemblage des acides aminés en protéines dans le cytoplasme. Cette synthèse est sous sa dépendance (c'est la traduction) car il transporte l'information génétique de l'ADN aux protéines. Il définit l'ordre et le placement spécifiques de chaque acide aminé dans la protéine en naissance.

L'ARN de transfert (ARNt)

Les acides aminés se fixent sur l'ARNt qui les transportent vers les ribosomes où a lieu la synthèse des protéines. Les molécules d'ARNt, présentant des différences dans leur structure, ont une spécificité pour chacun des vingt acides aminés.

L'ARN ribosomal (ARNr)

L'ARNr entre dans la constitution des ribosomes en s'associant avec des protéines.

L'adénosine triphosphate (ATP)

C'est un nucléotide isolé qui sert de réservoir d'énergie pour la cellule.

5. ASSOCIATIONS ENTRE DIFFÉRENTS CONSTITUANTS ORGANIQUES

Glycoprotéines

Ce sont des associations protéines-glucides dont la structure est ramifiée. Les protéoglycanes ont une structure linéaire.

Lipoprotéines

Ce sont des associations lipides-protéines.

Glycolipides

Ce sont des associations de lipides et de glucides.

2. L'EAU DANS L'ORGANISME LES DÉPARTEMENTS LIQUIDIENS

GÉNÉRALITÉS

L'eau représente 70 % du poids corporel d'un individu.
Cette eau de l'organisme est répartie sous différentes formes, ce qui permet de distinguer plusieurs compartiments liquidiens :
- le compartiment liquidien intracellulaire ;
- le compartiment liquidien extracellulaire qui comprend la lymphe et le plasma.

LE COMPARTIMENT INTRACELLULAIRE

C'est le compartiment liquidien le plus important de l'organisme.
Ce milieu intracellulaire, sur le plan ionique, est riche en potassium, magnésium et pauvre en sodium.

LE COMPARTIMENT EXTRACELLULAIRE

1. LA LYMPHE

La lymphe baigne toutes les cellules de l'organisme. Elle est drainée au niveau des tissus par les capillaires lymphatiques qui se regroupent en veines lymphatiques avec des relais ganglionnaires étagés jouant un rôle de filtres.
Puis tout le système lymphatique aboutit aux veines sous-clavières gauche et droite, rejoignant ainsi la circulation sanguine.
Du point de vue ionique, la lymphe est riche en sodium, pauvre en potassium et magnésium. Elle contient 95 % d'eau.

2. LE PLASMA

Le plasma est un liquide clair, visqueux et alcalin (pH = 7,40). Il renferme 92 % d'eau, des substances organiques alimentaires, les produits du métabolisme cellulaire et des éléments minéraux.

Substances organiques alimentaires

- Protides : albumine, globulines ;
- glucides : glucose (1 g par litre) ;
- lipides : cholestérol, triglycérides...

Produits du métabolisme cellulaire :

urée, acide urique, créatine...

Éléments minéraux

Ils sont représentés par des sels ionisés, c'est-à-dire chargés électriquement.
Les ions chargés négativement sont les ***anions*** : chlorures, phosphates, bicarbonates, sulfates.
Les ions chargés positivement sont les ***cations*** : le sodium, le potassium, le magnésium, le fer, le cuivre, le zinc.
Les cations et anions forment l'ionogramme sanguin.
L'ionisation du plasma va jouer un rôle capital dans deux de ses caractéristiques essentielles :

- le plasma par sa pression osmotique contrôle les échanges entre les compartiments liquidiens intra- et extracellulaires ;
- le plasma contrôle l'équilibre acido-basique du milieu intérieur et son pH.

LA PRESSION OSMOTIQUE ET LES MOUVEMENTS D'EAU

Les échanges d'eau sont réglés par la différence de concentration entre le milieu intérieur et le milieu extérieur : l'eau passe du compartiment où les solutions sont peu concentrées vers un compartiment où elles sont fortement concentrées. Cette impulsion de l'eau à aller au travers d'une membrane perméable du milieu hypotonique (à faible concentration) vers le milieu hypertonique (à forte concentration) s'appelle la pression osmotique.
Lorsqu'une hématie est placée dans une solution hypertonique (concentration en chlorure de sodium supérieur à 9 ‰), l'eau quitte la cellule qui se contracte et se flétrit.
Si on place dans une solution hypotonique (concentration en chlorure de sodium inférieure à 5 ‰), l'hématie éclate et libère l'hémoglobine. Si on la place dans une solution isotonique (concentration à 7 ‰ en chlorure de sodium), l'équilibre s'établit des deux côtés de la membrane, la cellule ne se modifie pas.

LA PRESSION ONCOTIQUE

Le passage des ions est ralenti par la pression de l'eau liée aux molécules protéiques : c'est la pression oncotique.
Grâce à cette pression, les protéines du plasma vont attirer en permanence l'eau interstitielle à l'intérieur des vaisseaux sanguins. Lorsqu'il y a pathologiquement une fuite des protéines du sang, notamment dans les urines (albuminurie), la pression oncotique diminue, le milieu interstitiel retient l'eau : c'est le phénomène de l'œdème.

LA PRESSION HYDROSTATIQUE

La pression sanguine exercée par le muscle cardiaque dans les vaisseaux est appelée pression hydrostatique. Elle est plus élevée dans les capillaires artériels que dans les capillaires veineux.
Donc dans les capillaires artériels, l'eau et les éléments nutritifs sortent vers la lymphe et les cellules.
Dans les capillaires veineux, l'eau et les déchets rentrent venant de la lymphe. Lors de troubles de la circulation veineuse, la pression hydrostatique s'élève anormalement. La filtration du liquide interstitiel ralentit : il y a œdème.
En conclusion, les échanges entre le plasma et la lymphe sont réglés par les pressions osmotique, oncotique et hydrostatique.

NOTIONS DE PH ÉQUILIBRE ACIDO-BASIQUE

Le plasma contient des molécules ionisées. Il est électriquement neutre : la totalité des anions (métalloïdes et protéines) est égale à la totalité des cations (métaux). Outre cette neutralité électrique, intervient une autre notion l'acidité ou l'alcalinité.
Une molécule est acide si elle contient davantage d'ions H^+. Elle est alcaline ou basique si elle contient davantage d'ions OH^-. Le nombre d'ions H^+, ou puissance en hydrogène détermine donc l'acidité ou l'alcalinité d'une solution, car à mesure que la concentration en ions H^+ augmente, celle en ions OH^- diminue nécessairement. Cette puissance en ions hydrogène s'écrit symboliquement pH. Le pH est neutre à 7, il est acide de 1 à 7 et alcalin (basique) de 7 à 14. Le pH de tous les milieux liquidiens de l'organisme est égal à 7,35 : il est donc légèrement basique (alcalin).
Le pH cutané, lui, est acide : il est environ de 4,7 au niveau du visage avec des variations selon le sexe, l'âge, la température, etc.
Au niveau du plasma, cet équilibre est maintenu par la présence de substances tampons du sang capables de capter ou de libérer suivant les besoins les ions H^+. Ces

substances tampons sont : les protéines du plasma, l'hémoglobine et les bicarbonates.
La peau possède également des substances tampons qui lui permettent de rééquilibrer son pH agressé par des produits trop alcalins : ce rôle est joué par les acides aminés présents dans le film hydro-lipidique de surface.

3. LA CELLULE ANIMALE

GÉNÉRALITÉS

La cellule représente la plus petite unité de matière vivante. Elle contient le matériel génétique et l'organisation biochimique permettant la vie. Certains êtres vivants sont unicellulaires (*exemple* : l'amibe), mais la majorité, dont l'homme, est pluricellulaire.

Les cellules présentent une grande diversité de formes, de tailles et de structures. Leur organisation peut cependant répondre à un schéma général.

Figure 2
La cellule animale

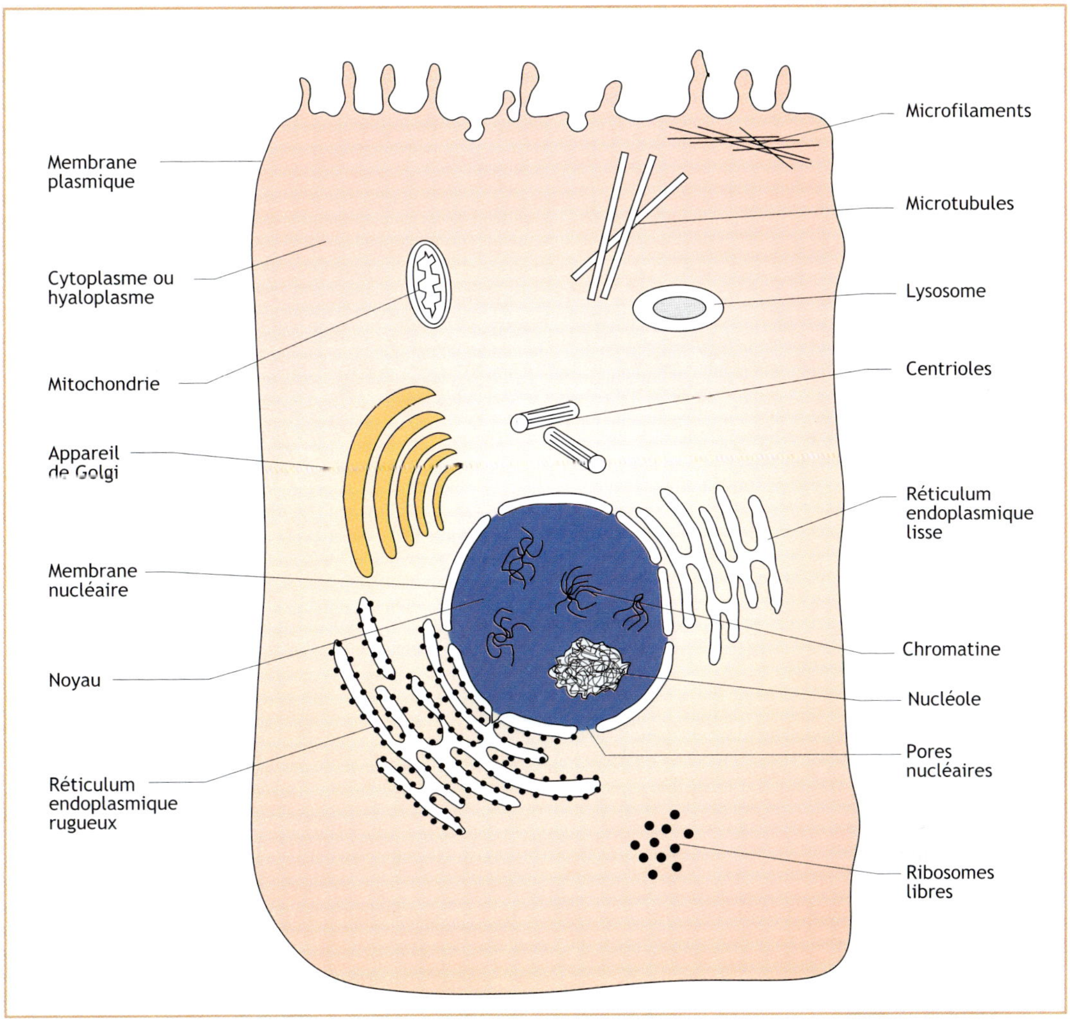

STRUCTURE DE LA CELLULE

1. LA MEMBRANE PLASMIQUE OU MEMBRANE CELLULAIRE

Elle est très mince, comprend de nombreux replis et au microscope électronique montre une structure trilaminaire (en trois feuillets).

La membrane plasmique est formée de :

Lipides membranaires

Ce sont :
- des phospholipides disposés en deux rangées parallèles mais perpendiculairement à la surface, dont les pôles hydrophiles sont tournés vers les faces externe et interne de la membrane.
- du cholestérol qui augmente la stabilité.

Protéines membranaires

Elles ne sont pas régulièrement agencées dans l'épaisseur de la membrane.
La membrane plasmique serait une mosaïque fluide dont les déplacements permettraient la formation de pores pour le passage de l'eau, des ions ou des substances hydrophiles.
La membrane plasmique joue un rôle essentiel dans les échanges entre les milieux intra- et extracellulaires.

2. LE MANTEAU CELLULAIRE OU GLYCOLEMME (CELL-COAT)

C'est un feutrage dense situé sur la face externe de la membrane plasmique et constitué de glycoprotéines, de glycolipides et de protéoglycannes.
Toutes les membranes cellulaires en sont pourvues. Le manteau cellulaire est impliqué dans des processus physiologiques variés : adhésion, reconnaissance des cellules entre elles et association spécifique grâce aux antigènes qui permettent ainsi la formation de tissus ou l'identification de cellules étrangères avec rejet.

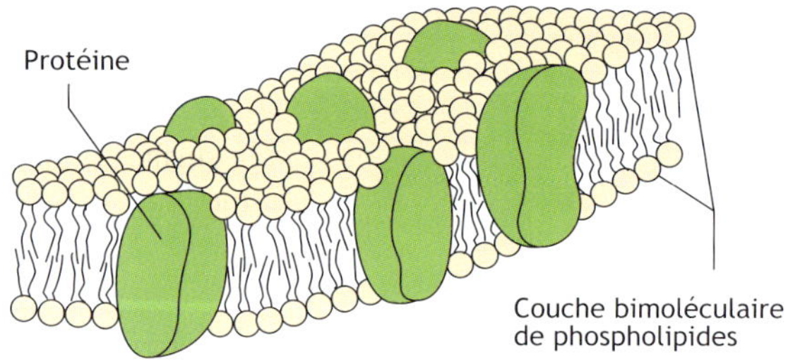

Figure 3
Membrane plasmique

3. LE CYTOPLASME OU HYALOPLASME

Il est formé d'une substance colloïdale renfermant 85 % d'eau, des protéines, des glucides, des sels minéraux.
Les différents organites de la cellule y prélèvent les substances nécessaires à leur métabolisme et y rejettent leurs déchets.
Ces organites sont :

Le cytosquelette

Il est constitué de microfibres qui sont :

Les microtubules

Ce sont des bâtonnets creux ayant un rôle déterminant dans la forme de la cellule. Ils sont formés à partir d'une protéine : la *tubuline*. Lors de la division cellulaire, ils constituent le ***fuseau mitotique***.
Dans l'interphase, ils sont disposés radialement à partir des centrioles.

Les microfilaments

Ce sont de longues fibres composées de protéines appelées **actine** et **myosine**. Selon le type et le rôle de la cellule, les microfilaments se présentent sous différentes formes :
- dans les cellules musculaires, les myofibrilles permettent la contraction
- dans les phagocytes, ils permettent la mobilité
- dans les cellules nerveuses, les neurofibrilles maintiennent les prolongements cytoplasmiques.

Les filaments intermédiaires

Ce sont de longs bâtonnets droits ou courbés, composés de protéines différentes qui donnent une certaine rigidité au cytosquelette.

Dans les cellules épithéliales, les desmosomes sont reliés entre eux par des filaments intermédiaires qui donnent à l'épithélium sa résistance mécanique.
Dans l'épiderme, les cellules naissant de la couche basale germinative et migrant vers la surface contiennent des réseaux de filaments intermédiaires de plus en plus denses.
On distingue plusieurs groupes de filaments intermédiaires en fonction des différents types cellulaires, dont :

- les filaments de kératine dans les cellules épithéliales;
- les neurofilaments dans les cellules nerveuses, etc.

Les mitochondries

Ce sont de petits corpuscules allongés dont les tailles et les formes varient à l'intérieur d'une seule cellule. Ils sont limités par une membrane externe et contiennent un réseau de membranes internes formant des replis ou crêtes. Ils constituent l'appareil respiratoire de la cellule puisqu'ils produisent l'***adénosine triphosphate*** ou *ATP*, source d'énergie. Ils contiennent des molécules d'ADN.
La quantité de mitochondries correspond aux besoins énergétiques de la cellule. Ils sont très nombreux dans les fibres musculaires et les spermatozoïdes.

Les ribosomes

Ce sont de petits organites sphériques constitués d'acide ribonucléique ribosomal et de protéines. Leur seule fonction est la synthèse des protéines.

Les lysosomes

Ce sont de petites vésicules emplies d'enzymes digestives jouant un rôle de surplus de défense (les globules blancs en renferment un grand nombre). Ils ont pour rôle de digérer les organites inutilisables dans la cellule ainsi que certaines cellules devenues inutiles.

Le réticulum endoplasmique

C'est un ensemble de vésicules membranaires et de canalicules reliés en réseau formant un système circulatoire intracellulaire.
Le ***réticulum endoplasmique rugueux*** porte des ribosomes.
Dans tous les types de cellules, une partie du réticulum ne porte pas de ribosomes ; c'est le ***réticulum endoplasmique lisse***.
L'ensemble a un rôle prépondérant dans la synthèse des lipides et des protéines. De plus les membranes du réticulum rugueux et du réticulum lisse de certaines cellules fabriquent des enzymes.

L'appareil de Golgi

Situé à proximité du noyau, il est formé de saccules empilés. Une pile est appelée *dictyosome*.
Il a une fonction d'élimination vers la membrane plasmique (exocystose). Il participe à la formation des lysosomes.

Les centrioles

Ce sont deux éléments composés de microfibrilles et disposés perpendiculairement l'un à l'autre au voisinage du noyau. Ils jouent un rôle important lors de la division cellulaire en participant à la formation et au sens du fuseau.

4. LE NOYAU

C'est un élément constant de la cellule, mais il existe des cellules sans noyau comme les hématies, les fibres du cristallin.
Le noyau comprend :

■ L'enveloppe nucléaire ou membrane nucléaire

Elle est formée de deux feuillets séparés par l'espace périnucléaire ; le feuillet externe est en continuité avec la membrane du réticulum endoplasmique et porte des ribosomes.
L'enveloppe nucléaire est percée de larges pores permettant le passage des molécules entre le cytoplasme et le noyau et inversement. Les deux membranes externe et interne se rejoignent au niveau des pores.
Au cours de la mitose, l'enveloppe nucléaire disparaît momentanément. Ses fragments sont dispersés dans le cytoplasme. Pendant l'interphase, elle emprisonne les chromosomes dans le noyau.
Les cellules possédant un noyau limité par une membrane sont dites *eucaryotes*, celles sans membrane sont dites *procaryotes*.

■ Le nucléoplasme

C'est le gel protéique contenu à l'intérieur de l'enveloppe nucléaire.

Le nucléole

C'est une masse arrondie, dense, de structure à la fois fibreuse et granuleuse. Il contient de l'ADN et surtout de l'ARN ribosomal. Il est impliqué dans la production de ribosomes. Il disparaît au moment de la division cellulaire et réapparaît après la formation des cellules filles. Certaines cellules ont parfois deux nucléoles qui peuvent fusionner.

La chromatine

Elle forme des amas irréguliers faits de particules ou nucléosomes. L'ADN dissocié avec des protéines est responsable de la structure de la chromatine dont une partie importante est liée à l'enveloppe nucléaire et une autre entoure le nucléole.

Lors de la division cellulaire, la chromatine s'individualise en longs filaments, les *chromosomes*, dont l'ensemble forme le *caryotype*.

Les *chromosomes* sont formés d'ADN et de protéines diverses.

Le nombre de chromosomes dans les cellules d'une espèce donnée est constant *46 dans l'espèce humaine* ou *23 paires*, puisque chaque chromosome est représenté par deux copies.

Lors des différentes étapes qui constituent la mitose, les chromosomes se fissurent, les deux parties dupliquées appelées *chromatides* sont séparées sur toute leur longueur sauf en un point appelé *centromère*, puis les centromères se séparent à leur tour induisant la séparation complète des chromatides que l'on appelle les *chromosomes fils*. Sur les chromosomes se trouvent les *gènes*, supports des caractères héréditaires.

L'ensemble des caractères génétiques qui définissent notre espèce s'appelle le *génome*.

Rôle du noyau

L'ADN, porteur du programme génétique, est localisé au niveau du noyau. Il se réplique, c'est-à-dire qu'il produit des répliques de lui-même. Les ARN synthétisés dans le noyau le quittent et se rendent dans le cytoplasme.

Le noyau est donc indispensable à la vie cellulaire, car il joue un rôle fondamental dans la synthèse de la matière vivante, dans la division cellulaire et dans le mécanisme de l'hérédité.

NOTIONS DE PHYSIOLOGIE CELLULAIRE

1. LES MOUVEMENTS CELLULAIRES

Déplacements cellulaires

Certaines cellules se déplacent : les spermatozoïdes avec leur flagelle et les globules blancs par diapédèse.

Mouvements internes

Ces mouvements sont dus aux courants cytoplasmiques entraînant les organites intracellulaires. C'est une manifestation énergétique caractéristique de la vie cellulaire.

2. LES ÉCHANGES CELLULAIRES DE LA MEMBRANE PLASMIQUE

La membrane plasmique a pour rôle essentiel de régler les échanges entre la cellule et le milieu extérieur.

Ces échanges s'effectuent :
- soit par les mécanismes de la perméabilité spécifique,
- soit par des déformations membranaires pour les molécules incapables de traverser la membrane : ce sont les mécanismes d'endocytose et d'exocytose.

La perméabilité spécifique

La cellule baigne dans un milieu aqueux renfermant des substances dissoutes. Les échanges d'eau et de soluté entre le milieu extracellulaire et intracellulaire se feront par la membrane soit au niveau de la couche bimoléculaire de lipides soit par l'intermédiaire des protéines membranaires.

La perméabilité spécifique est sélective. Elle est liée à la spécialisation cellulaire.

Exemple : la membrane de l'hématie est plus perméable au Na^+ que la fibre nerveuse.

Cette perméabilité sélective se réalise suivant trois modalités :

La diffusion simple

La diffusion tend à réaliser un équilibre de part et d'autre de la membrane plasmique. Les lois de la diffusion (équations de Fick) tiennent compte de la taille, de la forme des molécules, de la viscosité du milieu.

La vitesse avec laquelle une substance diffusible traverse la membrane est proportionnelle au gradient de concentration, c'est-à-dire à la différence de concentration de cette substance de part et d'autre de la membrane.

a. Pour l'eau

La membrane plasmique est très perméable à l'eau. Les cellules se comportent comme des osmomètres se contractant ou se dilatant selon la concentration de la solution dans laquelle elles sont placées. Les variations de volume sont les conséquences de différence de pression osmotique entre les deux faces de la membrane plasmique. L'eau passe du compartiment où les solutés sont peu concentrés vers un compartiment où ils sont fortement concentrés.

Les molécules d'eau sont de petite taille et ne sont pas chargées électriquement : elles peuvent donc franchir rapidement la double couche lipidique. L'agencement des protéines membranaires constitue de façon passagère des pores hydrophiles qui accélèrent le passage des molécules d'eau de petites taille.

b. Pour les solutés

La membrane plasmique est très perméable aux substances « lipoïdes » solubles dans les lipides ou aux solvants des lipides.

Les petites molécules non électrolytiques traversent la membrane rapidement. Les molécules chargées (ions) traversent difficilement la double couche lipidique.

La diffusion facilitée

Il existe dans l'épaisseur de la membrane, des transporteurs spécifiques « les perméases » qui sont spécialisées et ne transportent qu'un seul type de molécule (substrats).

Ce transport facilité s'effectue en trois étapes :
- formation du complexe substrat-perméase,
- dissociation du complexe avec libération du substrat sur l'autre face de la membrane,
- retour du transporteur en sens inverse.

Le transport actif

Il nécessite un transport d'énergie fournie par le métabolisme cellulaire car il s'effectue à l'encontre des gradients normaux de diffusion.

On peut citer les « pompes » ioniques (à sodium et potassium), les « pompes » à glucose, les « pompes » à acides aminés.

Étudions la « pompe » sodium-potassium.

L'ion sodium Na^+ est très concentré dans le milieu extracellulaire alors que sa concentration est faible dans le milieu intracellulaire.

Inversement le cation K^+ est faiblement concentré dans le milieu extracellulaire alors que sa concentration est forte dans le milieu intracellulaire.

Contrairement aux lois de la diffusion, il existe un mécanisme actif qui tend à rejeter le sodium hors de la cellule et faire rentrer le potassium à l'encontre des gradients de concentration.

L'énergie nécessaire pour effectuer ce transport est l'ATP.

Le transport actif a trois fonctions principales :
- maintien de la composition ionique de la cellule et de son pH,
- maintien de la concentration en acides aminés, glucose, etc.,
- rejet hors de la cellule des substances toxiques.

L'endocytose et l'exocytose = déformations membranaires

La cellule a le pouvoir de capturer ou de rejeter certaines substances ne répondant pas aux critères de la perméabilité.

L'endocytose

L'endocytose est le processus par lequel la cellule est capable de capturer des substances dans le milieu extérieur et de les ingérer.

On distingue deux types d'endocytose :

a. La phagocytose

Les particules ingérées sont solides et de grande taille : bactéries, débris organiques. La particule étrangère est absorbée sur le manteau (glycolemme ou « cell-coat »), puis la membrane plasmique se déprime, constitue une vésicule qui l'englobe. Un lysosome viendra ensuite s'y associer.

b. La pinocytose

La substance capturée par une vésicule membranaire est liquide.

L'exocytose

Elle représente le phénomène inverse. Des substances contenues dans des vésicules cytoplasmiques viennent s'accoler à la membrane plasmique puis se vider dans le milieu extérieur.

Rôle de l'endocytose et de l'exocytose

L'endocytose et l'exocytose interviennent dans de nombreux mécanismes physiologiques :

- la nutrition cellulaire,
- le stockage des matières de réserve (graisses),
- les phénomènes de défense,
- les mécanismes sécrétoires (sécrétions mérocrines → exocytose).

3. LA DIVISION CELLULAIRE OU REPRODUCTION CELLULAIRE

La cytocinèse et la mitose

Toute cellule provient d'une cellule préexistante par division cellulaire. Dans la très grande majorité des cas ce renouvellement s'effectue suivant un procédé qui comprend la ***cytocinèse***, qui est la division de l'ensemble de la cellule donnant deux cellules filles, et la ***mitose***, qui est la division du noyau au cours de laquelle les chromosomes sont répartis de façon identique dans les cellules filles.

Les quatre phases de la mitose sont la prophase, la métaphase, l'anaphase et la télophase.

La cellule se développe pendant la période comprise entre deux divisions cellulaires, l'***interphase***.

C'est pendant cette période qu'a lieu la réplication de l'ADN : les molécules d'ADN du noyau engendrent une copie conforme d'elles-mêmes. La quantité d'ADN dans le noyau est double à ce moment-là. Le volume du noyau augmente.

Les chromosomes dupliqués ne sont pas visibles individuellement.

La paire de centrioles se dédouble.

1re phase : la prophase

C'est la phase la plus longue de la mitose, elle dure environ trente minutes.

- les chromosomes sont condensés,
- l'enveloppe nucléaire se désagrège,
- les composants du noyau se dispersent dans le cytoplasme,
- le cytosquelette se restructure (les microtubules vont former le fuseau mitotique au cours de la phase suivante),
- les centrioles s'écartent les uns des autres et se dirigent vers chaque extrémité opposée de la cellule.

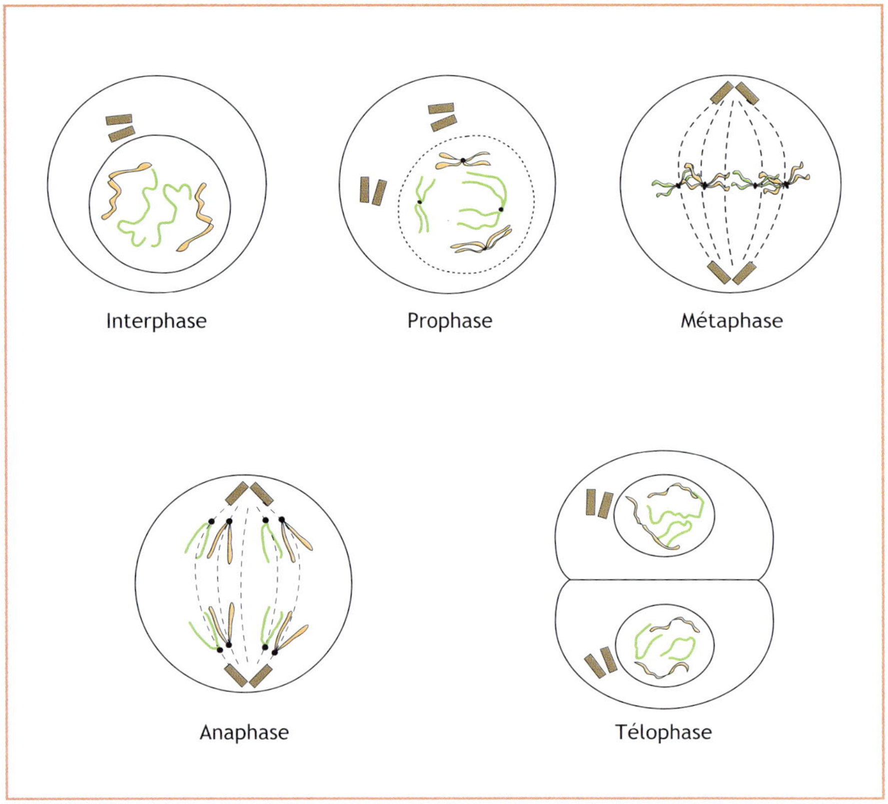

Figure 4
La mitose

2e phase : la métaphase

- la duplication des chromosomes est visible,
- les chromatides séparées, sauf au niveau du centromère, se déplacent vers le centre de la cellule au niveau du plan équatorial sur le fuseau mitotique formé,
- les centrosomes constituent les deux pôles de formation du fuseau.

3e phase : l'anaphase

Les chromosomes dupliqués se séparent complètement. Ces chromosomes fils se dirigent chacun vers un pôle opposé de la cellule en glissant le long du fuseau mitotique.

4e phase : la télophase

- les chromosomes reprennent leur aspect initial,
- une enveloppe nucléaire se forme autour de chaque lot de chromosomes,
- le fuseau mitotique disparaît,
- le cytoplasme se divise au niveau du plan équatorial entre les deux groupes de chromosomes,
- la cytocinèse (division du cytoplasme) est réalisée grâce à un anneau contractile composé d'actine et de myosine qui se forme au niveau du plan équatorial autour de la cellule. Un sillon d'étranglement coupe en quelques minutes la cellule en deux cellules filles.

Conclusion

La duplication et la séparation des chromosomes, la répartition égale des gènes dans les deux cellules aboutissent à la naissance de deux cellules filles identiques à la cellule mère et possèdant un ensemble complet de caractères génétiques.

La méiose ou mitose réductionnelle

Le mode de reproduction des cellules sexuelles diffère du précédent en ce sens qu'il entraîne toujours une réduction du nombre des chromosomes d'où le nom de mitose réductionnelle ou *méiose*.

La méiose comprend deux divisions successives qui aboutiront à deux nouvelles cellules filles à nombre impair de chromosomes (23 chromosomes).

Le spermatozoïde et l'ovule possèdent donc chacun 23 chromosomes car *ils sont destinés à fusionner*.

4. MÉTABOLISME CELLULAIRE

La cellule est un organisme vivant. Elle respire, c'est-à-dire qu'elle consomme de l'oxygène et rejette du dioxyde de carbone. Elle se nourrit, consomme des aliments organiques et minéraux dans un but énergétique ou plastique.

Catabolisme et anabolisme constituent le métabolisme cellulaire.

Le catabolisme

C'est le mécanisme de dégradation qui permet la libération d'énergie et la scission des grosses molécules en plus petites.

L'anabolisme

Il consiste à construire des molécules biologiques nouvelles à partir d'éléments simples produits lors du catabolisme.

Les enzymes

Les réactions chimiques du métabolisme peuvent s'effectuer grâce aux enzymes qui sont des substances protéiques complexes.

Elles ont un rôle de catalyseur chimique car elles sont actives à très faible concentration et sont indispensables à la réalisation de ces réactions.

Les enzymes sont spécifiques et n'agissent que sur des substances bien déterminées.

Leur appellation est fonction :

- soit de leur type d'action :
  - celles qui catalysent les réactions d'oxydation sont les oxydases ;
  - celles qui catalysent les réactions de réduction sont les réductases ;
  - celles qui transportent des groupements d'une molécule à l'autre sont les transférases ;
  - celles qui scindent les molécules sont les hydrolases.
- soit de la substance catalysée :
  - la tyrosinase qui agit sur la tyrosine permet la formation de mélanine ;
  - les élastases et les collagénases sont des enzymes qui provoquent la destruction de l'élastine et du collagène.

4. LES TISSUS

Le corps est composé d'un grand nombre de cellules qui ont subi une différenciation, c'est-à-dire, des modifications de forme et de structure.

DÉFINITION

Un tissu est un ensemble de cellules identiques entre elles, réunies pour accomplir une même fonction.
On compte sept tissus : le tissu épithélial, le tissu conjonctif, le tissu musculaire, le tissu sanguin, le tissu osseux, le tissu cartilagineux et le tissu nerveux.

LE TISSU ÉPITHÉLIAL

1. TISSU ÉPITHÉLIAL DE REVÊTEMENT

Définition

Un *épithélium de revêtement* est un tissu constitué de cellules étroitement juxtaposées qui revêt la surface extérieure, les cavités de l'organisme et les vaisseaux sanguins, où il prend le nom d'endothélium.
Une *muqueuse* est un épithélium de revêtement d'organes en contact ou en relation avec le milieu extérieur.
Exemples : muqueuse buccale, anale, nasale, vaginale.
Une *séreuse* est un épithélium simple tapissant une cavité ne communiquant pas avec l'extérieur.
Exemples : le péritoine qui recouvre les organes intra-abdominaux, la plèvre qui tapisse la cavité thoracique.

Critères retenus pour la classification des épithéliums

La forme de cellules
- cellules pavimenteuses, plates, polygonales ;
- cellules cubiques ;
- cellules prismatiques ;
- cellules cylindriques.

Le nombre de couches cellulaires
Un épithélium simple comporte une seule assise de cellules (intestin grêle), un épithélium stratifié comporte plusieurs couches de cellules (épiderme).

La spécialisation des cellules
- cellules élaborant de la kératine : kératinocytes ;
- cellules élaborant du pigment mélanique : mélanocytes ;
- cellules excrétrices du système urinaire ;
- cellules ciliées des voies respiratoires, etc.

Propriétés des épithéliums de revêtement

La cohésion
Les cellules sont intimement soudées les unes aux autres grâce à des épaississements de leur membrane cellulaire : les *desmosomes*.

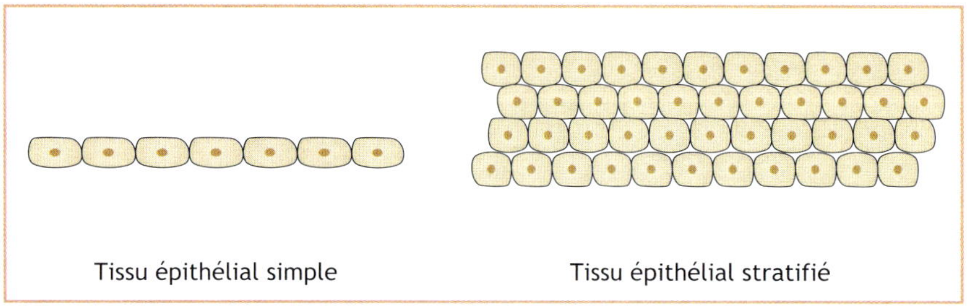

Figure 5
Le tissu épithélial

La perméabilité
Les vaisseaux sanguins et lymphatiques ne pénètrent jamais dans un épithélium de revêtement. Celui-ci est donc nourri grâce à la perméabilité des membranes cellulaires.

Le renouvellement
Un épithélium se renouvelle complètement en quelques jours. La durée du renouvellement est d'environ vingt-huit jours pour l'épiderme.
Ce renouvellement continu se fait par mitose ; en ce qui concerne l'épiderme, ce sont les cellules de la couche basale germinative qui en sont responsables.

Fonctions des épithéliums de revêtement

La protection physique
La résistance de l'épiderme aux chocs est due à la présence de la kératine. La mélanine protège la peau des radiations solaires.

La protection chimique
Le film hydro-lipidique de surface protège la peau contre la pénétration de substances.

L'absorption
L'épithélium a un rôle d'absorption important.

2. TISSU ÉPITHÉLIAL GLANDULAIRE

Définition
Les épithéliums glandulaires sont des groupements de cellules sécrétrices qui élaborent une ou plusieurs substances spécifiques.
Le produit de sécrétion est excrété suivant le type de glandes soit dans le milieu externe à la cellule, soit dans le sang ou la lymphe.
On distingue trois types de glandes.

Glandes exocrines
Ce sont des glandes dont le produit de sécrétion est déversé dans le milieu externe, soit par l'intermédiaire d'un canal excréteur, soit directement.
Ce milieu peut être :
- la surface cutanée (glandes sébacées, glandes sudoripares) ;
- une cavité naturelle (glandes digestives).

Ces glandes exocrines peuvent avoir trois modes d'excrétion.

La mérocrinie
C'est le mode d'excrétion respectant l'intégrité de la cellule. La majorité des glandes appartient au type mérocrine.
Exemples : les glandes sudoripares eccrines.

L'apocrinie
C'est le mode d'excrétion qui expulse le produit de la sécrétion et la partie supérieure de la cellule.
Exemples : glande mammaire, glandes cérumineuses.

L'holocrinie
C'est le mode d'excrétion au cours duquel le produit de sécrétion envahit progressivement le corps cellulaire, provoque sa dégénérescence et s'élimine en même temps que la cellule.
Exemples : les glandes sébacées.
Ce mode de sécrétion implique un renouvellement cellulaire permanent.

Glandes endocrines ou glandes hormonales
Elles ne possèdent pas de canal excréteur. Leurs sécrétions ou *hormones* diffusent dans le sang, la lymphe, les espaces extracellulaires et atteignent ainsi les cellules cibles où elles exercent une activité spécifique.
Exemples : la glande thyroïde, la glande hypophyse, les glandes surrénales...

Glandes amphicrines
Les cellules composant ces glandes sont à la fois exocrines et endocrines (glandes mixtes).

Exemples :

Le foie :
- la bile est déversée dans les voies biliaires (sécrétion exocrine) ;
- le glucose et le fibrinogène sont une sécrétion endocrine.

Le pancréas :
- les îlots de Langerhans sécrètent l'insuline (sécrétion endocrine) ;
- les acini sécrètent des enzymes digestives (sécrétion exocrine).

■ **Les ovaires :**
- sécrétion exocrine : les ovules ;
- sécrétion endocrine : les hormones femelles.

■ **Les testicules :**
- sécrétion exocrine : les spermatozoïdes ;
- sécrétion endocrine : les hormones mâles.

LE TISSU CONJONCTIF

1. DÉFINITION

C'est un tissu composé de cellules baignant dans une matrice intercellulaire.
Le tissu conjonctif constitue la charpente de tout l'organisme et notamment de la peau. Il n'existe pratiquement pas d'organe qui n'en contienne. On le trouve au niveau du derme, de l'hypoderme, des vaisseaux, des nerfs, des fibres musculaires, des tendons et des ligaments.

2. COMPOSITION

Le tissu conjonctif comprend :

Des cellules

■ **Les fibroblastes**
Ce sont les cellules principales du tissu conjonctif. Elles sont fusiformes ou étoilées et possèdent des prolongements cytoplasmiques qui les relient entre elles. Elles sont fixes et synthétisent les macromolécules de la matrice intercellulaire. Elles se multiplient peu chez l'adulte mais peuvent reprendre une activité proliférative lors de la cicatrisation.

■ **Les histiocytes ou macrophages**
Ce sont des cellules mobiles qui ont le pouvoir de digérer les microbes (phagocytose).

■ **Les lymphocytes**
Ce sont les cellules principales de la lymphe ayant un rôle dans la défense immunitaire de l'organisme.

■ **Les mastocytes**
C'est une variété d'histiocytes sécrétant et stockant l'héparine et l'histamine. Ils jouent un rôle dans la défense immunitaire de la peau.

■ **Les plasmocytes**
Ils sécrètent des immunoglobulines ou anticorps.

■ **Les adipocytes ou cellules adipeuses**
Ce sont des cellules arrondies renfermant des gouttes lipidiques.

La matrice intercellulaire

La matrice intercellulaire s'insinue entre les cellules leur permettant de se regrouper en tissus, puis en organes.
Elle assure donc la cohésion de toutes les cellules de l'organisme, en remplissant les espaces extracellulaires.
Quatre groupes de macromolécules la composent. Elles sont toutes synthétisées par les fibroblastes.

■ **Le collagène**
C'est la molécule la plus abondante du tissu conjonctif. Elle est formée de micro-fibrilles, de fibrilles, réunies en fibres qui sont striées.
La molécule de base du collagène est le tropocollagène composé de trois chaînes enroulées en hélice.
Les acides aminés les plus importants sont :
- la proline ;
- l'hydroxyproline ;
- la lysine ;
- l'alanine.

Il existe douze types distincts de fibres de collagène.
Les types I et III sont surtout présents dans le derme, le type IV dans la lame basale, le type VII dans les fibres d'ancrage.
Ces fibres confèrent sa résistance mécanique à l'organisme.

■ **La réticuline**
Elle est constituée de fibres très minces (la moitié du diamètre d'une fibre collagène), renfermant du collagène de type III.
On la trouve dans le derme superficiel, autour des vaisseaux, des annexes cutanées, des cellules adipeuses.

■ **L'élastine**
Sa structure fibreuse et fibrillaire lui confère sa propriété essentielle : l'élasticité.
Il existe plusieurs types d'élastine. Elle est formée de molécules de tropoélastine qui renferment de nombreux acides aminés dont les plus importants sont :
- la desmosine ;
- l'isodesmosine.

Selon leur degré de maturation, il y a trois types de fibres d'élastine :

- les fibres oxytalanes présentes surtout dans le derme superficiel ;
- les fibres élaunines présentes surtout dans le derme moyen ;
- les fibres d'élastine mature présentes dans le derme profond.

Les protéoglycannes

Ils forment des amas volumineux remplissant les espaces entre les fibrilles de collagène et l'élastine.
Ils sont formés de mucopolysaccharides ou glycoaminoglycannes (GAG) et de protéines. Les protéoglycannes sont reliés entre eux par l'acide hyaluronique qui représente 50 % des glycoaminoglycannes de la peau.
L'acide hyaluronique joue un rôle important dans l'hydratation du tissu conjonctif.

Glycoprotéines de structure

En s'associant avec les fibres d'élastine et de collagène, elles assurent l'adhésion des fibroblastes et de la matrice.
La fibronectine et la laminine font partie de ce groupe de macromolécules.

3. PRINCIPALES VARIÉTÉS DE TISSU CONJONCTIF

Le tissu conjonctif lâche

Il est très répandu dans l'organisme, notamment entre les masses musculaires. Sa structure comprend une proportion à peu près équilibrée de cellules et de matrice intercellulaire.
Le tissu conjonctif lâche possède un rôle de soutien et d'emballage des divers tissus et organes. Il assure le passage de nombreuses substances entre les autres tissus et le sang.

Le tissu conjonctif dense

Ce tissu est caractérisé par sa richesse en protéines fibreuses (collagène et élastine) et par la présence presque exclusive de fibroblastes.
On le trouve principalement :
- dans le derme ;
- dans les ligaments ;
- dans les tendons ;
- dans les aponévroses.

Son rôle est essentiellement de soutien mécanique.

Le tissu conjonctif adipeux

Il est caractérisé par la présence prépondérante de cellules adipeuses (adipocytes) siégeant surtout dans l'hypoderme. Les cellules adipeuses ou adipocytes sont arrondies et volumineuses. Leur cytoplasme est réduit car il contient de grosses gouttelettes lipidiques. Les fibres de réticuline y sont nombreuses ainsi que les capillaires sanguins.
Le tissu conjonctif adipeux représente donc une des plus importantes réserves énergétiques de l'organisme.

Le tissu conjonctif élastique

Il est caractérisé par l'abondance de fibres d'élastine.
On le trouve par exemple dans la paroi des artères.
Il permet ainsi la vasomotricité.

LE TISSU NERVEUX

Le tissu nerveux est composé de deux types de cellules : les *neurones* ou cellules nerveuses et les *cellules gliales* ou cellules de protection.

LE NEURONE

1. STRUCTURE

Le neurone est l'élément fondamental du système nerveux.
Il transmet l'influx nerveux.
On distingue les neurones *afférents* qui conduisent l'influx nerveux des cellules nerveuses vers le système nerveux cérébro-spinal et les neurones *efférents* qui conduisent l'influx nerveux du système nerveux vers les cellules périphériques. Un neurone est constitué d'un corps cellulaire, des dendrites, d'un axone.

Corps cellulaire

Sa taille et sa forme sont variables selon les régions cérébrales.
Son cytoplasme granuleux contient des neurofibrilles et des amas de réticulum endoplasmique qui forment les *corps de Nissl*.

Dentrites

Ce sont de courtes excroissances du cytoplasme. Ils reçoivent les signaux des autres neurones et les transmettent au corps cellulaire.

Axone

Encore appelé *cylindraxe*, c'est un prolongement unique du corps cellulaire dont la longueur varie de quelques millimètres à un mètre.
Il peut donner naissance à des branches collatérales et il se divise à son extrémité en de multiples ramifications appelées *arborisations terminales* qui se terminent par des petits renflements appelés *boutons présynaptiques*. Les boutons présynaptiques sont pourvus de vésicules synaptiques qui contiennent des substances appelées **neurotransmetteurs** ou **médiateurs chimiques**.

Les gaines de myéline

La myéline est une substance isolante composée d'acides aminés et de lipides, formée à partir de cellules spécialisées appelées *cellules de Schwann*.
Dans certaines fibres nerveuses, l'axone est entouré par des cellules de Schwann qui se replient sur elles-mêmes et s'enroulent autour de lui en lamelles concentriques en formant une gaine protectrice à l'aspect nacré appelée *gaine de Schwann*.
La gaine de Schwann est régulièrement interrompue par de petits espaces ou étranglements appelés *nœuds de Ranvier*.
Il existe deux catégories de fibres :
- les fibres nerveuses myélinisées entourées de myéline ;
- les fibres nerveuses amyéliniques dépourvues de myéline mais possédant une gaine de Schwann constituée de cellules de Schwann non repliées sur elles-mêmes.
  Ces fibres constituent les nerfs gris.

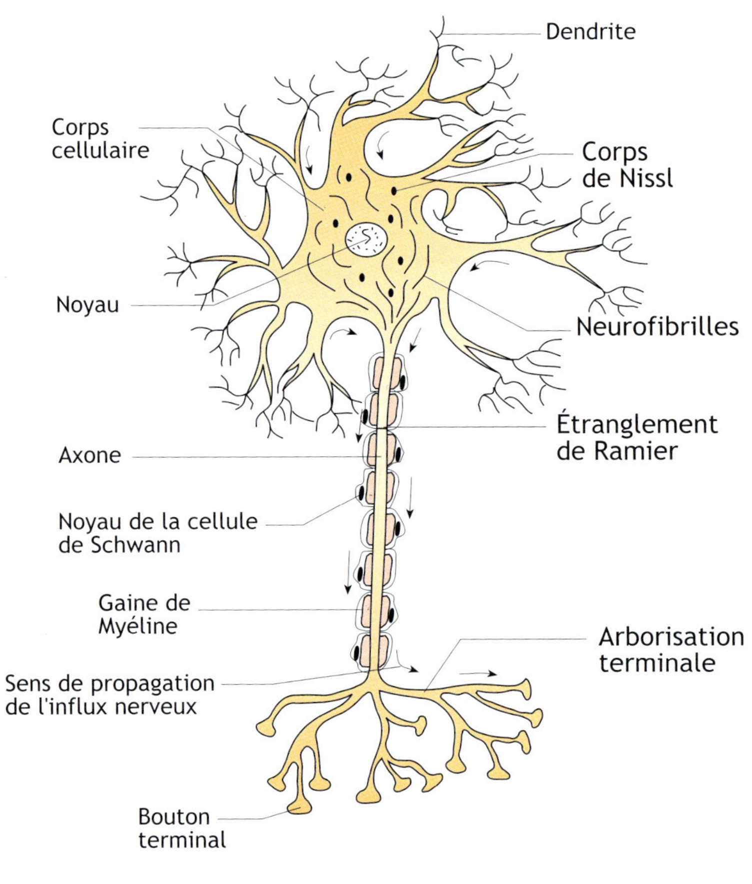

Figure 6
Le neurone

Le **neurone** est l'ensemble de la cellule nerveuse et de ses prolongements.
La **fibre nerveuse** est constituée par l'axone et sa gaine de myéline.
Le **nerf** est constitué de plusieurs fibres nerveuses groupées en faisceaux et enveloppées dans une gaine de tissu conjonctif.

2. PROPRIÉTÉS DU NEURONE

Excitabilité et conductibilité

Le neurone est excitable. En réponse à une excitation appelée **stimulus**, il produit un influx nerveux et transmet cet influx nerveux.
Cet influx nerveux se propage toujours dans le même sens, des dendrites vers le corps cellulaire puis vers l'axone, à une vitesse de 100 mètres/seconde.

L'influx nerveux est transmis entre un ou plusieurs neurones par des **synapses**.
Une *synapse* est un lieu de connexion entre deux neurones.
L'influx nerveux provenant d'un neurone arrive au niveau d'une synapse où il provoque la libération d'un *neurotransmetteur* qui va transmettre au neurone suivant cet influx nerveux.
Il existe de nombreux neurotransmetteurs. Les plus importants sont : l'*acétylcholine*, la *dopamine*, la *sérotonine*, les *neuropeptides*, les *endorphines*, l'*adrénaline*.
Le mécanisme de fonctionnement des synapses est donc chimique.
Nos sensations et comportements dépendent d'un équilibre entre les différents neurotransmetteurs qui ont une action *soit excitatrice soit inhibitrice*.

LES CELLULES GLIALES

Les cellules gliales sont des cellules de soutien, de protection, d'alimentation pour le neurone. Elles constituent un tissu appelé la *névroglie*.
Elles ne déclenchent ni ne conduisent un influx nerveux.
Parmi ces cellules, on distingue :
- les *astrocytes*, de forme étoilée, situées dans le cerveau et dans la moelle épinière.
  Ils ont une influence sur le transfert des substances entre le sang et les neurones ;
- les *oligodendrocytes* qui entourent les neurones et agissent en tant qu'isolant électrique ;
  - les cellules de la microglie, cellules phagocytaires qui interviennent en cas d'agression du système nerveux.

LE TISSU MUSCULAIRE

Il est composé de cellules qu'en raison de leur forme on nomme fibres. On distingue deux types de fibres musculaires.

1. LA FIBRE MUSCULAIRE STRIÉE

Le muscle est formé de fibres musculaires groupées en faisceaux. La fibre musculaire striée est une cellule de grande taille, cylindrique, aux extrémités arrondies, plurinucléée, ou syncitium, dont le cytoplasme est occupé pour l'essentiel par des myofibrilles parallèles entre elles.
Elle est entourée par une membrane : le sarcolemme.
Le cytoplasme ou sarcoplasme renferme de nombreuses myofibrilles, des noyaux situés à la périphérie et un pigment rouge, la myoglobine. Au microscope électronique, la myofibrille présente une alternance de stries claires (disques clairs) et foncées (disques sombres). Les disques clairs correspondent aux filaments d'actine, les disques sombres à ceux de myosine.
L'actine et la myosine sont deux protéines fibreuses.
Lors de la contraction musculaire, il y a raccourcissement de la fibre dû au glissement des filaments d'actine entre des filaments de myosine.
Les disques clairs sont partagés en leur milieu par la strie Z.
On appelle sarcomère l'ensemble de la fibrille qui sépare deux stries Z.
Les disques sombres sont partagés en leur milieu par une zone claire, la strie H.
La plaque motrice ou jonction neuro-musculaire est le lieu de pénétration de la fibre nerveuse cérébro-spinale.
Les muscles striés sont les muscles de la vie de relation. On distingue :
- les muscles peauciers superficiels. Au niveau de la face, ils en assurent les expressions ainsi que les mouvements des paupières, des lèvres, des narines ;

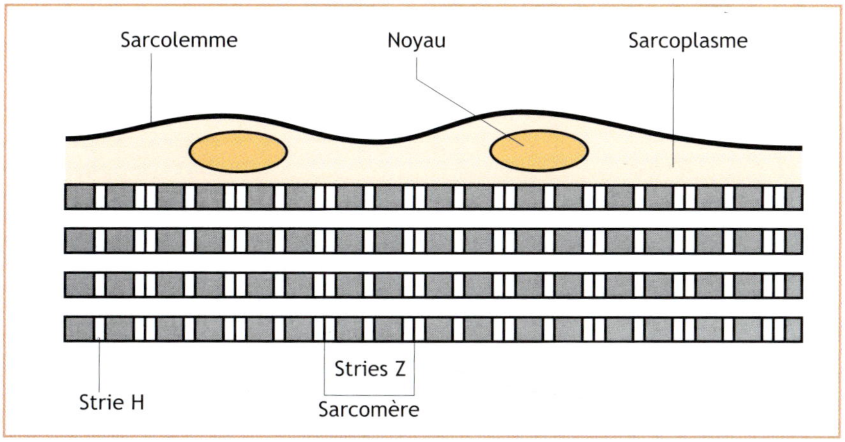

Figure 7
La fibre musculaire striée

- les muscles profonds squelettiques. Ils s'insèrent sur le squelette et permettent la locomotion.

La contractilité des muscles striés est soumise à la volonté de l'individu. Au niveau de la plaque motrice, la fibre nerveuse motrice excitée par l'influx nerveux commande la contraction de la fibre striée, contraction dont le système nerveux est informé par des fibres nerveuses sensitives.
Si le muscle est soumis à des excitations répétées de faible fréquence, il présente des secousses isolées, si la fréquence augmente, les secousses fusionnent et aboutissent à une contraction soutenue ou *tétanos*. Une fréquence modérée donnera un tétanos imparfait (fusion imparfaite des secousses), une fréquence plus grande donnera un tétanos parfait (fusion parfaite des secousses).

2. LA FIBRE MUSCULAIRE LISSE

La fibre musculaire lisse est plus courte. Son sarcoplasme est central, ses myofibrilles sont périphériques. Elles ne présentent pas de stries.
Les fibres musculaires lisses sont agglomérées entre elles pour former le tissu musculaire lisse. Elles sont innervées par le système neuro-végétatif.
Leur contraction n'est pas sous contrôle de la volonté.

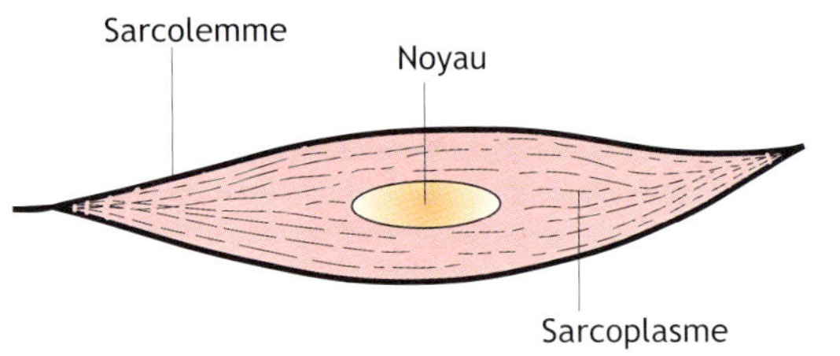

Figure 8
La fibre musculaire lisse

3. PROPRIÉTÉS DU TISSU MUSCULAIRE

L'élasticité, l'extensibilité
Étiré le muscle s'allonge puis revient à sa longueur primitive au repos.

La tonicité
On appelle tonus musculaire, l'état de tension qui met en jeu l'élasticité musculaire et qui se manifeste par une certaine fermeté. Il est d'origine réflexe et est dû à l'arrivée constante d'influx à tous les muscles.

L'excitabilité
La cellule musculaire excitée réagit toujours par une contraction.

La contractilité
C'est la propriété caractéristique du tissu musculaire. Excité, le muscle répond en se contractant : il se raccourcit et se gonfle.

LE TISSU SANGUIN

Le sang est formé de cellules libres, les globules, en suspension dans un liquide incolore, le plasma.

1. LES GLOBULES

Les globules rouges (hématies ou érythrocytes)

4 à 5 millions par mm^3 de sang.

Structure et propriétés
Les hématies sont des cellules discoïdes, biconcaves, dépourvues de noyau et dont le cytoplasme est imprégné d'un pigment rouge contenant du fer : *l'hémoglobine*.
Les hématies se forment dans la moelle rouge des os comme le sternum, les vertèbres et les épiphyses des os longs (tissu myéloïde). Cette fabrication s'effectue à partir de cellules possédant un noyau : les myélogonies qui passeront par différents stades, perdront leur noyau pour devenir les hématies définitives. La vie des hématies n'excède pas 120 jours. Elles sont détruites par le foie, la rate et la moelle osseuse. L'hémoglobine est alors décomposée, le fer qu'elle contenait est mis en réserve dans le foie. Il reste un pigment rougeâtre, la *bilirubine*, qui entre dans la composition de la bile.

Rôle dans l'organisme
L'hémoglobine est un pigment respiratoire qui permet le transport d'oxygène des poumons vers les tissus et

le transport du dioxyde de carbone des tissus vers les poumons.
L'hémoglobine ayant fixé de l'oxygène devient de l'oxyhémoglobine rouge vif, l'hémoglobine ayant fixé du dioxyde de carbone devient de la carbhémoglobine rouge foncé.

Les globules blancs ou leucocytes

5 à 7 000 par mm^3 de sang.
Les leucocytes sont des cellules incolores avec un noyau. Elles appartiennent à deux catégories.

Les leucocytes mononucléaires

Les *lymphocytes* qui ont un noyau arrondi, important, un cytoplasme réduit.
Les *monocytes* ou *macrophages* qui ont un noyau courbé et un cytoplasme abondant.

Figure 9
Le sang

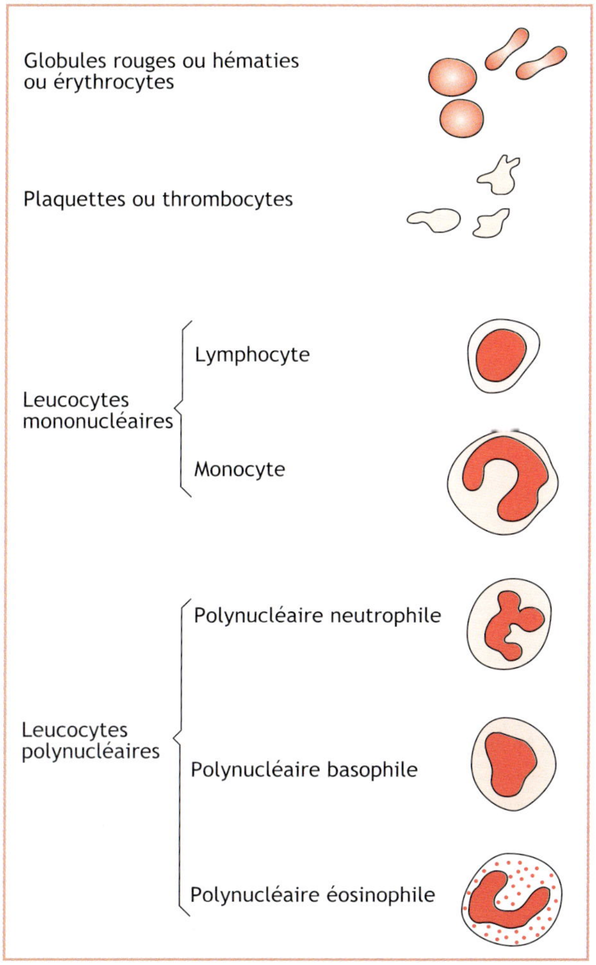

Les leucocytes polynucléaires

Les *polynucléaires* ont un noyau lobé ayant l'aspect de plusieurs noyaux distincts, leur cytoplasme est granuleux ; ils portent également le nom de granulocytes. Les grains, sous l'action des colorants, prennent des aspects différents suivant le type de polynucléaires. On distingue alors :
- les neutrophiles ;
- les basophiles ;
- les éosinophiles.

La formule leucocytaire est la suivante :
- 22 % de lymphocytes ;
- 10 % de monocytes ;
- 68 % de polynucléaires (65 % de neutrophiles, 2 % d'éosinophiles, 1% de basophile).

Lieu de formation

Les polynucléaires se forment dans la moelle osseuse rouge (tissu myéloïde), les lymphocytes et les monocytes dans le tissu lymphoïde : rate, ganglions lymphatiques, amygdale, appendice, thymus, mais aussi dans la moelle osseuse rouge.

Rôle des leucocytes

Les polynucléaires et les monocytes se déplacent et peuvent traverser la paroi des capillaires, car leur cytoplasme est déformable : c'est le phénomène de la diapédèse.

Les polynucléaires et les monocytes entourent et digèrent les microbes : c'est le phénomène de la phagocytose.

Les lymphocytes se déplacent peu et ne pratiquent pas de phagocytose. Il existe deux types de lymphocytes :
- les lymphocytes T (provenant du thymus) responsables de l'immunité cellulaire : ils attaquent directement les microbes en produisant des lymphokines qui restent sur place ;
- les lymphocytes B responsables de la production d'immunoglobulines ou anticorps.

2. LES PLAQUETTES OU THROMBOCYTES

200 000 à 400 000 par mm^3.
Ce sont des cellules très petites, sans noyau, souvent rassemblées en amas. Elles jouent un rôle important dans la coagulation du sang. Elles se forment dans la moelle rouge des os.

3. LE PLASMA

C'est la partie liquide du sang.

Composition chimique du plasma

Le plasma est constitué d'eau (90 %) contenant en solution divers constituants :

Des sels minéraux
- sodium ;
- calcium ;
- potassium.

Des substances nutritives
- glucides ;
- lipides ;
- protéines (albumines, globulines, fibrinogènes).

Des déchets
- urée ;
- acide urique ;
- CO_2.

Des vitamines, des hormones, des enzymes

4. L'HÉMOSTASE OU COAGULATION SANGUINE

On appelle hémostase l'ensemble des phénomènes qui aboutissent au tarissement d'une hémorragie.
L'hémostase comprend trois phénomènes essentiels :

La vasoconstriction due à l'action d'une substance vasoconstrice, la sérotonine, qui agit sur les fibres élastiques et musculaires du vaisseau sectionné.

La formation du clou plaquettaire due à l'accumulation de plaquettes qui forme un bouchon ou caillot blanc.

La coagulation sanguine se caractérise par la formation du caillot rouge qui est dû à la transformation d'une protéine soluble du plasma, le fibrinogène, en protéine insoluble : la *fibrine*.
Cette réaction est catalysée par une enzyme, la *thrombine*, dont l'activité est liée à la présence de prothrombine et de vitamine K.

5. LES GROUPES SANGUINS

Un individu ne peut recevoir le sang de n'importe quel autre individu. Il existe une incompatibilité tissulaire d'origine antigénique. Les causes sont doubles :
- un facteur protéique plasmatique (sérique) appelé agglutinine,
- un facteur protéique globulaire appelé agglutinogène.

Il existe chez l'homme deux types d'agglutinines sériques A et B auxquels correspondent deux types d'agglutinogènes globulaires a et b. Un même individu ne peut pas posséder en même temps l'agglutinine et l'agglutinogène correspondant puisque c'est la réunion agglutinine plus agglutinogène qui provoque l'agglutination, c'est-à-dire la destruction des hématies.
On distingue quatre groupes sanguins : A, B, O et AB.

Groupe A
Il possède l'agglutinogène globulaire a et l'agglutinine sérique B. Peut recevoir le sang des groupes A et O. Peut donner aux groupes A et AB.

Groupe B
Il possède l'agglutinogène globulaire b et l'agglutinine sérique A. Peut recevoir le sang des groupes B et O. Peut donner aux groupes B et AB.

Groupe O
Il ne possède pas d'agglutinines sériques A et B. Peut recevoir le sang du groupe O. Peut donner du sang à tous les groupes : il est donneur universel.

Groupe AB
Il possède deux agglutinogènes globulaires a et b mais aucune agglutinine sérique. Il peut recevoir le sang de tous les groupes : il est receveur universel mais il ne peut donner qu'au groupe AB.

Il existe d'autres agglutinogènes sanguins que le A et B. Le plus important est l'agglutinogène appelé *facteur Rhésus*.
Il existe deux types de facteur Rhésus : le Rhésus positif et le Rhésus négatif.
L'agglutinogène globulaire Rhésus est très fortement antigénique. Toute erreur de transfusion par exemple d'un sang Rh^+ à un sang Rh^- entraînera l'apparition d'agglutinines sériques anti-Rhésus qui aboutira à une hémolyse.

LE TISSU OSSEUX

Il constitue le squelette.
Il est formé de cellules osseuses, les **ostéoblastes** de forme étoilée qui émettent des ramifications les unissant les unes aux autres.
Ces cellules sont emprisonnées dans une substance interstitielle dure, composée par de *l'osséine*, matière organique sécrétée par les ostéoblastes et par des sels minéraux comme le phosphate de calcium, le carbonate de calcium, le fluorure de calcium et le phosphate de magnésium. La fixation du calcium par l'os est soumise à l'apport du calcium dans l'alimentation et à la présence de vitamine D. Les sels minéraux représentent le quart de la composition globale de l'os.
On distingue trois types de tissu osseux :

Le tissu osseux fibreux

Il renferme de nombreuses fibres conjonctives. Il constitue les os de membrane (os de la voûte du crâne).

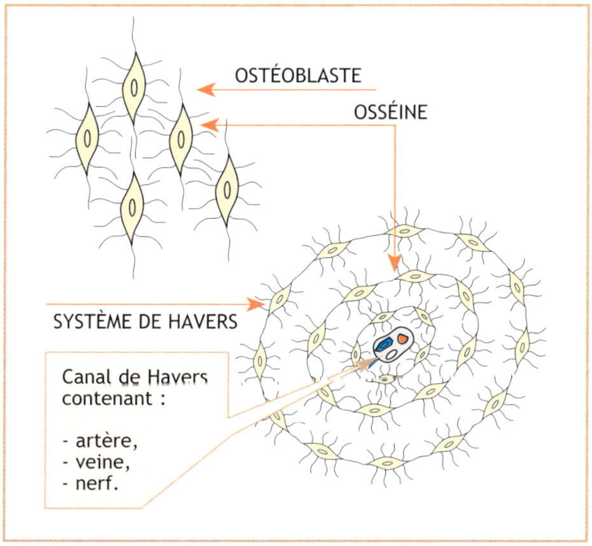

Figure 10
Le tissu osseux

Le tissu osseux spongieux

Il est caractérisé par de vastes espaces médullaires remplis de moelle rouge, l'ensemble rappelant une éponge criblée de gros trous. C'est un tissu peu résistant. La moelle rouge participe à la constitution des éléments du sang : hématies, leucocytes et plaquettes. On trouve ce tissu dans les épiphyses des os longs, dans les côtes, le sternum et les corps vertébraux.

Le tissu osseux compact

On peut l'étudier dans la diaphyse d'un os long, autour du canal médullaire rempli de moelle jaune adipeuse. Une coupe transversale de diaphyse montre que les ostéoblastes sont organisés en couches concentriques autour des canaux de Havers en constituant les lames osseuses. Les canaux de Havers sont des espaces médullaires très réduits logeant de fins vaisseaux sanguins et des filets nerveux.

LE TISSU CARTILAGINEUX

De consistance plus faible que l'os, il est formé de cellules arrondies ou ovales, les **chondroblastes**, qui se trouvent au sein d'une substance organique, la *chondrine*, sécrétée par les chondroblastes.
Il existe trois types de cartilage :

Le cartilage hyalin

Il recouvre les surfaces articulaires.

Le cartilage fibreux

Il se trouve dans les disques intervertébraux, au niveau des filaments et des tendons musculaires.

Le cartilage élastique

Il constitue le pavillon de l'oreille et certaines pièces cartilagineuses du larynx.

5. ORGANISATION GÉNÉRALE DU SQUELETTE

LA TÊTE

- Le crâne est formé de 8 os.
- La face est formée de 14 os.

LE TRONC

1. LA COLONNE VERTÉBRALE OU RACHIS

Elle est constituée par 33 vertèbres alternant avec des disques souples de cartilage. Chaque vertèbre comporte un corps et un arc, l'arc vertébral ou neural, portant sept apophyses :
- deux apophyses articulaires supérieures ;
- deux apophyses articulaires inférieures ;
- deux apophyses transverses ;
- une apophyse épineuse dirigée vers l'arrière.

La superposition des vertèbres délimite le canal rachidien abritant la moelle osseuse. La succession des apophyses épineuses forme l'épine dorsale.
Le canal rachidien communique avec l'extérieur par les trous de conjugaison de chaque côté, d'où s'échappent les nerfs rachidiens.
Les 33 vertèbres se répartissent en :
- *7 vertèbres cervicales* dont les deux premières sont atlas et axis ;
- *12 vertèbres dorsales* sur lesquelles s'articulent les côtes ;
- *5 vertèbres lombaires* dans la région des reins ;
- *5 vertèbres sacrées* soudées en un os unique : le sacrum sur lequel s'articulent les membres inférieurs ;
- *4 vertèbres coccygiennes* soudées en un os unique : le coccyx.

2. LA CAGE THORACIQUE

Les côtes
Elles sont au nombre de 12 paires, aplaties et courbes. Elles s'articulent en arrière avec les vertèbres. Vers l'avant les sept premières paires s'unissent au sternum (vraies côtes), les trois suivantes sont reliées à la septième paire (fausses côtes), les deux dernières sont libres (côtes flottantes).
Les vertèbres dorsales, les côtes et le sternum forment la cage thoracique.

Le sternum
C'est un os plat sur lequel s'articulent les sept premières paires de côtes et la clavicule.

Figure 11
Schéma d'une vertèbre

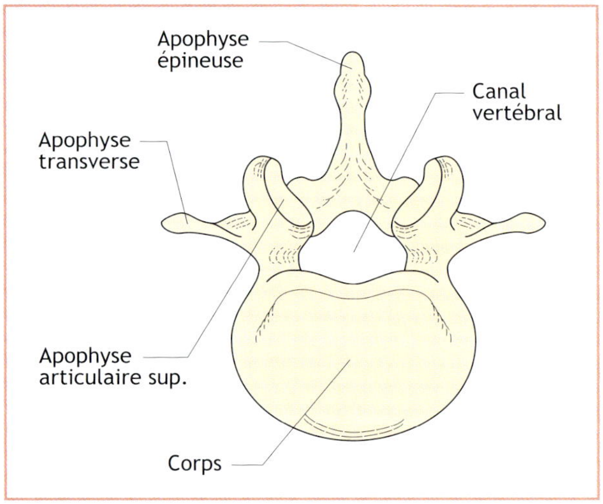

LES MEMBRES

1. LE MEMBRE SUPÉRIEUR

■ **La ceinture scapulaire** constituée de l'omoplate et de la clavicule.

■ **Le bras** constitué par un seul os : l'humérus.

■ **L'avant-bras** formé de deux os :
- le radius en dehors ;
- le cubitus en dedans.

■ **La main** formée de 27 os que l'on divise en trois parties :
- le carpe (8 os) ;
- le métacarpe (5 os) ;
- les phalanges (14 os).

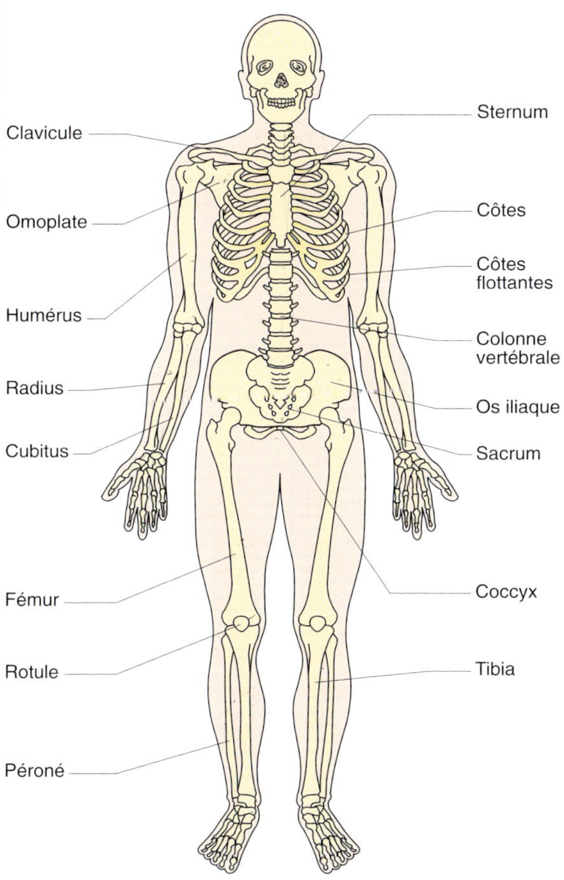

Figure 12
Le squelette

2. LE MEMBRE INFÉRIEUR

Il comprend quatre segments :

■ **La ceinture pelvienne** constituée par le sacrum en arrière et par les deux os iliaques latéralement et en avant.

Chaque os iliaque comprend : l'ilion de chaque côté, l'ischion en bas et en arrière le pubis.

L'union du sacrum et des deux os iliaques forme le bassin osseux.

■ **La cuisse** formée d'un seul os, le fémur, qui présente un col et une tête s'articulant avec l'os iliaque.

■ **La jambe** dont le squelette est formé de deux os :
- le tibia en dedans ;
- le péroné en dehors.

La *rotule* est un os en forme de disque situé entre le fémur et le tibia et qui forme le genou.

■ **Le pied** constitué par 26 os. Il se compose ainsi :
- tarse (7 os) ;
- métatarse (5 os) ;
- phalanges (14 os).

NOTIONS D'OSTÉOLOGIE

1. GÉNÉRALITÉS

L'ostéologie est l'étude des os dont l'ensemble constitue le squelette.
Les os sont des pièces dures, résistantes, articulées entre elles.
Le rôle des os est triple :
- ils forment la charpente articulée de l'appareil locomoteur,
- ils servent de système protecteur aux parties molles (cerveau, moelle épinière...),
- ils constituent une importante réserve de calcium.

2. DIFFÉRENTES FORMES DE L'OS

On distingue trois types d'os :
- les os longs (fémur, tibia, humérus) ;
- les os courts (les os du carpe) ;
- les os plats (omoplate, sternum...).

3. PARTIES CONSTITUTIVES D'UN OS LONG

Un os long présente : un corps cylindrique ou *diaphyse* et deux extrémités renflées ou *épiphyses*.
L'étude de la coupe d'un os long montre :

■ **Le périoste**, membrane fibreuse qui enveloppe l'os extérieurement. Il est composé de deux couches dont la plus profonde élabore la substance osseuse : c'est la couche ostéogène d'Ollier. Elle permet à l'os de s'accroître en épaisseur.

■ **La diaphyse**, qui est formée de tissu osseux compact. En son centre, le canal médullaire est rempli de moelle osseuse jaune.

■ **Les épiphyses**, qui sont formées de tissu osseux spongieux dont les mailles sont la moelle rouge.

Les extrémités articulaires des épiphyses sont recouvertes de *tissu cartilagineux blanc nacré et lisse* : le cartilage hyalin articulaire.

■ **Les cartilages de conjugaison** se trouvent au niveau des épiphyses et permettent la croissance de l'os en longueur. Ils disparaissent à la fin de la croissance.

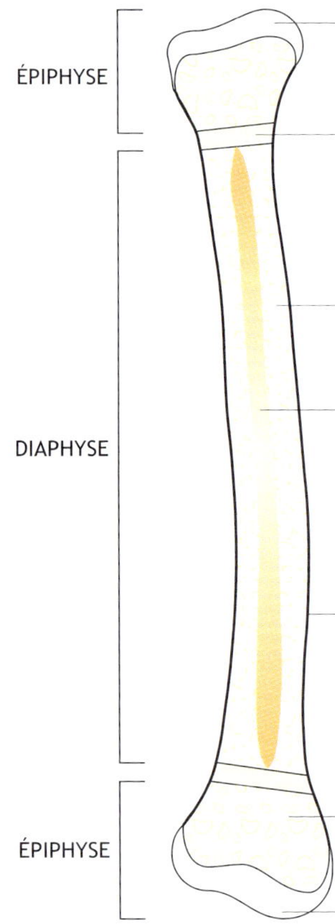

Figure 13
Os long

4. L'OSSIFICATION OU OSTÉOGENÈSE

On appelle ostéogenèse, le mode de formation des os. On distingue deux types d'ossification :

L'ostéogenèse membraneuse

Les cellules conjonctives deviennent directement des cellules osseuses qui produisent de l'os et forment les os de membrane comme les os du crâne et de la face.

L'ostéogenèse cartilagineuse

Les cellules conjonctives deviennent cartilagineuses. Puis ces cellules cartilagineuses sont détruites par des cellules conjonctives particulières qui produisent de la substance osseuse avec formation de système de Havers (cf. cours sur le tissu osseux). Cette ossification débute pendant la vie intra-utérine et toujours aux mêmes points pour un os : ce sont les points d'ossification.
Le premier point d'ossification apparaît au centre de la diaphyse puis un ou plusieurs points apparaissent dans chaque épiphyse.

5. CROISSANCE DE L'OS

Accroissement en longueur

Il se fait grâce aux cartilages de conjugaison, fines lames cartilagineuses séparant l'os diaphysaire de l'os épiphysaire. La formation de cartilage nouveau et son ossification sont simultanées. Les cartilages de conjugaison assurent la croissance et les points d'ossification terminent l'ossification complète de l'os.

Accroissement en épaisseur

C'est le périoste qui joue ici un rôle fondamental. La croissance de l'os en épaisseur fait intervenir un double processus :

- construction osseuse à partir du périoste ;
- destruction osseuse par des cellules spéciales de la moelle osseuse : les ostéoclastes.

L'activité du périoste se poursuit pendant toute la vie, ce qui permet la guérison des fractures, mais elle se ralentit progressivement avec l'âge.

6. COMPOSITION CHIMIQUE DE L'OS

La substance osseuse se compose d'un tiers d'osséine et de deux tiers de substances minérales.

L'osséine

C'est une protéine qui, sous l'influence de l'ébullition, se transforme en gélatine. Elle représente la matrice sur laquelle viendront se poser les éléments minéraux.

Les sels minéraux

Ils représentent les deux tiers du poids de l'os. Ce sont eux qui lui donnent sa rigidité et sa solidité.
Ce sont essentiellement du :

- phosphate de calcium ;
- carbonate de calcium ;
- fluorure de calcium ;
- phosphate de magnésium.

LES ARTICULATIONS

Définition

Une articulation est le moyen d'union de deux os entre eux. C'est d'après leur mobilité que l'on classe les articulations.

1. LES ARTICULATIONS MOBILES OU DIARTHROSES

Ce sont celles de l'épaule, du coude, du poignet...
Un des os présente une extrémité renflée : *la tête* ou *condyle* qui s'emboîtera dans la cavité ou *glène* de l'autre os.

Ces deux surfaces, tête et cavité, sont recouvertes de cartilage dur et lisse qui favorise le glissement : c'est le cartilage articulaire. Son épaisseur est proportionnelle aux pressions qu'il supporte.

■ **La capsule** est le manchon fibreux qui s'étend d'un os à l'autre en les reliant fortement. Elle est renforcée par les ligaments.

■ **La synoviale** est la mince membrane transparente qui tapisse la face profonde de la capsule. Elle limite la cavité articulaire et sécrète la synovie qui joue le rôle de lubrifiant.

Figure 14
Étude d'une articulation mobile

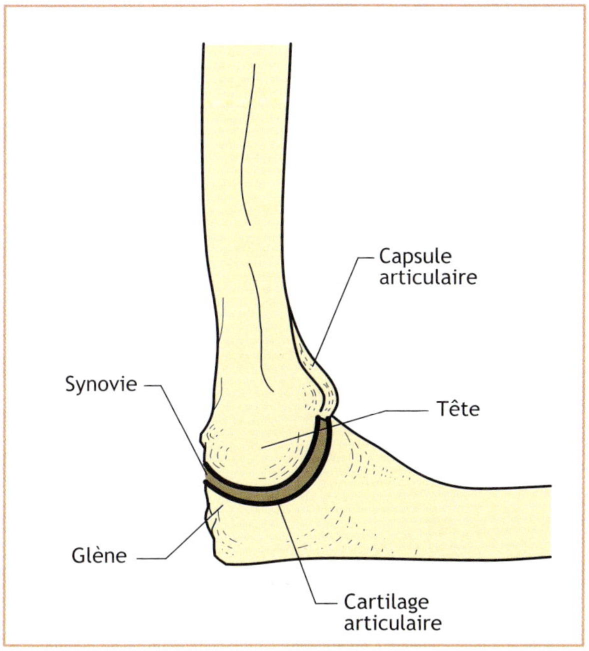

2. LES ARTICULATIONS SEMI-MOBILES OU AMPHIARTHROSES

Ce sont celles des vertèbres.

Elles unissent deux os courts séparés par un disque souple de cartilage fibreux. Les mouvements permis sont de faible amplitude. Pour la tête, les deux condyles occipitaux s'articulent avec les deux facettes de la première vertèbre cervicale, atlas, permettant à la tête les mouvements avant et arrière. La deuxième vertèbre cervicale, axis, comporte une apophyse centrale qui passe au travers d'atlas, sert de pivot et permet les mouvements de rotation de la tête.

3. ARTICULATIONS FIXES. SUTURES OU SYNARTHROSES

Ce sont celles des os du crâne.

Elles se présentent sous l'aspect de lignes sinueuses qui s'interpénètrent intimement et unissent les os.

4. LES MOUVEMENTS ARTICULAIRES

→ la *flexion* est le rapprochement de deux segments de membre,
→ l'*extension* est le mouvement inverse,
→ l'*abduction* éloigne un segment de membre de l'axe du corps,
→ l'*adduction* approche un segment de membre de l'axe du corps,
→ la *circumduction* est un mouvement de rotation autour d'un point fixe.

6. OSTÉOLOGIE DE LA TÊTE

La tête est formée uniquement d'os plats. Elle comprend deux parties.

LE CRÂNE

C'est une vraie boîte osseuse qui contient et protège l'encéphale. Il comprend huit os.

1. L'occipital

C'est un os unique (impair) se trouvant à la partie postérieure et inférieure du crâne.

Il comprend :
- l'*écaille*, située en arrière, qui présente deux lignes courbes occipitales : une supérieure et une inférieure ;
- le *corps* qui se continue sous le crâne. Il est percé du trou occipital qui livre passage à la moelle épinière faisant communiquer la cavité crânienne avec le canal rachidien ;
- les *masses latérales* : les condyles occipitaux ; ils permettent l'articulation avec la première vertèbre cervicale : atlas.

2. Les pariétaux

Os pairs se trouvant à la partie supérieure du crâne de part et d'autre d'une ligne médiane. Ils présentent deux lignes courbes : une supérieure, une inférieure.

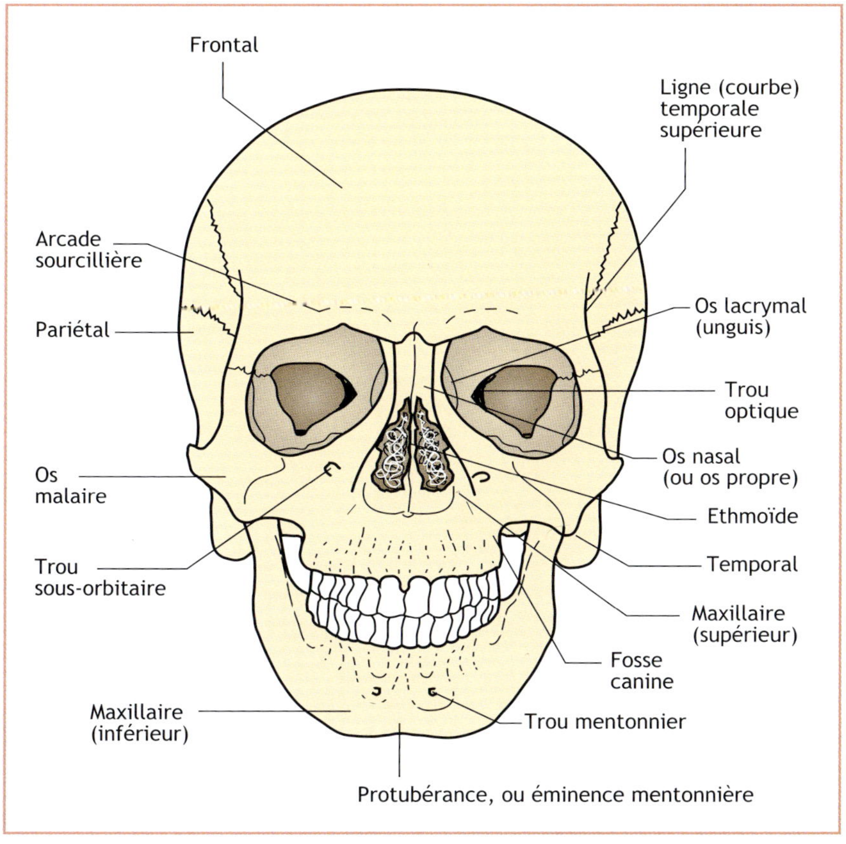

Figure 15
Crâne dans son ensemble

3. Le frontal

Os unique (impair), convexe dans les deux sens. Il forme le squelette du front. Le bord inférieur constitue les arcades sourcilières, les arcades orbitaires, le sommet des fosses nasales.

4. Les temporaux

Ce sont des os pairs formant les parois latérales du crâne. Ils sont composés par la soudure de trois os :
- l'écaille au-dessus du trou auditif ;
- le rocher en arrière du trou auditif ;
- le tympanal en forme de gouttière qui constitue le conduit auditif.

Les temporaux présentent des cavités et des saillies osseuses qui sont :
- l'apophyse zygomatique en avant qui forme avec l'os malaire l'arcade zygomatique ;
- l'apophyse mastoïde en arrière du pavillon de l'oreille ;
- l'apophyse styloïde ;
- la cavité glénoïde.

5. L'ethmoïde

Os impair, médian, situé derrière le nez.

Il délimite les fosses nasales et sépare les cavités orbitaires.

Il est formé de :
- la lame verticale qui sépare la boîte crânienne des fosses nasales ;
- la lame horizontale, ou lame criblée, qui permet le passage des nerfs de l'odorat :
- des lames latérales qui portent chacune un cornet supérieur et un cornet moyen.

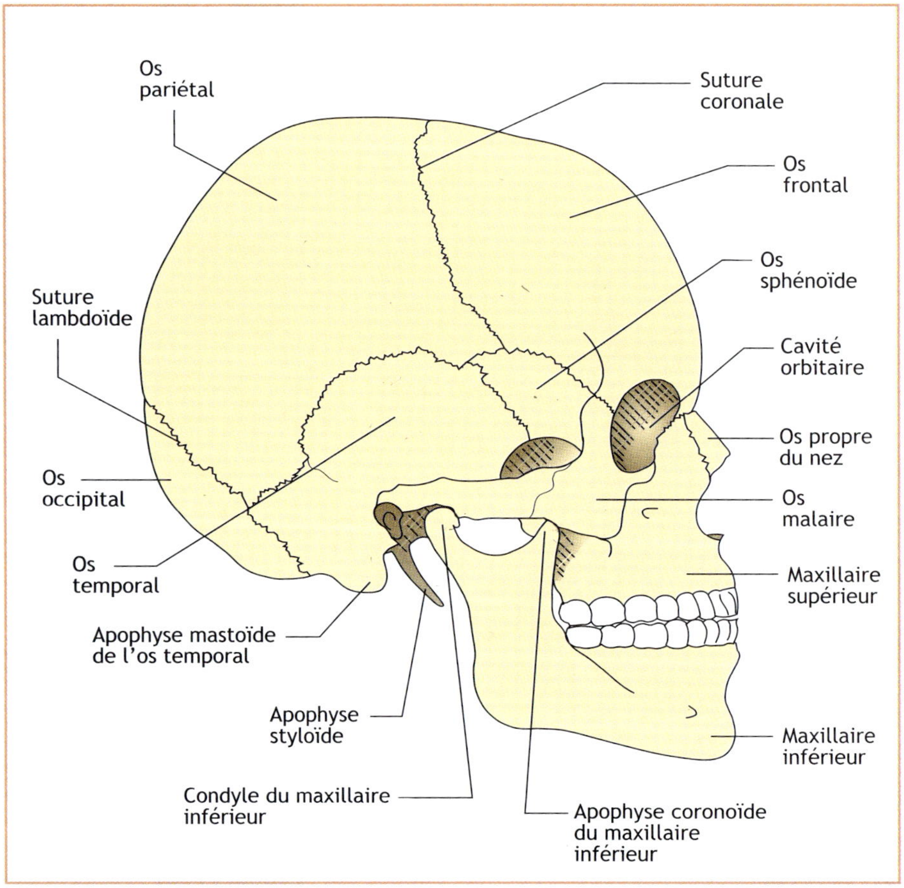

Figure 16
Vue latérale droite du crâne

6. Le sphénoïde

En arrière du précédent, il est la clef de voûte du crâne. Il s'articule avec tous les os du crâne et se compose :
- d'un corps où est logée la glande hypophyse ;
- de deux grandes ailes qui se détachent de la partie postéro-inférieure du corps ;
- de deux petites ailes qui se détachent de la partie antérieure et supérieure du corps ;
- de deux apophyses ptérygoïdes qui partent de la face inférieure du sphénoïde.

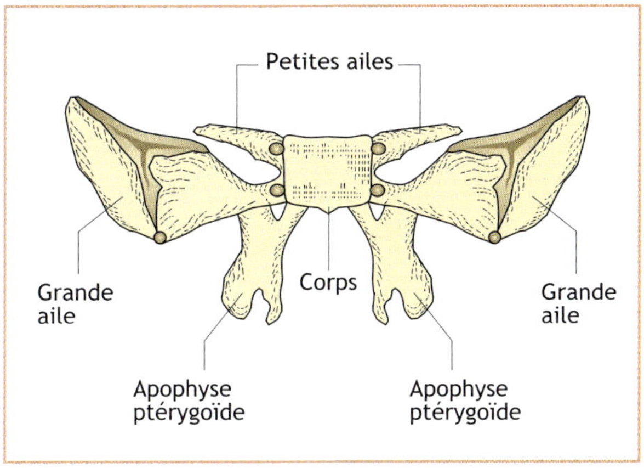

Figure 17
L'os sphénoïde

LA FACE

Elle comprend 14 os qui sont :

1. Les maxillaires supérieurs

Os pairs soudés sur la ligne médiane.
Ils sont situés entre les trois cavités de la face qu'ils délimitent ; la cavité orbitaire, la cavité nasale, la cavité buccale.
Leur bord inférieur présente des alvéoles où sont logées les dents. Leur bord supérieur présente l'apophyse montante du maxillaire supérieur qui monte entre les fosses nasales et les cavités orbitaires.
Leur surface présente des saillies et dépressions telles que la fosse canine, la fossette myrtiforme.

2. Les os malaires

Ce sont les os de la pommette. Ils sont soudés avec l'apophyse zygomatique pour former l'arcade zygomatique.

3. Les os propres du nez

Lames osseuses en forme d'auvent. Elles se soudent sur la ligne médiane pour constituer l'armature du nez.

4. Les unguis ou os lacrymaux

Lames osseuses situées à l'angle interne des orbites. Elles abritent les sacs lacrymaux.

5. Les cornets inférieurs

Minces lames osseuses faisant saillie dans les cavités nasales.

6. Les palatins

Lames osseuses se trouvant en arrière des maxillaires supérieurs. Elles sont soudées pour former la partie postérieure du palais.

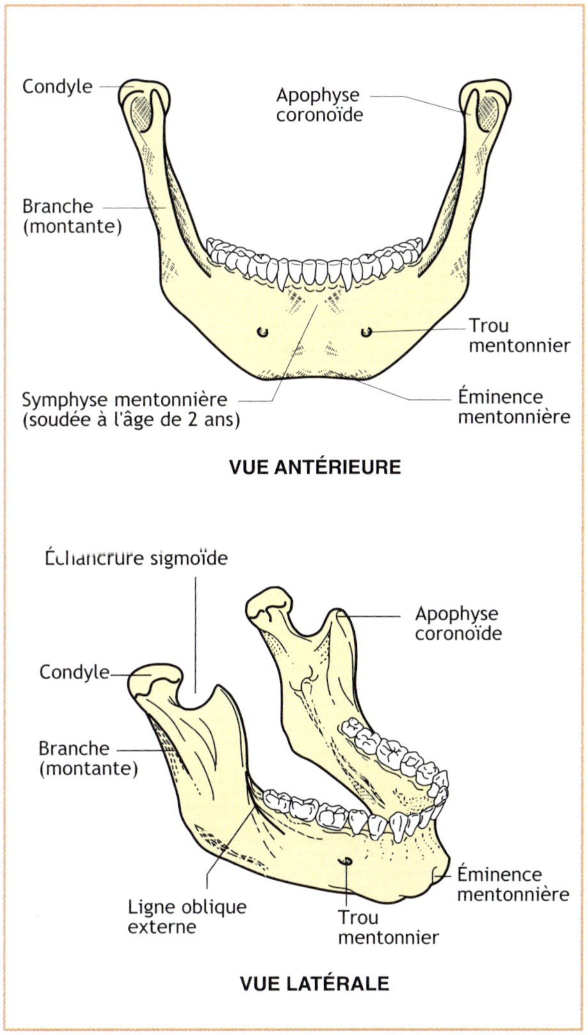

Figure 18
Le maxillaire inférieur

7. Le vomer

Os impair, de cloisonnement, séparant les fosses nasales.

8. Le maxillaire inférieur

Os impair, il forme la mâchoire inférieure. Il est le seul os mobile de la face.

Il est formé par :

- une partie horizontale en forme de fer à cheval dont le bord supérieur présente des alvéoles où sont logées les dents. En avant, se trouvent deux orifices : les trous mentonniers qui livrent passage aux vaisseaux et au nerf mentonniers ;
- deux branches montantes qui se terminent par deux apophyses séparées par l'échancrure sigmoïde.
  Ces deux apophyses sont :
  - l'apophyse coronoïde en avant ;
  - le condyle du maxillaire inférieur en arrière qui s'articule avec la cavité glénoïde de l'os temporal.

LES SUTURES DES OS DU CRÂNE

■ **La suture écailleuse** qui joint les bords supérieurs de l'écaille de l'os temporal avec les pariétaux.

■ **La suture fronto-pariétale ou coronale** qui joint le frontal aux pariétaux.

■ **La suture pariéto-occipitale ou lambdoïde** qui joint les pariétaux à l'os occipital.

■ **La suture sagittale** qui unit les deux os pariétaux.

OS HYOÏDE

Forme

Arc osseux, impair, symétrique en forme de fer à cheval, concave vers l'arrière.

Situation

- Vis-à-vis de la quatrième vertèbre cervicale ;
- au-dessus du larynx ;
- au-dessous du maxillaire inférieur ;
- isolé du reste du squelette auquel il est lié par des muscles et des ligaments.

Description

Il présente :

- un corps transversal ;
- deux grandes cornes ;
- deux petites cornes.

Le *corps*. Lame quadrilatère aplatie d'avant en arrière.

Les *grandes cornes* montent obliquement vers l'arrière et en dehors. Elles prolongent l'arc formé par le corps.

Les *petites cornes* sont situées à l'union des grandes cornes et du corps, et se dirigent en haut et en arrière.

Les muscles sus- et sous-hyoïdiens s'insèrent sur l'os hyoïde.

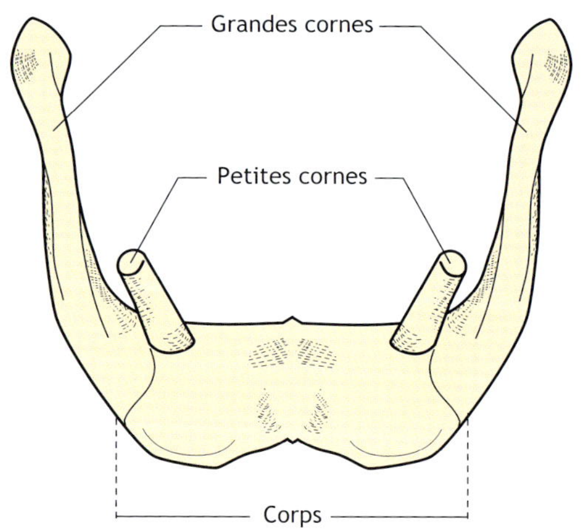

Figure 19
L'os hyoïde

7. MUSCLES DE LA TÊTE

On divise les muscles de la tête en deux groupes :
- les muscles masticateurs ;
- les muscles peauciers.

LES MUSCLES MASTICATEURS

Ils sont au nombre de quatre et sont pairs :
- le temporal ;
- le masséter ;
- le ptérygoïdien externe ;
- le ptérygoïdien interne.

1. Le temporal

Forme : il est plat, large, en forme d'éventail.

Situation : il occupe l'étendue de la fosse temporale.

Insertions :
- *supérieure* : sur les os qui forment cette fosse, c'est-à-dire :
  - écaille du temporal ;
  - partie inférieure du pariétal ;
  - grande aile du sphénoïde ;
  - partie latérale du frontal.
- *inférieure* : apophyse coronoïde du maxillaire inférieur.

Fonction :
- élévateur de la mâchoire inférieure.

2. Le masséter

Forme : rectangulaire et court.

Situation : entre l'arcade zygomatique et l'angle du maxillaire inférieur.

Insertions :
- *supérieure* : arcade zygomatique.
- *inférieure* : face externe de la branche montante du maxillaire inférieur.

Fonctions :
- élévateur de la mâchoire inférieure.

3. Ptérygoïdien externe

Forme : court et aplati.

Situation : entre l'apophyse ptérygoïde et le col du condyle du maxillaire inférieur.

Insertions :
- grande aile du sphénoïde et apophyse ptérygoïde ;
- col du condyle du maxillaire inférieur.

Fonctions :
- mouvement de latéralité de la mâchoire inférieure ;
- mouvement de la propulsion en avant de l'arcade dentaire inférieure.

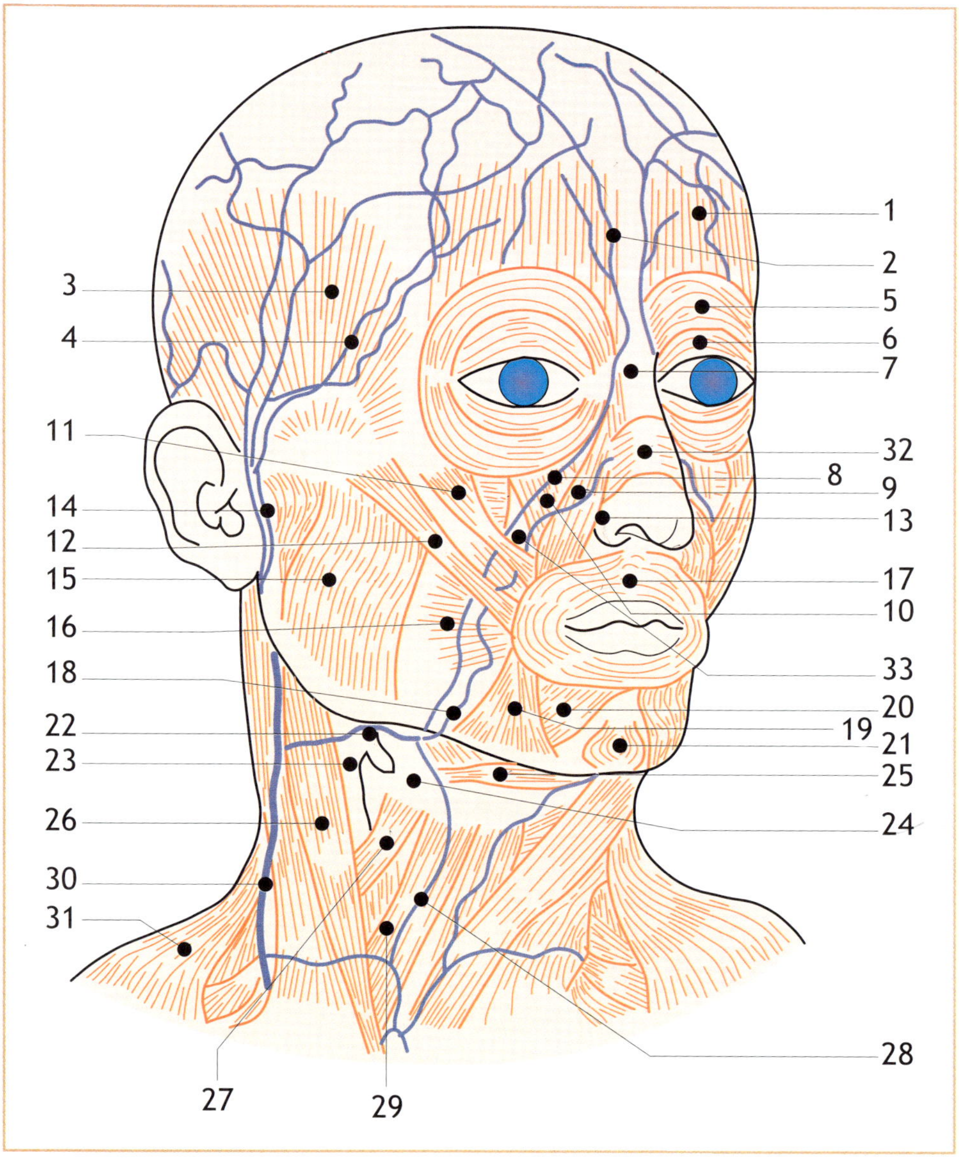

Figure 20
Muscles de la tête

1. Muscle frontal
2. Veine frontale
3. Muscle temporal
4. Veine temporale
5. Muscle orbiculaire des paupières - portion orbitaire
6. Muscle orbiculaire des paupières - portion palpébrale
7. Muscle pyramidal
8. Veine faciale
9. Muscle releveur superficiel
10. Muscle releveur profond
11. Muscle petit zygomatique
12. Muscle grand zygomatique
13. Muscle dilatateur des ailes du nez
14. Artère temporale superficielle
15. Muscle masséter
16. Muscle buccinateur
17. Muscle orbiculaire des lèvres
18. Artère faciale
19. Muscle triangulaire des lèvres
20. Muscle carré du menton
21. Houppe
22. Artère linguale
23. Artère carotide externe
24. Os hyoïde
25. Muscle digastrique
26. Muscle sterno-cléido-mastoïdien
27. Muscle omo-hyoïdien
28. Veine jugulaire antérieure
29. Muscle sterno-cléido-hyoïdien
30. Veine jugulaire externe
31. Muscle trapèze
32. Muscle transverse du nez
33. Muscle canin

4. Ptérygoïdien interne

Forme : épais, quadrilatère.

Situation : entre la fosse ptérygoïde et la face interne de l'angle du maxillaire inférieur.

Insertions :
- *supérieure* : fond de la fosse ptérygoïde.
- *inférieure* : face interne de l'angle du maxillaire inférieur et de la branche montante.

Fonction : élève la mâchoire inférieure.

LES MUSCLES PEAUCIERS

Ce sont les muscles de l'expression dont la contraction provoque des plis perpendiculaires à leurs fibres.
Ce sont des muscles pairs situés autour des orifices de la face.

1. L'occipito-frontal

Forme : muscle digastrique composé de deux muscles pairs aplatis : les occipitaux et les frontaux réunis par l'aponévrose épicrânienne.

Situation : sur toute la surface de la voûte crânienne.

L'occipital

Forme : mince, plat.

Situation : tapisse la région postérieure du crâne (région occipitale).

Insertions :
- *inférieure* : ligne courbe occipitale supérieure ;
- *supérieure* : bord postérieur de l'aponévrose épicrânienne.

Fonction : tend l'aponévrose épicrânienne.

Le frontal

Forme : lame plate quadrilatère.

Situation : recouvre l'os frontal.

Insertions :
- *supérieure* : bord antérieur de l'aponévrose épicrânienne qui, tendue par la muscle occipital, lui sert de point fixe ;
- *inférieure* : peau de la région sourcilière et inter-sourcilière.

Fonction : élève la peau des sourcils.

Expressions : attention, étonnement.

L'aponévrose épicrânienne

Forme : lame fibreuse.

Situation : partie supérieure du crâne, des muscles occipitaux aux muscles frontaux.

2. Le pyramidal

Forme : petits faisceaux en forme de pinceau.

Situation : entre les deux sourcils, sur la partie supérieure du dos du nez.

Insertions :
- *supérieure* : peau de la région inter-sourcilière ;
- *inférieure* : partie inférieure des os nasaux.

Fonction : attire en bas la peau de l'espace inter-sourcilier en abaissant légèrement la tête du sourcil.

Expressions : agressivité, mécontentement, méfiance.

3. Le sourcilier

Forme : petit, grêle.

Situation : dans la région sourcilière, caché par le muscle orbiculaire et le muscle frontal.

Insertions :
- *supérieure* : face profonde de la moitié de la peau du sourcil ;
- *inférieure* : partie interne de l'arcade sourcilière.

Fonction : rapproche les sourcils de la ligne médiane en surélevant la partie interne.

Expression : la douleur.

4. L'orbiculaire des paupières

Forme : plat circulaire, c'est un muscle sphincter.

Situation : entoure l'orifice palpébral.
Il est composé de deux portions :

Portion palpébrale

Forme : fibres en demi-cercle.

Situation : au niveau de la paupière.

Insertions :
- *en dedans*, sur le ligament palpébral interne ;
- *en dehors*, sur le ligament palpébral externe.

Portion orbitaire

Forme : anneau plat.

Situation : autour des paupières et de l'orbite.

Insertions : sur le ligament palpébral interne et sur le rebord de l'orbite après en avoir fait le tour.

Fonctions des deux portions : fermeture de l'orifice palpébral, dilatation du sac lacrymal. Il agit sur l'écoulement des larmes.

Expressions : participation au rire, aux larmes, à la réflexion.

5. Le transverse du nez

Forme : grêle, triangulaire.

Situation : transversalement sur la partie latérale du nez.

Insertions :
- *supérieure* : bord de l'aponévrose qui le relie à celui du côté opposé ;
- *inférieure* : face profonde de la peau le long du sillon naso-génien.

Fonction : attire l'aile du nez en avant et vers le haut.

Expression : mauvaise humeur.

6. Le dilatateur des narines

Forme : très mince, plat.

Situation : dans l'épaisseur de l'aile du nez.

Insertions :
- peau du sillon naso-labial ;
- peau du bord inférieur de l'aile du nez.

Fonction : porte l'aile du nez en dehors et dilate ainsi la narine.

7. Le myrtiforme

Forme : lame mince et quadrilatère.

Situation : au-dessous de la narine.

Insertions :
- *inférieure* : fossette myrtiforme (située en dedans de la fosse canine) et saillie alvéolaire de la canine ;
- *supérieure* : bord postérieur de la narine correspondante.

Fonction : abaisse l'aile du nez et rétrécit ainsi la narine transversalement.

8. Le buccinateur

Forme : plat et large.

Situation : dans l'épaisseur de la joue entre la commissure des lèvres et les deux maxillaires.

Insertions :
- *postérieure* : bord alvéolaire des maxillaires inférieur et supérieur ;
- *antérieure* : face profonde de la commissure labiale après entrecroisement de ses fibres.

Fonctions : tire les commissures labiales vers l'arrière, prend part dans l'action de siffler, souffler et mastiquer.

9. Le canin

Forme : mince quadrilatère.

Situation : sous-jacent au muscle releveur profond, au niveau de la fosse canine et de la lèvre supérieure.

Insertions :
- *supérieure* : fosse canine, au-dessous du trou sous-orbitaire ;
- *inférieure* : relève la lèvre supérieure en découvrant la canine.

Expression : menace.

10. Le grand zygomatique

Forme : aplati long.

Situation : entre l'os malaire et la commissure labiale.

Insertions :
- *supérieure* : face externe de l'os malaire ;
- *inférieure* : commissure labiale.

Fonction : attire en haut et en dehors la commissure labiale.

Expressions : rire, gaieté, hilarité.

11. Le petit zygomatique

Forme : long et grêle.

Situation : entre l'os malaire et la lèvre supérieure. En dedans du grand zygomatique.

Insertions :
- *supérieure* : face externe de l'os malaire, en dedans du grand zygomatique ;
- *inférieure* : peau de la lèvre supérieure, près de la commissure labiale.

Fonction : élève la lèvre supérieure en une courbe inverse de celle produite par le grand zygomatique.

Expression : attendrissement.

12. Le releveur superficiel de l'aile du nez et de la lèvre supérieure

Forme : mince et allongé.

Situation : dans le sillon naso-génien.

Insertions :
- *supérieure* : apophyse montante du maxillaire supérieur.
- *inférieure* : peau du bord postérieur de l'aile du nez et peau de la lèvre supérieure.

Fonction : attire en haut l'aile du nez et la lèvre supérieure.

Expressions : pleurer à chaudes larmes, déplaisir.

13. Le releveur profond

Forme : lame mince et large.

Situation : entre le petit zygomatique et le releveur superficiel qui le recouvre en partie.

Insertions :
- *supérieure* : rebord inférieur de l'orbite, au-dessus du trou sous orbitaire.
- *inférieure* : peau de la partie postérieure de l'aile du nez et peau de la partie médiane de la lèvre supérieure.

Fonction : attire en haut la lèvre supérieure et l'aile du nez.

Expression : mécontentement chagrin.

14. Le risorius de Santorini

Forme : très mince, triangulaire.

Situation : partie moyenne de la joue.

Insertions : attire en arrière et en dehors la commissure labiale.

Expression : il caractérise le sourire à fossette.

C'est un muscle inconstant. Pour certains auteurs, il serait une expansion d'un des faisceaux supérieurs du peaucier du cou.

15. Le triangulaire des lèvres

Forme : aplati, large et triangulaire.

Situation : entre la mâchoire et la commissure labiale.

Insertions :
- *inférieure* : ligne oblique du maxillaire inférieur.
- *supérieure* : commissure labiale.

Fonction : abaisse la commissure labiale.

Expressions : tristesse, mépris, dégoût, découragement.

16. Le carré du menton

Forme : aplati, quadrilatère.

Situation : partie latérale du menton.

Insertions :
- *inférieure* : ligne oblique externe du maxillaire inférieur.
- *supérieure* : peau de la lèvre inférieure.

Fonction : attire en bas et en dehors la moitié correspondante de la lèvre inférieure.

Expression : dégoût.

17. La houppe du menton

Forme : deux petits faisceaux en houppe.

Situation : de chaque côté de la ligne médiane du menton.

Insertions :
- *supérieure* : saillies alvéolaires des deux incisives et de la canine.
- *inférieure* : peau du menton.

Fonction : élève le menton et la lèvre inférieure.

Expression : « marmottement », doute, scepticisme.

18. L'orbiculaire des lèvres

Forme : plat, circulaire, muscle sphincter.

Situation : autour de l'orifice buccal, dans l'épaisseur des lèvres.
Il est composé de deux parties :

L'orbiculaire externe, formé de :
- *fibres extrinsèques* qui sont en réalité les fibres venant du triangulaire des lèvres, du buccinateur et du canin qui s'insèrent à la muqueuse labiale ;
- *fibres intrinsèques* qui sont celles des muscles incisifs (deux pour chaque lèvre) qui s'insèrent à la peau de la commissure labiale.

L'orbiculaire interne
Les fibres sont situées sur la longueur des lèvres et se fixent à la commissure labiale.

Fonctions : fermeture de l'orifice buccal, préhension des aliments, pincements des lèvres.

8. ÉTUDE LIMITATIVE DES MUSCLES DU COU, DE LA NUQUE, DU DÉCOLLETÉ, DES ÉPAULES

Ce sont des muscles pairs.

RÉGION ANTÉRIEURE DU COU

1. Le peaucier du cou
(plan superficiel)

Forme : très large, très mince, quadrilatère.

Situation : partie antéro-latérale du cou et partie inférieure de la face.

Insertions :
- *supérieure* :
  - bord inférieur du maxillaire inférieur ;
  - peau de l'éminence mentonnière ;
  - peau de la lèvre inférieure ;
  - peau de la commissure labiale ;
- *inférieure* :
  - le long de la ceinture scapulaire ;
  - à la face profonde de la peau qui recouvre l'acromion, le deltoïde. Les deux peauciers, écartés à la partie inférieure, se rapprochent et leurs fibres antérieures s'entrecroisent sur la ligne médiane du menton.

Fonctions :
- tend la peau du cou ;
- attire en bas la peau de la commissure labiale.

Expression : associé à l'action de certains muscles peauciers, il en accentue les expressions.

2. Muscles sous hyoïdiens

Forme : minces, rubanés.

Situation : au-dessous de l'os hyoïde.

Nombre : quatre de chaque côté :
- sterno thyroïdien ;
- thyro hyoïdien ;
- sterno cléïdo hyoïdien ;
- omo hyoïdien.

Fonction : abaissent l'os hyoïde : concourant ainsi à l'abaissement de la mâchoire.

3. Muscles sus hyoïdiens

Nombre : quatre de chaque côté.
- génio hyoïdien ;
- mylo hyoïdien ;
- stylo hyoïdien ;
- digastrique.

Fonction : ils agissent sur le maxillaire inférieur et interviennent dans la déglutition.

4. Le digastrique

Forme : allongé, formé de deux ventres réunis par un tendon.

Situation : au-dessus de l'os hyoïde, étendu de l'apophyse mastoïde à la symphyse mentonnière.

Insertions :
- *ventre postérieur* : face profonde de l'apophyse mastoïde ;
- *ventre antérieur* : face profonde du maxillaire inférieur (fossette digastrique).

Les ventres postérieur et antérieur sont rattachés à l'os hyoïde par de nombreuses fibres tendineuses.

Fonctions :
- le ventre antérieur est abaisseur de la mâchoire inférieure ;
- le ventre postérieur est élévateur de l'os hyoïde.

RÉGION ANTÉRO-LATÉRALE DU COU

■ Le sterno cléido-mastoïdien

Forme : long, épais, quadrilatère.

Situation : dans la région antéro-latérale du cou, de la partie supérieure du thorax à la base du crâne.

Insertions : par deux faisceaux :
- faisceau sternal : partie supérieure et antérieure du sternum ;
- faisceau claviculaire : face supérieure du tiers interne de la clavicule.

Les deux faisceaux ou chefs montent obliquement en arrière, se fusionnent et s'insèrent sur :
- la face externe de la mastoïde ;
- la partie externe de la ligne courbe occipitale supérieure.

Fonctions :
- *contraction d'un muscle* : mouvement de rotation de la face du côté opposé au muscle contracté ;
- *contraction simultanée* des deux muscles : flexion de la tête.

RÉGION POSTÉRIEURE DU COU (NUQUE) ET DU TRONC (plan superficiel)

1. Le trapèze

Forme : large, plat, triangulaire.

Situation : s'étend des vertèbres cervicales et dorsales à l'épaule.

Insertions :
- tiers interne de la ligne courbe supérieure de l'occipital ;
- apophyses épineuses de la septième vertèbre cervicale ;
- apophyses épineuses des vertèbres dorsales ;
- les fibres convergent vers la clavicule, l'acromion, l'omoplate ;
- les fibres supérieures s'insèrent sur la clavicule ;
- les fibres moyennes sur l'acromion et l'omoplate ;
- les fibres inférieures sur l'épine de l'omoplate.

Fonctions :
- les fibres supérieures attirent l'épaule en haut ;
- les fibres moyennes portent le moignon de l'épaule en haut et l'omoplate en dedans ;
- les fibres inférieures abaissent l'épaule en arrière.

La contraction simultanée des deux trapèzes provoque la flexion de la tête vers l'arrière et le rapprochement des deux épaules, faisant bomber la poitrine.

2. Le grand dorsal

Forme : large, mince, aplati.

Situation : sur la partie inférieure du dos, de la région lombaire à l'humérus.

Insertions :
- six dernières vertèbres dorsales ;
- vertèbres lombaires et sacrées ;
- crête iliaque ;
- quatre dernières côtes ;
- les fibres montent obliquement vers l'humérus.

Fonctions :
- donne un mouvement de rotation interne à l'humérus ;
- soulève le tronc.

RÉGION ANTÉRIEURE DU TRONC (plan superficiel)

Le grand pectoral

Forme : large, triangulaire, épais.

Situation : sur la partie antérieure du thorax, de la ligne médiane jusqu'à la partie supérieure du bras (humérus).

Insertions :
- faisceau supérieur : moitié interne de la clavicule ;
- faisceau moyen : face antérieure du sternum et trois premiers cartilages osseux ;
- faisceau inférieur : aponévrose abdominale.

Ses fibres convergent vers la partie supérieure de l'humérus après être passées sous le deltoïde.

Fonction : adducteur du bras.

MUSCLE DE L'ÉPAULE

Le deltoïde

Forme : triangulaire.

Situation : à la partie supérieure du thorax, enveloppe l'épaule.

Insertions :
- tiers externe du bord antérieur de la clavicule ;
- acromion ;
- épine de l'omoplate.

Les trois faisceaux qui le constituent convergent vers le bas et s'insèrent sur la face externe de l'humérus.

Fonction : participe à la suspension du bras, l'élève et l'abaisse.

PRINCIPAUX MUSCLES DU CORPS HUMAIN

1. MUSCLES DE L'ABDOMEN

1. Le grand droit
Allongé, étroit et épais. Il est situé de part et d'autre de la ligne médiane. Il s'insère en haut sur les 5e, 6e et 7e côtes, puis il descend verticalement le long d'une bande fibreuse, la ligne blanche abdominale, et se termine en bas au pubis.

2. Le grand oblique
Le plus superficiel, s'insère en haut sur les sept dernières côtes et en bas au pubis et à la crête iliaque.

3. Le petit oblique
Il s'insère en bas sur la crête iliaque puis s'élargit en éventail pour se terminer sur :
- les dernières côtes en haut ;
- la ligne blanche abdominale en avant ;
- le pubis en bas.

4. Le transverse
C'est le plus profond.
Il s'insère sur les dernières côtes, sur les vertèbres lombaires et sur la crête iliaque.

2. MUSCLES DU MEMBRE SUPÉRIEUR

MUSCLES DE L'ÉPAULE

1. Le deltoïde (voir p. 74)

2. Les muscles sus-épineux, sous-épineux et petit rond
Ils s'étendent de l'omoplate à l'humérus. Ils sont rotateurs externes du bras.

3. Le grand rond
Il s'étend de l'angle inférieur de l'omoplate à l'humérus.
Il est adducteur et rotateur interne du bras.

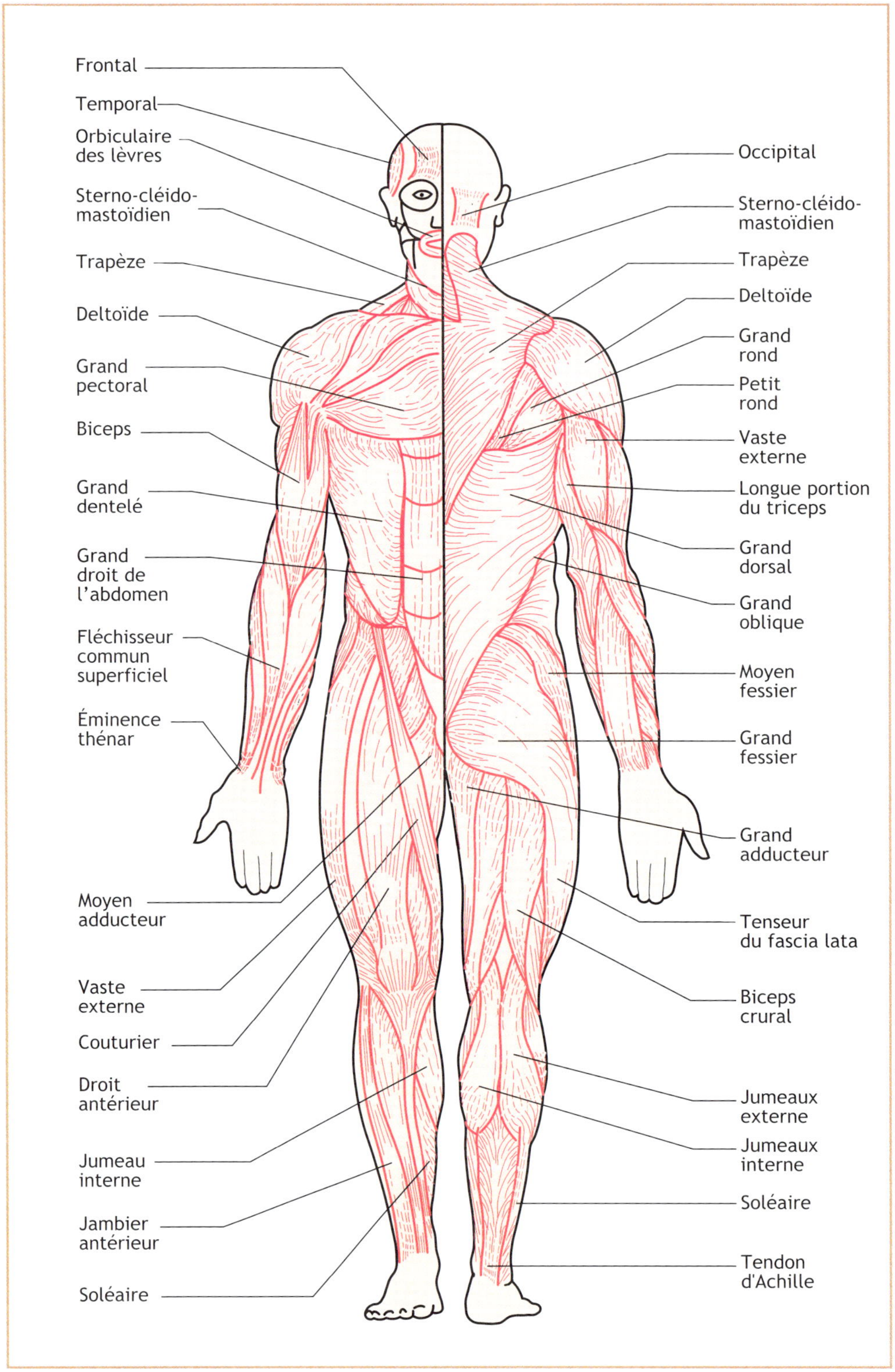

Figure 21
Principaux muscles du corps humain

MUSCLES DU BRAS

Groupe antérieur

1. **Le coraco-brachial**
Il s'étend de l'omoplate à la face interne de l'humérus.

2. **Le biceps**
Il s'étend de l'omoplate à l'humérus et au radius.
Les 2 muscles sont fléchisseurs de l'avant-bras sur le bras.

Groupe postérieur. Il comprend :

■ **Le muscle triceps**, formé de 3 portions :
- la longue portion qui vient de l'omoplate ;
- le vaste externe ;
- le vaste interne ;

qui viennent de l'humérus.
Il unit donc l'omoplate à l'humérus et au cubitus.
Il est extenseur de l'avant-bras.

MUSCLES DE L'AVANT-BRAS

Groupe antérieur

1. **Les fléchisseurs profonds**
Ils s'insèrent à partir du cubitus et du radius jusqu'à la dernière phalange du doigt correspondant.

2. **Le fléchisseur commun superficiel**

3. **Le grand palmaire et le petit palmaire** qui partent de l'humérus.

Groupe externe

1. **Le court supinateur**

2. **Le long supinateur**

Ces muscles ont une formation supinatrice, c'est-à-dire qui permettent une rotation antérieure de la main.

Groupe postérieur

1. **Le long abducteur du pouce**

2. **L'extenseur de l'index**

3. **L'extenseur commun des doigts**

MUSCLES DE LA MAIN

Voir chapitre 25 « Anatomie de la main ».

3. MUSCLES DU MEMBRE INFÉRIEUR

MUSCLES DE LA RÉGION FESSIÈRE

De la périphérie vers la profondeur.

1. **Le grand fessier**

2. **Le moyen fessier**

3. **Le petit fessier**

Ces trois muscles vont de l'aile iliaque et du sacrum au grand trochanter et jusqu'au fémur.
Ils sont extenseurs et rotateurs de la cuisse.

4. **Tenseur du fascia lata**
Il s'étend de la crête iliaque au tibia. Il est fléchisseur de la jambe.

MUSCLES DE LA CUISSE

Groupe antérieur - extenseur de la jambe sur la cuisse.

1. **Le quadriceps** formé de quatre parties (quatre chefs) le droit antérieur, le vaste interne, le vaste externe, le crural qui se réunissent par un tendon épais : le tendon rotulien qui s'insère sur la rotule.

2. **Le couturier** qui contourne la cuisse, allant de l'épine iliaque à la face interne du tibia.

Groupe interne - adducteur de la cuisse.

1. **Le grand adducteur**

2. **Le moyen adducteur**

3. **Le petit adducteur**

Groupe postérieur - fléchisseur de la jambe sur la cuisse.

1. **Les ischio-jambiers**

2. **Le biceps crural**

MUSCLES DE LA JAMBE

Groupe antérieur

1. **Le jambier antérieur** fléchisseur et rotateur interne du pied.

2. **L'extenseur commun des orteils**

Groupe externe

1. **Le court péronier latéral**

2. **Le long péronier latéral**

Ils sont extérieurs et rotateurs externes du pied.

Groupe postérieur

1. **Le triceps sural** - formé de trois parties (trois chefs) qui sont :
- le muscle soléaire ;
- les jumeaux externes et internes qui se terminent au tendon d'Achille.

Le triceps sural est extenseur du pied (marche sur la « pointe des pieds »).
Dans le plan profond, on trouve :

2. **Le poplité**

3. **Le long fléchisseur commun des orteils**

4. **Le jambier postérieur**

MUSCLES DU PIED

Voir chapitre 26 « Anatomie du pied ».

9. LA PEAU

La peau constitue l'enveloppe de revêtement de l'organisme, le protégeant du milieu extérieur.
Elle se continue au niveau des orifices naturels par les muqueuses. Son épaisseur varie de 0,5 mm à la nuque à 5 mm à la plante des pieds. Sa superficie est d'environ 175 cm^2 chez l'adulte.

COMPOSITION CHIMIQUE

La peau contient :

1. DE L'EAU

Elle représente 70 % de la composition chimique de la peau.
Sa répartition varie selon les différentes couches, l'hypoderme étant le plus hydraté.

2. DES SELS MINÉRAUX

Ils comprennent :
- *des métaux* comme le sodium, le potassium, le magnésium, le calcium, le fer, le zinc, le manganèse ;
- *des métalloïdes* comme le soufre, le phosphore, l'iode.

3. DES PROTIDES

Ils représentent 27,5 % des constituants chimiques de la peau.

Ils comprennent :
- *des acides aminés* comme la tyrosine, la cystine, la proline, l'hydroxyproline, la desmosine, l'isodesmosine, la valine ;
- *des protéines* comme le collagène, la kératohyaline, la kératine, les protéoglycannes, les glycoprotéines de structure, l'acide hyaluronique, la mélanine, l'urée, les acides nucléiques (ADN et ARN) ;
- *des enzymes, des hormones.*

4. DES LIPIDES

Ils comprennent :
- du cholestérol, des acides gras, du squalène ;
- des lipides de structure, comme les phospholipides, les sphingolipides, les céramides ;
- des lipides de réserve : les triglycérides.

5. DES GLUCIDES

Ils comprennent :
- des sucres simples : les oses tel que le glucose ;
- des sucres complexes : les osides tel que le glycogène.

STRUCTURE

La peau est constituée de trois couches différentes les unes des autres :
- une couche superficielle : l'**épiderme** (tissu épithélial stratifié),
- une couche moyenne : le **derme** (tissu conjonctif),
- une couche profonde : l'**hypoderme** (tissu conjonctif adipeux).

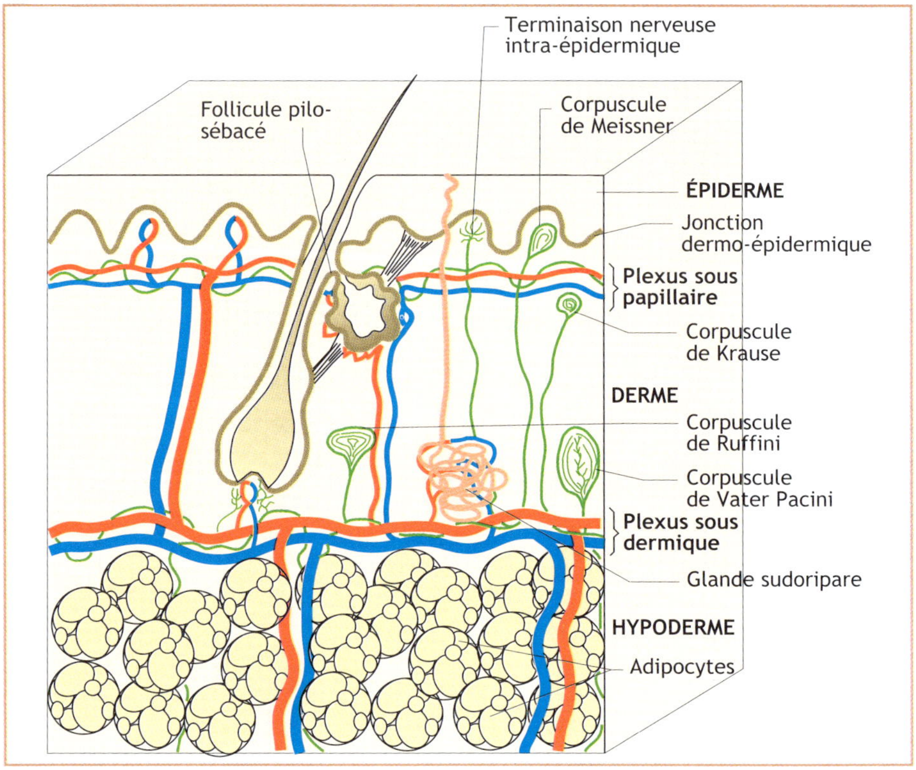

Figure 22
Coupe de la peau

1. L'ÉPIDERME

C'est un épithélium pavimenteux et stratifié. Il se renouvelle en permanence ; son épaisseur est variable. Il n'est pas vascularisé. Il comprend quatre types de cellules : les kératinocytes (majoritaires), les mélanocytes ou cellules pigmentaires, les cellules de Langerhans et les cellules de Merckel.

Les kératinocytes

Ils sont répartis sur quatre couches :

La couche basale germinative *(stratum germinativum)*
Les cellules sont hautes, cylindriques, pourvues d'un noyau ovalaire.
Elles sont disposées en une seule couche reposant sur la *jonction dermo-épidermique* (JDE). Elles sont ancrées sur la JDE par des structures appelées **hémidosmosomes** et sont reliées entre elles par des **desmosomes** (voir paragraphe « Différenciation épidermique »). Elles synthétisent des tonofibrilles groupées en tonofilaments ou filaments intermédiaires de cytokératine qui constituent le cytosquelette de la cellule.

Le renouvellement constant de cette couche est dû à la présence de cellules spécifiques appelées *cellules souches* qui jouent un rôle fondamental dans la régénération épidermique.

La couche filamenteuse ou épineuse de Malpighi *(stratum filamentosum ou spinosum)*
Elle comporte cinq ou six couches de cellules qui commencent à s'aplatir, à s'élargir et prennent une forme polyédrique. Les tonofilaments sont plus épais, plus denses, donnant à cette couche son aspect filamenteux. Des corps lamellaires appelés **kératinosomes** ou *corps d'Odland* apparaissent à la partie supérieure de la couche filamenteuse.

La couche granuleuse *(stratum granulosom)*
Les cellules réparties sur trois couches sont losangiques, considérablement aplaties. Les tonofilaments s'agglutinent. L'aspect granuleux est dû à la présence de grains de *kératohyaline*.

La couche claire ou lucide *(stratum lucidum)*
Les cellules sont aplaties, anuclées.

Cette couche inconstante n'est visible que dans les épidermes épais palmaires et plantaires.

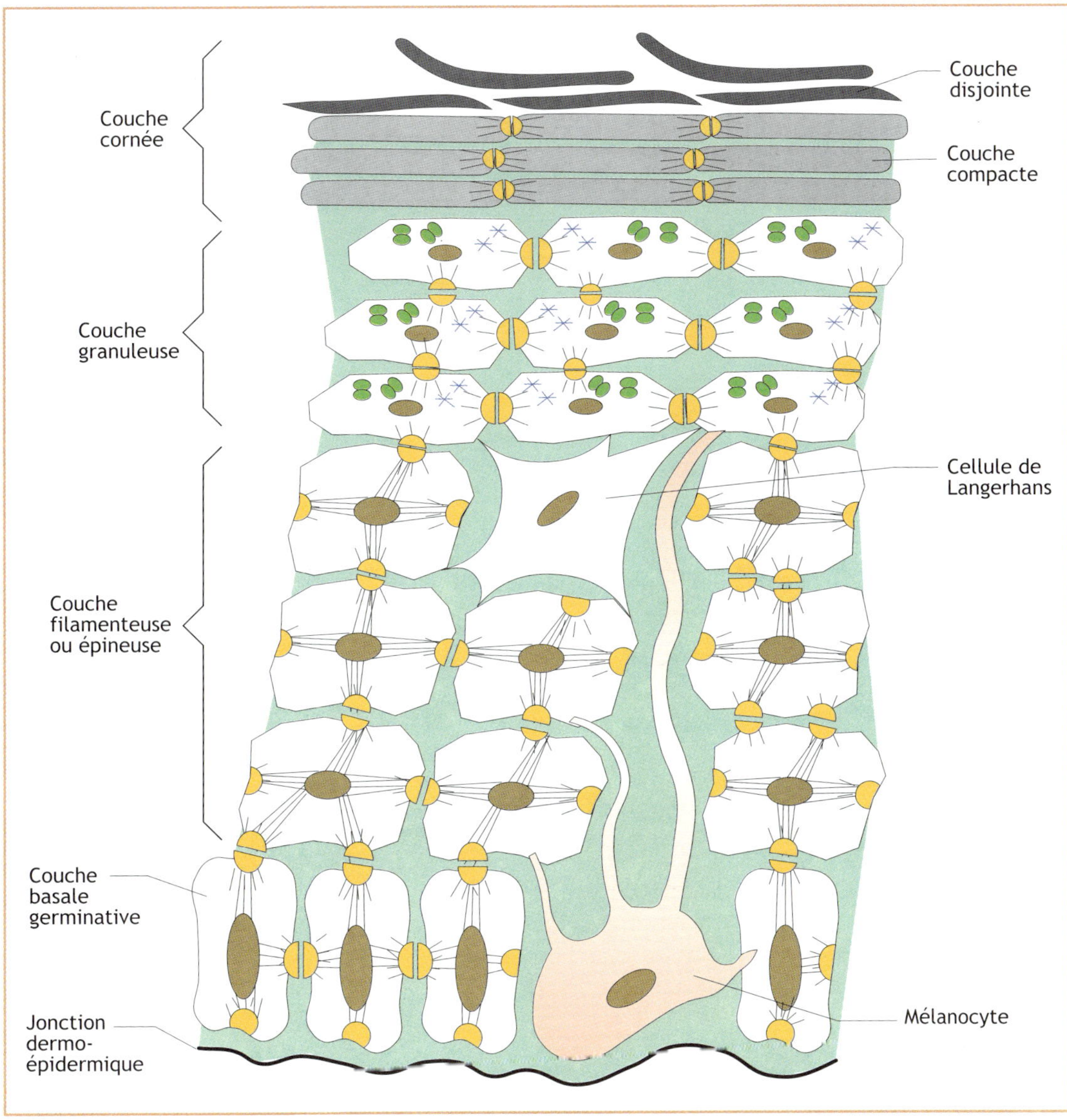

Figure 23
Structure de l'épiderme

La couche cornée *(stratum corneum)*

Selon la localisation, elle comprend de quatre à vingt couches de cellules.

Elle se divise en deux sous-couches :

- la couche compacte *(stratum compactum)*
  Les cellules de la couche cornée ou *cornéocytes* sont soudées par des *cornéodesmosomes*. Leur membrane s'épaissit formant une enveloppe cornifiée, rigide et résistante ;
- la couche desquamante ou disjointe de Ranvier *(stratum disjunctum)*
  Les cellules perdent leur cohésion entre elles et se détachent : c'est la *desquamation*.

Les mélanocytes

Ce sont des cellules de grande taille avec des prolongements cytoplasmiques appelées *dendrites*. Elles sont insérées dans la couche basale et reposent sur la jonction dermo-épidermique. Leur noyau est rond, l'appareil de Golgi très bien développé. Elles ne possèdent ni desmosomes, ni tonofilaments. On note la présence de vésicules, les *mélanosomes*, organites responsables de la synthèse de la mélanine, donc du processus de pigmentation.

Les cellules de Langerhans

Ce sont des cellules dendritiques situées dans l'épaisseur du corps muqueux de Malpighi. Leur noyau est lobulé et leur cytoplasme granuleux, car il contient des organites spécifiques : les *granules de Langerhans* et de nombreux *lysosomes*. Elles appartiennent à la famille des *macrophages*. Elles sont au nombre de quatre cents à neuf cents par millimètre carré. Ce sont des cellules mobiles qui se déplacent entre le derme et l'épiderme. On les trouve également dans les folliculaires pilaires, les glandes sébacées, les glandes sudoripares apocrines, les muqueuses buccale et gingivale.

Rôles

La cellule de Langerhans a de nombreuses interactions avec les kératinocytes qui l'entourent :
- rôle dans la régulation des mitoses ;
- rôle dans la maturation des kératinocytes et dans la kératinisation ;
- rôle de protection, car elle est capable de phagocyter des particules étrangères tels que les virus ;
- rôle dans les phénomènes immunitaires épidermiques, notamment en stimulant la production de certains lymphocytes.

Les cellules de Merckel

Elles sont situées au niveau de la couche basale. Elles ne possèdent ni dendrites, ni tonofilaments, mais des microfilaments. Des desmosomes rudimentaires les unissent aux kératinocytes voisins.

Leur cytoplasme est granuleux, leur noyau contient des inclusions spécifiques. Une fibre nerveuse non myélinisée s'aplatit et entre en contact avec cette cellule créant ainsi le *disque de Merckel*, corpuscule participant à l'innervation de la peau. Les cellules de Merckel sont présentes dans la peau glabre, au niveau du nez, des lèvres et des régions génitales. Elles jouent un rôle de récepteur sensoriel du toucher.

2. LA JONCTION DERMO-ÉPIDERMIQUE (JDE)

C'est une zone sinueuse complexe qui permet l'adhérence de l'épiderme au derme. Elle est l'intermédiaire entre le tissu épithélial et le tissu conjonctif.
Les saillies de l'épiderme dans le derme constituent les *crêtes épidermiques*, les saillies du derme dans l'épiderme, les *papilles dermiques*.
La JDE comprend :
1. la *membrane plasmique* des cellules de la couche basale. Elle contient les hémidesmosomes (points d'ancrage des cellules sur la JDE).
   La membrane plasmique présente de nombreuses vésicules de *pynocytose* prouvant le phénomène actif de transport d'eau et de molécules du derme vers l'épiderme ;
2. la *lamina lucida* ou zone claire constituée principalement par une glycoprotéine, la *laminine* ;
3. la *lamina densa* ou zone dense constituée principalement de collagène IV. Les filaments d'ancrage amarrent les hémidesmosomes à la lamina densa en traversant la lamina lucida ;
4. la *zone fibreuse* située sous la lamina densa. Elle est constituée par :

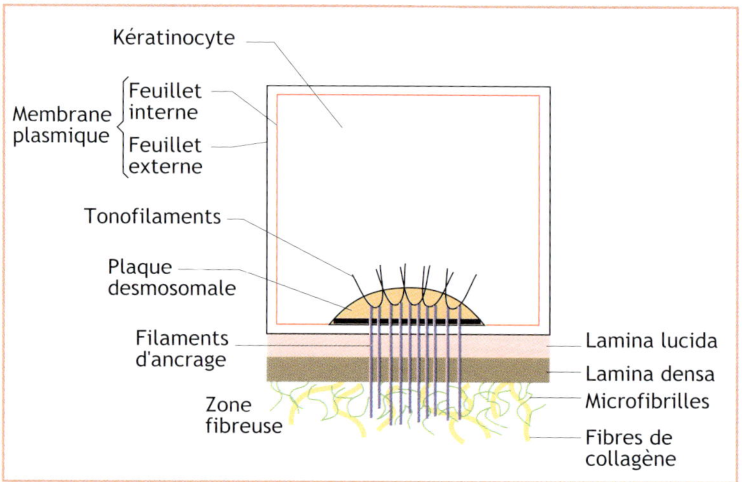

Figure 24
Jonction dermo-épidermique

- des filaments d'ancrage
- un réseau de microfibrilles
- des fibres collagènes isolées en continuité avec les fibres d'élastine et de collagène du derme sous jacent.

Rôles

La jonction dermo-épidermique a trois fonctions principales :
- elle supporte mécaniquement l'épiderme
- elle établit le contact entre le derme et l'épiderme
- elle a une fonction de barrière et de filtre sélectif.

3. LE DERME

Élément de soutien et de nutrition de l'épiderme et de ses annexes, il contient entre 20 % et 40 % de l'eau totale du corps grâce en partie aux propriétés hydrophiles des protéoglycannes. Le derme est un tissu conjonctif qui se divise en deux parties :

Le derme superficiel ou papillaire

Il esf formé de tissu conjonctif lâche. Les fibres d'élastine et les fibres de réticuline ou collagène fibrillaire y sont nombreuses et fines.

Chaque papille (saillie du derme dans l'épiderme) renferme :
- une artériole
- une veinule
- des capillaires lymphatiques
- des terminaisons nerveuses
- des fibres d'élastine dirigées verticalement
- des fibres de réticuline isolées.

Le derme profond ou réticulaire

Il est formé de tissu conjonctif dense. Les fibres collagènes et d'élastine s'entrecroisent parallèlement à la surface cutanée. C'est à ce niveau que se trouvent les glandes sébacées, les glandes sudoripares et les folliculaires pilaires.
Cette couche est bien vascularisée et innervée.
(Voir le paragraphe « Le tissu conjonctif » page 18 pour la composition détaillée).

4. L'HYPODERME

L'hypoderme est un tissu conjonctif adipeux dont l'épaisseur est variable. C'est un tissu sous cutané rattaché au derme par des fibres collagènes et élastiques. Il représente 10 à 15 % du poids corporel chez l'homme, 20 à 25 % chez la femme.

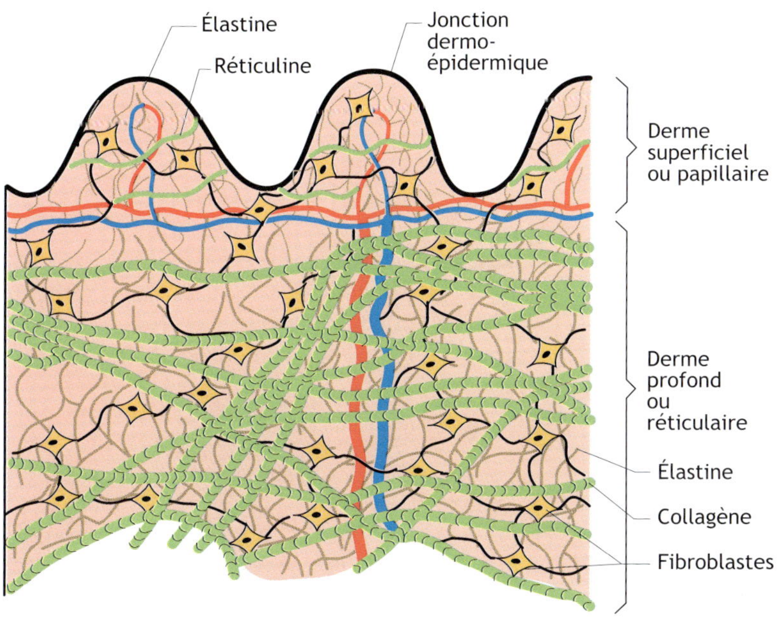

Figure 25
Le derme

Structure

Il est composé de cellules graisseuses sphériques ou *adipocytes* dont le cytoplasme est comblé en partie par une large vacuole unique remplie par des triglycérides. Leur diamètre peut varier lors d'un amaigrissement ou d'une prise de poids.
Les fibres collagènes et élastiques forment un réseau autour des adipocytes. Le tissu adipeux contient également des fibroblastes particuliers, précurseurs des adipocytes : les préadipocytes.

Localisation anatomique

Elle constitue un caractère sexuel secondaire. Chez l'homme, le tissu adipeux prédomine au-dessus de la ceinture (abdomen, épaules) : c'est le *type androïde*. Chez la femme, il prédomine au-dessous de la ceinture (hanches, fesses, cuisses, partie inférieure de l'abdomen) : c'est le *type gynoïde*.

Physiologie

L'adipocyte, lors de la digestion, accumule les lipides sous forme de triglycérides : c'est la *captation* ou *stockage* ou *lipogénèse*. Ce phénomène est possible grâce à l'intervention d'une enzyme particulière, la *lipoprotéine lipase (LPL)* et à l'action de l'*insuline* pour laquelle la membrane de l'adipocyte possède des récepteurs spécifiques.
À ce stade, l'adipocyte augmente de volume.
En dehors de la digestion, sous l'action d'une enzyme, la *triglycérine lipase*, les triglycérides sont hydrolysés en acides gras et glycérol. Cette réaction est possible grâce à la présence d'*AMP cyclique*.
D'autres enzymes ont un rôle complémentaire : l'*adénylate ciclase* et la *phosphodiestérase*.
Cette phase appelée *lipolyse* est suivie de la phase de *mobilisation* qui fournit l'énergie nécessaire aux tissus.

Rôle

■ **Rôle énergétique** : en cas de besoin, la lipolyse libère rapidement les acides gras de façon à fournir l'énergie à l'organisme.

■ **Rôle dans la thermogenèse** : le rôle des lipides est essentiel dans l'homéothermie.

■ **Rôle de protection mécanique** : le tissu adipeux a un rôle d'amortisseur, surtout au niveau des organes internes.

KÉRATINISATION OU DIFFÉRENCIATION ÉPIDERMIQUE

1. DÉFINITION

C'est un processus biochimique qui assure la migration des cellules de la couche basale germinative vers la surface avec, simultanément, un processus de maturation caractérisé par des synthèses protéiques dont la plus significative est la production de *kératine*. En fait, c'est l'évolution des cellules vivantes de la couche basale profonde en cellules mortes superficielles et desquamantes *(apoptose)*.

2. ÉTAPES

Couche basale germinative

- Les kératinocytes basaux sont cylindriques.
- Leur noyau est volumineux.
- Ils synthétisent des tonofibrilles groupées en tonofilaments appelés aussi filaments intermédiaires, constitués principalement de *cytokératine* précurseur de la kératine ; ils traversent le kératinocyte depuis l'enveloppe nucléaire jusqu'aux desmosomes.

Couche filamenteuse ou épineuse

- Les kératinocytes deviennent polyédriques.
- Les tonofilaments deviennent plus épais, plus denses.
- Les desmosomes sont plus abondants, donnant à cette couche son aspect épineux qui la caractérise.
- À la partie supérieure apparaissent des corps lamellaires ou *kératinosomes* ou *corps d'Odland*. Ce sont de petites vésicules contenant du cholestérol, des acides gras, des céramides.

Couche granuleuse

- Les kératinocytes sont losangiques, aplatis considérablement.
- De nombreux grains de kératohyaline associés aux tonofilaments donnent l'aspect granuleux ; ces grains contiennent de la *profilaggrine* (protéine phosphorée) précurseur de la *filaggrine*.

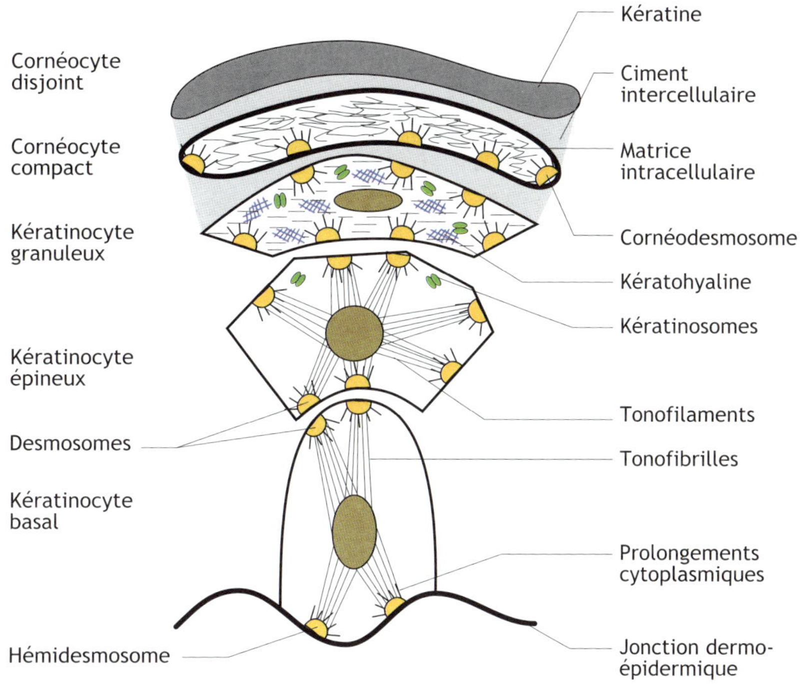

Figure 26
Différenciation épidermique ou kératinisation

- Les kératinosomes déversent leur contenu dans l'espace intercellulaire contribuant à former le *ciment intercellulaire*.
- Des enzymes protéolytiques libérées vont participer à la dégradation des desmosomes dans la partie supérieure de la couche cornée.

Couche cornée

a. *couche compacte*

- Le noyau disparaît.
- Les grains de kératohyaline contenus dans les cornéocytes se désagrègent ; la profilaggrine qu'ils contiennent subit une protéolyse qui va libérer des *filaggrines* très riches en acides aminés. Ces filaggrines facilitent l'agrégation des tonofilaments, se mélangent à ceux-ci et forment avec les organites cellulaires dégradés une matière fibreuse intracellulaire très riche en kératine.
- La membrane s'épaissit, se rigidifie, acquiert une grande résistance et s'entoure d'un revêtement externe lipidique.
- Au niveau des espaces intercellulaires se trouvent des structures qui jouent un rôle dans la cohésion des cornéocytes, ce sont les **cornéodesmosomes**.

Ils sont responsables de l'attachement vertical des cellules entre elles et ils disparaissent sous l'action d'enzymes à l'interface de la couche compacte et de la couche disjointe.

b. *couche disjointe*

- Les cornéosomes, responsables de l'attachement horizontal des cellules, persistent jusqu'à la surface, puis sont dégradés par des protéases.
  Les cornéocytes se détachent alors de la surface cutanée : c'est la **desquamation**.

3. RÔLES

La kératinisation permet à l'épiderme de remplir ses fonctions.

La protection mécanique

Elle se traduit par une résistance à la friction et à la pénétration. La couche cornée est résistante grâce au complexe fibroamorphe et à la rigidité des membranes cellulaires.

L'élasticité

L'épiderme est élastique ; cette propriété serait due à une modification de la molécule de kératine.

4. LES DESMOSOMES

Ce sont des structures complexes multimoléculaires qui assurent la jonction entre les kératinocytes. Ils servent de points d'ancrage aux tonofilaments.
Ils sont constitués :

1. d'une plaque cytoplasmique desmosomale formée de protéines qui est la plaque de fixation des tonofilaments. Ceux-ci convergent vers la plaque et sont amarrés sur elle par l'intermédiaire de filaments d'ancrage, puis ils se replient sur eux mêmes et retournent à l'intérieur du cytoplasme des kératinocytes.
   Les plaques cytoplasmiques sont attachées par des filaments à la membrane cellulaire et aux filaments intermédiaires ;
2. d'un espace extra et intercellulaire qui est formé de glycoprotéines (cadhérines) reliées à la plaque desmosomale.

L'ensemble desmosomes et filaments intermédiaires ou tonofilaments assure la cohésion des différentes couches de l'épiderme.

5. LES HÉMIDESMOSOMES

Leur structure rappelle celle des desmosomes. Ils constituent les points d'ancrage des cellules de la couche basale sur la jonction dermo-épidermique.

6. LES CORNÉODESMOSOMES

Dans la couche cornée, la cohésion des cornéocytes est assurée par les cornéodesmosomes. Ce sont des structures protéiques liées au feuillet externe des membranes des cornéocytes. Leur dégradation a lieu, sous l'action de protéases spécifiques, à la partie supérieure du stratum corneum. Seuls, les cornéosomes périphériques responsables de l'attachement des cellules entre elles, persistent jusqu'au stratum disjunctum ; dégradés à leur tour par des enzymes, ils provoquent le détachement des cornéocytes de la surface de l'épiderme. C'est la desquamation.

PIGMENTATION CUTANÉE

1. GÉNÉRALITÉS

L'épiderme, les cheveux et les poils sont colorés par des pigments, les *mélanines*, produites par des cellules spécialisées de grande taille : les ***mélanocytes***.

2. LE SYSTÈME MÉLANOCYTAIRE

Les mélanocytes reposent sur la jonction dermo-épidermique. Leurs dendrites se développent latéralement et vers le haut, ce qui leur permet d'entrer en contact avec les kératinocytes voisins. L'ensemble du mélanocyte et des kératinocytes qui lui sont associés constitue l'*Unité Épidermique de Mélanisation*. Chaque unité comprend un mélanocyte pour trente

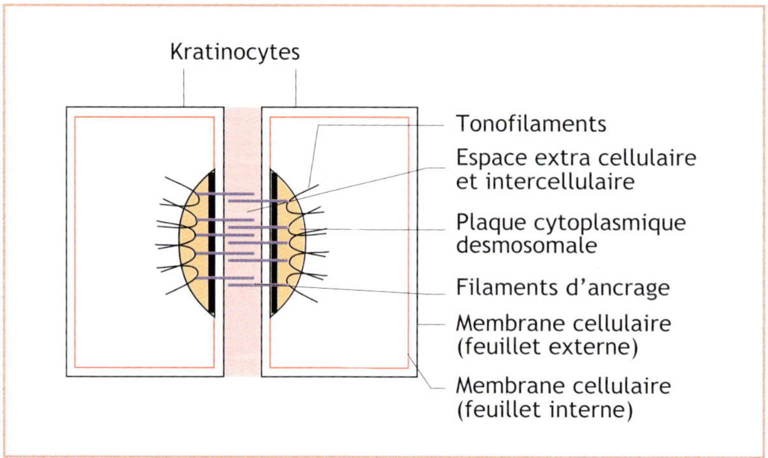

Figure 27
Schéma d'un desmosome

kératinocytes environ. La répartition des mélanocytes à la surface du corps n'est pas homogène. Ils sont plus denses sur les organes génitaux et sur le visage que sur le tronc. Dans les poils, ils se localisent dans le bulbe pilaire.

3. LA MÉLANOGÉNÈSE

Elle comprend la synthèse et la répartition de la mélanine dans l'épiderme.
La mélanine est synthétisée dans les **mélanosomes**, organites provenant de l'appareil de Golgi et du réticulum endosplamique du mélanocyte. La synthèse de la mélanine se fait à partir d'un acide aminé, la *tyrosine,* en présence d'une enzyme, la *tyrosinase* et de l'*ion cuivre*, qui sont indispensables.
Par hydroxylation, la tyrosine se transforme en *DOPA* (dihydrophénylalanine), puis la *DOPA* est oxydée en *DOPAQUINONE.*
Enfin la *DOPAQUINONE* se transforme :
- soit en *eumélanine* après polymérisation et cyclisation
- soit en *phaeomélanine* après incorporation de cystéine.

TYROSINE + TYROSINASE + IONS CUIVRE = DOPA

DOPA +TYROSINASE = DOPAQUINONE

DOPAQUINONE (polymérisation et cyclisation) = EUMELANINE

DOPAQUINONE (cystéine) = PHAEOMELANINE

Différents types de mélanine

Les pigments mélaniques peuvent être classés en deux groupes :

Les eumélanines
Ce sont les plus foncés (bruns ou marrons). On les trouve dans l'épiderme, les cheveux et les poils.

Les phaeomélanines
Ce sont des pigments brun-rouge. On les trouve dans les cheveux roux.
Les trichochromes font partie de ce groupe. Ils renferment du fer. On les trouve dans les cheveux jaunes et roux.

Évolution des mélanosomes

Le mélanosome passe par quatre stades de maturation grâce à la tyrosinase : c'est la *mélanisation du mélanosome.*

Stade 1 : le mélanosome est rond et incolore.

Stade 2 : le mélanosome devient ovoïde et strié ; il commence à migrer dans les dendrites.

Stade 3 : le mélanosome s'opacifie ; il continue sa migration.

Stade 4 : le mélanosome est opaque ; il se trouve à l'extrémité de la dendrite et va être transféré dans le kératinocyte voisin.

Transfert des mélanosomes

Le mélanosome est phagocyté par la kératinocyte voisin dont les enzymes digèrent la membrane.
Ce processus varie selon le type de peau :
- dans les peaux blanches, les mélanosomes sont détruits au niveau de la couche de Malpighi ;
- dans les peaux noires, les mélanosomes, de taille plus importante, sont transférés un par un jusque dans la couche cornée ;
- dans les peaux de type asiatique, les mélanosomes sont présents jusqu'à la couche granuleuse.

Les différences raciales de pigmentation ne reposent pas sur le nombre de mélanocytes mais sur le type de mélanine, la taille des mélanosomes et le niveau de dégradation dans les kératinocytes.

Figure 28
Transfert d'un mélanosome dans un kératinocyte voisin

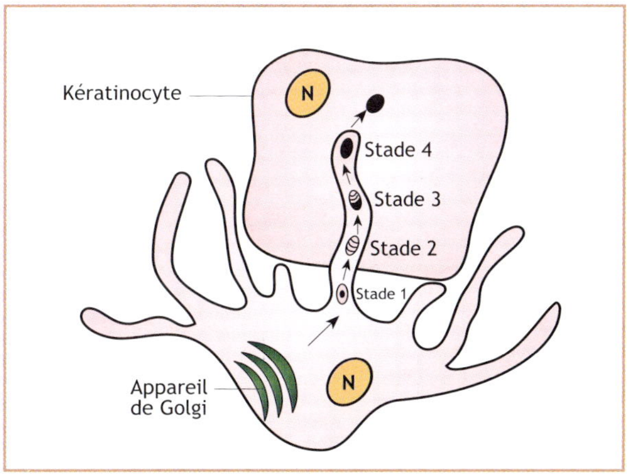

4. FACTEURS INFLUENÇANT LA MÉLANOGÉNÈSE

Facteur génétique

Tous les stades de la mélanogénèse sont sous contrôle génétique. Les caractéristiques des mélanosomes sont codées par les gènes de la pigmentation.

Facteur hormonal

- La MSH (Melanin Stimulating Hormone), hormone hypophysaire, stimule la mélanogénèse en activant la tyrosinase.
- La progestérone et principalement les oestrogènes provoquent une hyperpigmentation du visage et du tégument génital.

Action des UV

Ils stimulent directement la mélanogénèse, accroissent le transfert des mélanosomes. Les ultraviolets induisent une réaction rapide de brunissement, puis une réaction retardée (voir chapitre Peau et Soleil).

5. RÔLES DES MÉLANINES

Les mélanines déterminent la couleur de la peau mais elles ont surtout un rôle photoprotecteur important.

- Elles permettent de filtrer le rayonnement UV et de protéger de leurs effets carcinogènes.
- Elles se regroupent autour du noyau cellulaire et le protègent.
- Elles neutralisent les radicaux libres, facteurs de vieillissement cellulaire.

INNERVATION DE LA PEAU

La peau est une large surface sensible en contact avec l'extérieur. Elle constitue un des cinq organes des sens, le *toucher*.
L'innervation a deux origines :

1. L'INNERVATION CÉRÉBRO-SPINALE

Cette innervation correspond à la fonction sensorielle de la peau. Elle comprend :

Deux plexus

Du plexus dermique profond montent des fibres vers un second plexus superficiel. De ce plexus superficiel sous épidermique partent des terminaisons nerveuses libres.

Des terminaisons nerveuses

Ce sont les plus nombreuses. On y trouve les *thermo-récepteurs*, fibres amyéliniques, qui sont les points de réception du chaud et du froid, les *nocicepteurs*, fibres amyéliniques, ou récepteurs de la douleur (pincements, piqûres, températures extrêmes) et de nombreuses autres fibres qui se terminent au niveau des cellules de Merckel dans l'épiderme.

Des terminaisons nerveuses en corpuscules

Ce sont des formations compactes constituées par des cellules spécialisées qui entourent les extrémités ramifiées des filets nerveux.
Les corpuscules sont situés dans le derme superficiel et profond. On les répartit en quatre groupes de *mécanorécepteurs* :

Corpuscules de Meissner

Ils sont situés dans les papilles dermiques, à la pulpe des doigts, des orteils, des paumes et des plantes. La fibre nerveuse se termine par un bouton. C'est une fibre myélinisée de gros calibre. Ils sont sensibles au toucher.

Corpuscules de Krause

Ils sont situés dans le derme superficiel au niveau des lèvres, de la langue, du dos des mains. En forme de bulbe, ils sont très petits. La fibre nerveuse myélinisée se termine en pointe. Ils sont sensibles aux vibrations et au froid.

Corpuscule de Ruffini

De forme très aplatie, ils sont situés dans le derme de la peau épaisse et poilue. C'est une fibre myélinisée de gros calibre. Ils sont sensibles à la pression, à l'étirement et à la chaleur.

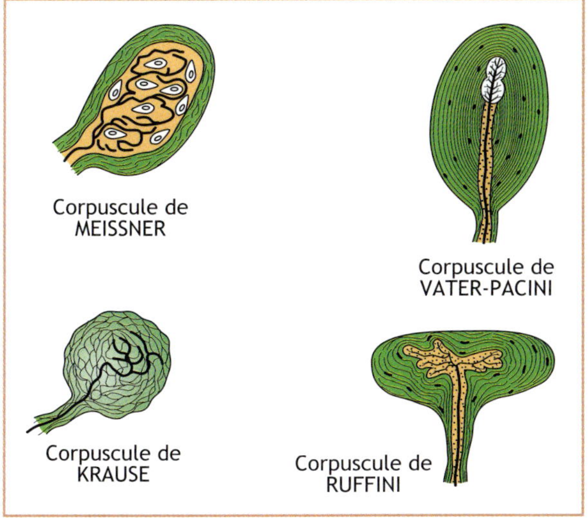

Figure 29
Corpuscules du tact

Corpuscules de Vater-Pacini

Ils sont de taille importante, ce sont les plus gros de tous les corpuscules. Ils sont situés dans le derme profond. C'est une fibre myélinisée de gros calibre. Ils sont sensibles aux vibrations et aux pressions profondes.

Les disques de Merckel

Ils sont situés à la base des crêtes épidermiques. Les fibres nerveuses amyéliniques pénètrent en s'aplatissant dans une cellule épithéliale particulière, la *cellule de Merckel.*
On les trouve au niveau du nez, du palais, des régions génitales.
Chez l'adulte, les fibres nerveuses intra-épidermiques ont des connexions très étroites avec les quatre types cellulaires de l'épiderme (cellules de Merckel, kératinocytes, mélanocytes et cellules de Langerhans)
L'influx nerveux est conduit par les fibres nerveuses sensitives. Les informations sont transmises à l'aire sensitive du cerveau qui les rend conscientes et les transforment en sensations.

2. L'INNERVATION NEURO-VÉGÉTATIVE

Elle est d'origine orthosympathique exclusivement.
Les fibrilles nerveuses amyéliniques sont disposées autour :
- des vaisseaux sanguins
- des muscles arrecteurs des poils
- des glandes sudoripares eccrines et apocrines.

3. LES NEUROMÉDIATEURS

Les neuromédiateurs sont synthétisés par les fibres nerveuses, les cellules de Merckel, les cellules de Langerhans, les kératinocytes, les mélanocytes et toutes les cellules immunitaires (polynucléaires, lymphocytes...).
- Les kératinocytes sécrètent de l'acétylcholine et peuvent la dégrader.
- Les mélanocytes et les kératinocytes produisent de la DOPA que les kératinocytes peuvent transformer en adrénaline.
L'adrénaline et l'acétylcholine modulent la prolifération et la différenciation des kératinocytes.

Le rôle du système nerveux et des neuromédiateurs de la peau est très important. Il agit sur la plupart de ses fonctions : vascularisation, mélanogénèse, sécrétions sudorale et sébacée, physiologie du poil, inflammation et cicatrisation.
Le système nerveux, le système immunitaire et la peau sont étroitement liés les uns aux autres et forment le **système neuro-immuno-cutané**.

VASCULARISATION DE LA PEAU

La peau possède un réseau sanguin particulièrement important au niveau du derme et de l'hypoderme. L'épiderme ne possède aucune vascularisation.

1. SYSTÈME ARTÉRIEL

De gros vaisseaux hypodermiques venant de la profondeur des tissus montent vers la surface de la peau en diminuant de calibre au fur et à mesure de leur ascension. Ils s'épanouissent en plusieurs réseaux parallèles à la surface de la peau et forment les *plexus*.

Le plexus sous-dermique

Il est situé à la jonction du derme et de l'hypoderme. Il assure la nutrition des poils et des glandes.

Le plexus sous-papillaire ou sus-dermique

Il est situé au niveau du derme superficiel.

Les capillaires papillaires

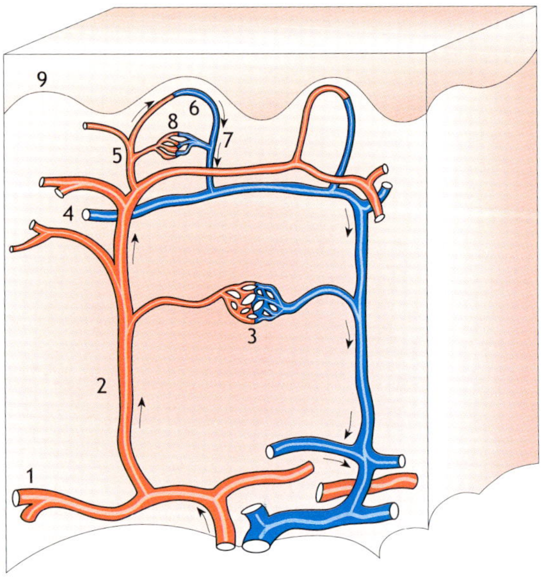

Figure 30
Vascularisation de la peau

Ce sont les prolongements des vaisseaux du plexus sous-papillaire. Ils se retournent dans la papille dermique en une anse capillaire.
Les plexus sont reliés entre eux par des branches verticales ascendantes, les *artères en candélabre*.

2. SYSTÈME VEINEUX

Il est parallèle au système artériel. Il est constitué par :
- les capillaires papillaires,
- le plexus sous-papillaire,
- le plexus sous-dermique.

Ces plexus sont reliés entre eux par des branches verticales descendantes.
Les voies lymphatiques lui sont superposables et permettent le drainage de la lymphe.

3. LES ANASTOMOSES ARTÉRIO-VEINEUSES DERMIQUES

Une anastomose est un système de communication physiologique entre deux vaisseaux. On distingue :

Les anastomoses pré-capillaires
Elles sont situées entre l'artériole pré-capillaire et la veinule post-capillaire. Elles court-circuitent la circulation capillaire terminale.

Les glomus neuro-myo-artériels de Masson (ou canaux de Sucquet-Hoyer)
Ils sont entourés par des fibres nerveuses et des fibres musculaires lisses contractiles. Ils siègent surtout aux extrémités (lit de l'ongle, doigts, nez, oreilles) et assurent le passage direct entre une petite artère et une petite veine dermique.

4. PROPRIÉTÉS DES VAISSEAUX

Le débit sanguin dans les vaisseaux est perpétuellement variable. Ces variations se font grâce à deux systèmes de régulation :

La vasoconstriction
C'est la diminution du diamètre des vaisseaux. La stimulation des fibres du système orthosympathique en est la seule cause.

La vasodilatation
C'est l'augmentation du diamètre des vaisseaux. Elle peut être d'origine cérébro-spinale ou indépendante du système nerveux, comme c'est le cas dans les réactions inflammatoires.

5. RÔLES DE LA VASCULARISATION CUTANÉE

Rôle dans la thermorégulation du corps et dans l'équilibre de la tension artérielle grâce à la vasomotricité des vaisseaux dermiques qui permet de régler le débit sanguin.

Rôle de nutrition du follicule pilo-sébacé, des glandes sudoripares, de l'hypoderme, du derme et de l'épiderme grâce à la perméabilité de la jonction dermo-épidermique.

Rôle de défense. Contre les différents types d'agressions la peau utilise son système vasculaire.

BIOCHIMIE CUTANÉE

Les kératines

Les kératines sont des protéines fibreuses à structure hélicoïdale.
Lors de la formation des filaments intermédiaires, les polypeptides de kératine s'associent par paire acide/basique puis se polymérisent. La synthèse de la kératine commence dans la cellule basale. Les filaments intermédiaires de kératine constituent le cytosquelette du kératinocyte. Ils traversent la cellule depuis l'enveloppe nucléaire jusqu'aux desmosomes. Ils donnent à l'épiderme sa structure et sa plasticité.
Dans les cornéocytes, on les trouve sous forme de faisceaux épais, tassés, compacts parallèles à la surface épidermique. Le processus de kératinisation est terminé.

Les molécules d'adhésion

Les kératinocytes s'attachent entre eux au moyen des desmosomes, des cytokératines et des molécules d'adhésion dont nous citerons : les *cadhérines*, les *intégrines*, les *immoglobulines* et les *sélectines*.

Les intégrines permettent l'adhérence des kératinocytes à la jonction dermo épidermique.

Les cadhérines sont des protéines calcium dépendantes, c'est-à-dire que le calcium est essentiel à leur stabilité.
Les desmoglines et les desmocollines qui constituent la desmoglie appartiennent au groupe des cadhérines. Elles assurent la cohésion cellulaire.

Toutes ces molécules participent à la communication cellulaire. Elles ont un rôle dans le processus de réponse immunitaire, d'inflammation, de cicatrisation ou de cancérisation.

Les cytokines

Les kératinocytes épidermiques synthétisent des produits de communication intercellulaire : les *cytokines*, qui constituent un langage entre toutes les cellules de l'organisme, notamment entre le derme et l'épiderme.
Ces substances sont de même nature chimique que les hormones : ce sont des polypeptides.
On les classe en différents groupes dont nous citerons : les *interleukines*, les *interférons*, les *CFS (Colony Stimulating Factor)*.
Leurs actions sont très diverses et très complexes :
- stimulation de la croissance des kératinocytes, des fibroblastes dermiques, de la synthèse du collagène ;
- ils peuvent activer les cellules de Langerhans, les macrophages, les polynucléaires neutrophiles et éosinophiles et inhiber la prolifération des kératinocytes, des mélanocytes ;
- ils peuvent également répondre à une agression, initier les réactions inflammatoires de la peau et intervenir dans les réactions immunitaires.

Les granules de kératohyaline

Dans l'épiderme on trouve un seul type de kératohyaline (GKH). Ils contiennent de la *profilaggrine* qui est une phosphoprotéine et de la *loricrine*.
Lors de la transition des kératinocytes granuleux en cornéocytes, la profilaggrine se transforme en *filaggrinnes*. Ces filaggrines facilitent l'agrégation des filaments de cytokératine, donc, la formation de la matrice fibreuse des cornéocytes.
Puis, dans la partie supérieure de la couche cornée, les filaggrines sont protéolysées en acides aminés compo-

sant le *NMF (Natural Moisturising Factor)* très hygroscopique qui maintient l'hydratation de la couche cornée et en *acide urocanique* qui absorbe les rayons UV.
La *loricrine* compose essentiellement l'enveloppe cornée rigide des cornéocytes de surface.
L'*involucrine* compose l'enveloppe cornée fragile des cornéocytes situés plus profondément.

Les kératinosomes ou corps lamellaires

Les kératinosomes apparaissent dans la partie supérieure de la couche épineuse. Leur structure interne lamellaire est due à l'empilement de bi-couches lipidiques composées essentiellement de cholestérol sulfate, d'acides gras libres saturés et, surtout, de céramides.
Au niveau de la couche granuleuse, les kératinosomes déversent leur contenu dans l'espace intercellulaire.
Les lipides s'organisent en lamelles intercornéocytaires proches des cristaux liquides qui jouent un rôle important dans l'élaboration de la barrière imperméable et dans la régulation de la desquamation.

Le ciment intercellulaire

Il est élaboré à partir des kératinosomes sous la couche granuleuse.
C'est durant leur migration vers l'extérieur de la cellule que le contenu des kératinosomes se modifie.
Les phospholipides présents dans les kératinosomes se transforment en *sphingolipides* puis en *céramides* dont on distingue six à sept variétés dans l'épiderme.
Les céramides résultent de la condensation d'un acide gras avec un alcool aminé, la *sphingosine*.
Tous les acides gras sont polyinsaturés (AGPA) : acide linoléique, linolénique...)
Les céramides constituent 40 à 50 % de la masse totale des lipides de la couche cornée. Ils forment des bicouches situées entre les cornéocytes. Ils ont un rôle capital dans l'imperméabilité épidermique, car ils s'opposent à l'évaporation de l'eau interne grâce à leurs propriétés hydrophobes.

Les lipides de l'épiderme

Le stratum corneum ne contient que 10,3 % de lipides totaux pour 90 % de protéines. On distingue :

Les phospholipides (glycérol + phosphate + acide gras)

Ils sont synthétisés dès la couche basale et sont les constituants principaux des kératinosomes (structure lamellaire). Leur quantité augmente de la couche basale à la couche granuleuse. Après déphosphorylation par une phospholipidase, ils se transforment en sphingolipides.

Les sphingolipides (sphingosine + acide gras)

Leur quantité augmente de la couche basale à la couche cornée. Ils se subdivisent en :
- *sphingolipides*. Ils sont associés à des sucres. Au niveau de la couche cornée, ils disparaissent pour se transformer, après déglucosylation, en céramides plus hydrophobes qui favorisent le rôle de barrière du stratum corneum ;
- *céramides*. On distingue six variétés de céramides. Ils apportent à la couche cornée imperméabilité et cohésion.

Les acides gras

Ce sont des acides organiques à longue chaîne possédant une seule fonction acide (COOH). Dans la couche cornée, les acides gras peuvent avoir de quatorze à vingt-quatre atomes de carbone.
Ils augmentent quantitativement de la couche basale vers la couche cornée. Ils peuvent être saturés (acide palmitique et acide stéarique) ou insaturés (acide linoléique et acide linolénique) ; ces derniers ont un rôle essentiel sans la structure des membranes cellulaires, l'imperméabilité, la souplesse et l'élasticité cutanées.

Le cholestérol

Il est synthétisé dans le derme et dans la couche basale. Il s'intègre à la structure en bi-couches lamellaires du ciment intercellulaire.

Le film hydrolipidique de surface (FHLS)

Le film cutané de surface est une émulsion du type eau dans huile qui recouvre la couche cornée.
Il est formé de substances complexes de provenances diverses :

Des produits de désintégration des kératinocytes et de la kératine

À la surface cutanée on trouve :
- les cornéocytes qui contiennent de la kératine, protéine fibreuse renfermant de nombreux acides aminés ;
- les composants du NMF ou Facteur d'hydratation naturel (voir chapitre suivant).

Une fraction hydrosoluble d'origine principalement sudorale

Elle comprend :

- l'eau provenant de la sécrétion sudorale et de la perspiration cutanée ;
- du chlorure de sodium, du potassium, du calcium, du magnésium ;
- des substances organiques telles que l'urée, l'ammoniaque, des acides aminés, des vitamines, du glucose.

Une fraction liposoluble d'origine double : sébacée et épidermique
Elle comprend :
- du cholestérol d'origine épidermique ;
- des cires et du squalène d'origine sébacée ;
- des triglycérides d'origine sébacée et épidermique ;
- des acides gras libres d'origine sébacée et épidermique.

Rôles du film hydrolipidique

- Il maintient l'hydratation de la couche cornée grâce à la présence des composants du NMF.
- Il maintient l'acidité cutanée grâce au pouvoir tampon des acides aminés. Cette propriété permet à la peau de se défendre contre les agressions microbiennes et mycosiques.
- Il joue un rôle de barrière avec le concours de la couche cornée contre les agressions externes.
- Il permet la présence d'une flore saprophyte qui défend la peau contre les germes pathogènes.
- Il permet à la peau de lutter contre les excès d'humidification et de dessiccation.

Le facteur d'hydratation naturel (NMF)

C'est un ensemble de substances hygroscopiques qui proviennent de la dégradation d'une protéine de l'épiderme : la *filaggrine*.
Ses composants essentiels sont :
- l'urée,
- l'acide urique,
- l'acide lactique,
- l'acide pyrrolidone carboxylique (PCA),
- des acides aminés,
- des glucides,
- des ions chlorure,
- du sodium,
- du potassium.

Il est situé à l'intérieur des cornéocytes et à la surface de l'épiderme dans la fraction hydrosoluble du film hydrolipidique.
Il a pour rôle de fixer l'eau dans les cornéocytes par liaison chimique avec les molécules d'eau.

LA FLORE CUTANÉE

L'homme ne vivant pas en atmosphère stérile, une flore microbienne plus ou moins importante se rencontre au niveau de la peau.
On distingue deux types de flores cutanées :
- la flore cutanée permanente composée de germes saprophytes, normalement non pathogènes mais pouvant le devenir dans certaines conditions ;
- la flore cutanée occasionnelle pathogène résultant soit de la contamination, soit de la multiplication exagérée de certains germes saprophytes.

Ces flores ont deux localisations principales :
- la couche desquamante (stratum disjonctum) où les cellules se détachent les unes des autres créant des espaces vides qui constituent un excellent milieu pour le développement bactérien ;
- l'entonnoir folliculaire, ou infundibulum, qui favorise également le développement bactérien : sébum, débris kératiniques, température élevée, milieu anaérobie y participent.

Le nombre de germes saprophytes est variable d'un individu à un autre ; il est en moyenne de quelques millions par centimètre carré selon les parties du corps.
La flore saprophyte et la flore pathogène se maintiennent en équilibre. Le développement de cette dernière étant limité grâce à la présence de la première.
La flore saprophyte participe donc à la défense contre l'infection mais cependant il faut éviter qu'elle n'ait un développement trop important qui provoquerait alors une situation pathologique.

1. LA FLORE CUTANÉE BACTÉRIENNE

Ce sont surtout des micro-organismes Gram + aérobies ou anaérobies. Cependant, il y a parfois des Gram –.

Les Gram +

Les staphylococci comme S. épidermidis et S. albus. On les trouve à la surface cutanée mais surtout au niveau des cheveux et des espaces interdigitaux.
La présence de S. Aureus est due à une contamination ; il peut devenir pathogène.

■ **Les micrococci** comme M. saccharolyticus, M. candidus, M. flavus sont présents dans le cuir chevelu, les aisselles, entre les orteils.

■ **Les Corynebacterium**
Ils sont très répandus sur tous les individus mais surtout ceux à peau grasse car leur croissance est favorisée par les constituants du sébum.
Certains sont aérobies, d'autres anaérobies comme C. acnes qui se développent dans l'entonnoir folliculaire.

■ **Les Streptococcies** sont assez rares.

Les Gram -

Ils ne sont pas présents en permanence, mais on peut les trouver parfois dans les zones humides.

■ **Les proteus** au niveau des orteils.

■ **E. Coli** au niveau du périnée.

■ **Pseudomonas aeruginosa** de plus en plus fréquent.

2. LA FLORE CUTANÉE FONGIQUE

Sa population augmente dans certaines circonstances comme les modifications de l'humidité cutanée, du pH, le manque d'hygiène, l'emploi abusif d'antibiotiques, entraînant l'apparition de mycoses.
Cette flore est constituée par :

■ **Les Pityrosporum**
P. orbiculaire est l'agent du pityriasis versicolor.
P. ovale au niveau du cuir chevelu provoquerait l'apparition de pellicules.

■ **Les Candida**
C. Albicans généralement saprophyte des muqueuses peut devenir pathogène dans certaines conditions.

■ **Les Dermatophytes** sont des agents des teignes et des sycosis.

■ **Les Aspergillus et Pénicillium** sont également présents dans les cheveux, la barbe, entre les orteils et au niveau des ongles.

3. LES VARIATIONS DE LA FLORE CUTANÉE

La flore cutanée varie en fonction de l'âge et des parties du corps.
Chez le nouveau-né, la peau est indemne de tous germes microbiens car elle est enduite par le Vernix Caseosa qui la protège les six premiers jours de la vie. Puis la flore bactérienne s'installe.
Absence de Corynebactérium chez le jeune enfant car il n'y a pas de sébum.
Les Corynebactérium apparaissent à la puberté et disparaissent lors de la sénescence. C'est alors que les cocci et les levures risquent d'envahir la peau.
Dans les régions du corps à forte humidité, à pH et température élevée, à poils abondants, à sécrétions apocrines (aisselles, aines, région ano-génitale...) la densité microbienne est élevée et variée, aérobie et anaérobie.
Dans les régions humides à pH élevé mais sans sébum (entre les orteils) ce sont les aérobies qui sont surtout développées.
Au niveau du cuir chevelu la présence des levures est constante. Les mains de par leur fonction disséminent une grande quantité d'agents pathogènes. Le dos et la paume des mains ont une flore très pauvre. Par contre, les sillons péri-unguaux sont particulièrement contaminés.

Conclusion
Il faut une rigoureuse hygiène cutanée pour éviter la prolifération des germes saprophytes (pouvant ainsi devenir pathogènes) tout en protégeant la flore saprophyte, bouclier indispensable contre l'invasion des germes pathogènes.

FONCTIONS DE LA PEAU

La structure de la peau lui confère un rôle très important.
Ses différentes fonctions sont :
- fonction de protection,
- fonction de thermorégulation,
- fonction sensorielle,
- fonction d'élimination,
- fonction d'absorption,
- fonction métabolique,
- fonction de cicatrisation,
- fonction de réparation de la barrière cutanée.

1. FONCTION DE PROTECTION

On distingue :

La protection mécanique

Ce rôle est assuré par l'épiderme, le derme, l'hypoderme.

L'épiderme et plus précisément la couche cornée.
C'est la couche la plus superficielle, directement en contact avec les agressions extérieures.
Ses propriétés sont :
- *la solidité*, la résistance à la friction, aux traumatismes, grâce à la kératine et à la rigidité des membranes cellulaires ;
- *l'extensibilité* qui dépend essentiellement de son hydratation. La couche cornée résiste aux distensions au niveau des articulations et aux changements d'ambiance atmosphérique.

Le derme
Grâce à sa structure fibreuse et élastique ses propriétés sont :
- *l'élasticité,*
- *l'extensibilité.*

L'hypoderme
Il a un rôle d'*amortisseur* dû à la composition du tissu adipeux. Il protège les muscles et les organes profonds.

La protection chimique anti-bactérienne et immunitaire

Cette fonction est assurée par :
- *la couche cornée* dont la molécule de kératine est difficilement attaquable par les agents chimiques ;
- *le film hydrolipidique de surface* dont le pH acide joue un rôle de défense ;
- *les cellules de Langerhans* qui recueillent les informations grâce à leurs projections dendritiques et qui les communiquent au système lymphoïde central ;
- *le derme* dont la réponse inflammatoire se déroule en quatre étapes :
  - protéolyse,
  - vasodilatation,
  - augmentation de la perméabilité des capillaires,
  - arrivée des polynucléaires, des lymphocytes, mastocytes, macrophages.

La protection contre les rayonnements solaires

Le rôle de photoprotection de la peau se situe au niveau de l'épiderme.

La couche cornée
L'accélération des mitoses provoque un épaississement de la couche cornée qui absorbe une partie du rayonnement solaire.

L'acide urocanique
Elément important de la photoprotection, l'acide urocanique est présent naturellement dans la sueur. Il est formé à partir d'un acide aminé, qui se trouve dans les protéines de la couche cornée : l'*histidine*.

La mélanine
La mélanine a un rôle photoprotecteur important. Elle constitue un filtre solaire naturel qui réfléchit, disperse et absorbe les rayons UV. De plus, elle neutralise les radicaux libres générés par les UV.

2. FONCTION DE THERMORÉGULATION

Définition

C'est l'ensemble des mécanismes qui assurent le maintient de la température de l'organisme à chiffre constant.
Le centre de la régulation thermique se trouve dans l'*hypothalamus* qui fonctionne comme un thermostat. Il réagit selon les informations reçues par les thermorécepteurs nerveux profonds de la peau en excitant les fibres nerveuses d'action contraire.

Protection contre l'élévation thermique

L'influx nerveux d'origine hypothalamique provoque :

Une vasodilatation active qui amène le sang chaud près de la surface cutanée et accentue ainsi le refroidissement par échange thermique avec le milieu extérieur.

Une sudation produite par le grand nombre de glandes sudorales eccrines (environ deux millions) et dont le rôle est fondamental dans la thermolyse par la rapidité de leur intervention et par la quantité d'eau évaporée.

La perspiration (PIE) qui n'est pas perçu par l'individu ; c'est une perte d'eau insensible épidermique.
Il se produit un passage d'eau vers l'extérieur dont l'origine est double :
- émission continue de vapeur d'eau par les orifices sudoraux ;
- perte d'eau trans-épidermique par les membranes cellulaires

Cette émission continue de vapeur d'eau est essentielle dans la thermorégulation.

Protection contre le froid

Le pannicule adipeux de l'hypoderme permet de réduire la déperdition thermique du sang profond.

Une vasoconstriction artériolaire réflexe est provoquée par le froid.
Le flux vasculaire se trouve réduit, ainsi que les échanges avec le milieu extérieur. Cette vasoconstriction est maximum aux extrémités des membres, au nez, aux oreilles où de nombreux *glomi* (shunts artério-veineux) empêchent, en s'ouvrant, le sang artériel d'aller se refroidir en surface.

L'horripilation
Le muscle horripilateur ou arrecteur du poil qui monte obliquement du follicule pilo-sébacé vers la face profonde de l'épiderme est innervé par le sympathique. Il est responsable des frissons et par eux de la fièvre et de l'élévation thermique réflexe contre le froid.

3. FONCTION SENSORIELLE

La peau est l'organe du toucher.
Elle permet la perception :
- des sensations douloureuses,
- des sensations tactiles et de pression,
- des sensations thermiques.

(Voir « L'innervation cutanée » page 56)

4. FONCTIONS D'ÉLIMINATION

Les fonctions d'élimination comprennent :

La respiration
Elle est faible mais indispensable.

La sécrétion
Elle implique les glandes sébacées qui sécrètent le sébum et les glandes sudoripares qui sécrètent la sueur.

La perspiration
Au niveau de la couche cornée se produit en permanence un passage d'eau vers l'extérieur dont l'origine est double :
- par les pores sudoraux : émission continue de vapeur d'eau,
- par les membranes cellulaires : perte d'eau insensible trans-épidermique.

L'ensemble de ces phénomènes non perçus par l'individu constitue la *perspiration insensible épidermique* (PIE).

5. FONCTION D'ABSORPTION

La peau n'est pas une barrière impénétrable mais une barrière sélective.
La fonction barrière est assurée par la couche cornée *(stratum corneum)*, c'est-à-dire par les cornéocytes et les lipides intercellulaires. Si l'on enlève la couche cornée avec une bande adhésive *(stripping)*, on constate une perméabilité cutanée accrue à l'eau et à d'autres substances.

Les voies d'absorption transcutanée

Elles sont au nombre de trois :

La voie folliculaire
C'est à dire le long des follicules pilo-sébacés.

La voie transcellulaire
Certaines substances peuvent pénétrer dans les cornéocytes. L'immersion de la peau lors du bain provoque un gonflement des cornéocytes. Les humectants, comme le glycérol, pénètrent également dans les cornéocytes.

La voie intercellulaire
Les substances doivent franchir l'espace lipidique intercellulaire.

Facteurs influençant l'absorption

L'absorption par la couche cornée, l'épiderme, le derme et l'hypoderme est un processus de diffusion passive qui obéit à la loi de Fick.
Elle dépend de :
- *la taille des molécules*

Les grosses molécules pénètrent plus difficilement que les petites ;
- *la lipophilie*
  Plus une substance est lipophile, mieux elle pénètre ;
- *la concentration*
  Plus un actif est concentré dans un excipient, mieux il pénètre ;
- *l'épaisseur de la peau*
  Plus la peau est épaisse, plus le coefficient de perméabilité devient faible.

Variations de l'absorption transcutanée

L'absorption transcutanée varie selon :
- *l'individualité*
  La pénétration transcutanée peut être différente selon les individus ;
- *l'âge*
  La peau de l'enfant est plus perméable que celle de l'adulte ;
- *la température*
  L'élévation de température augmente l'absorption transcutanée ;
- *l'hydratation*
  La pénétration transcutanée augmente avec l'hydratation du stratum corneum ;
- *la localisation*
  La pénétration est accrue en fonction de la densité en follicules pilo-sébacés.

États pathologiques

La pénétration transcutanée est accrue dans le psoriasis et dans l'eczéma allergique.

6. FONCTION MÉTABOLIQUE

Synthèse de la vitamine D

Sous l'influence des UV, une partie du cholestérol présent dans la peau est transformée dans l'épiderme en vitamine D antirachitique. La vitamine D permet l'assimilation du calcium.

Métabolisme des lipides

Il comprend deux processus :
- *la lipogénèse* : stockage des lipides dans les adipocytes sous forme de triglycérides ;
- *la lipolyse* : transformation et libération dans le sang des triglycérides rescindés en acides gras. (Voir « Physiologie de l'hypoderme » page 52)

7. FONCTION DE CICATRISATION

La peau possède un grand pouvoir de régénération tant au niveau du derme que de l'épiderme. Il importe que la vascularisation soit bonne.
Le processus de régénération peut se faire par première ou seconde intention.

Régénération par première intention

Elle a lieu lors d'une intervention chirurgicale, sans perte de substance et après l'accolement des berges de la plaie.

Au niveau du derme

Sur le tracé de l'incision, il se forme un caillot qui dans les 24 heures sera envahi par les globules blancs (lymphocytes, macrophages, granulocytes) arrivés par diapédèse.
Les fibroblastes se mobilisent, avancent dans le caillot et se multiplient activement.
En trois jours, les fibroblastes venus d'un bord de l'incision vont faire la jonction avec ceux de l'autre bord.
Vers le septième jour apparaissent les fibres de réticuline et les fibres de collagène formées par les fibroblastes.

Au niveau de l'épiderme

Il se produit une prolifération épithéliale : l'épithélium prolifère au contact du derme en s'invaginant le long des berges de la plaie.
La dépression épidermique ainsi formée se comble rapidement.
Les mitoses épithéliales sont nombreuses. L'épiderme s'épaissit et se kératinise. Quant aux mélanocytes et aux cellules de Langerhans, leur régénération est légèrement décalée dans le temps par rapport aux kératinocytes.

Régénération par seconde intention

C'est celle qui se produit lorsque les bords de la plaie restent écartés ; il y a eu perte de substance.
La diapédèse leucocytaire est intense. Les leucocytes forment un tissu de granulation. Si la bataille phagocytaire est perdue, il y a formation de pus (détersion suppurée).

Au niveau du derme

La vascularisation est intense ; les fibroblastes se multiplient et déterminent la formation de fibres collagènes, puis plus tard, des fibres élastiques.

Si la lésion est profonde et étendue, les fibroblastes ne s'orienteront pas très bien et il y aura formation d'un tissu fibreux dense.

Au niveau de l'épiderme

À une certaine distance des bords de la lésion, des mitoses apparaissent dans le stratum germinativum et aussi dans les gaines des poils.

L'épidermisation se fait par glissement centripète. Finalement, le tissu conjonctif sera recouvert d'un épiderme mince qui progressivement va s'épaissir et se kératiniser.

Les cicatrices *chéloïdes* saillantes, rougeâtres, imprévisibles sont dues à une régénération anormale du derme avec une formation extrêmement abondante de fibres collagènes denses, enchevêtrées dans tous les plans.

8. FONCTION DE RÉPARATION DE LA BARRIÈRE CUTANÉE

Le maintien de l'hydratation et la défense contre les agressions externes sont assurés par l'épiderme et principalement par la couche cornée.

Face aux différentes agressions qui l'altèrent, la couche cornée déclenche des mécanismes de réparation afin de lui permettre de restaurer ses éléments constituants et d'assumer son rôle de barrière.

Ces mécanismes sont les suivants :

- sécrétion de corps lamellaires (corps d'Odland) riches en lipides (sphingolipides, phospholipides, cholestérol) ;
- augmentation de la synthèse des lipides épidermiques qui luttent contre le dessèchement de la peau ;
- production de cytokines et de facteurs de croissance ;
- augmentation de l'ADN épidermique ;
- restauration du taux de concentration du calcium modifié par les agressions.

9. FACTEURS INFLUENÇANT L'HYDRATATION CUTANÉE

La peau contient 70 % d'eau dont la plus grande partie est contenu dans le derme. C'est la structure des tissus qui en détermine la localisation.

Au niveau de l'épiderme

Les cellules qui composent le tissu épithélial stratifié sont accolées les unes aux autres ; l'eau se trouve donc en majorité à l'intérieur des cellules, c'est l'*eau intracellulaire*. (10 à13 %)

Les éléments constitutifs de la couche cornée qui lui permettent de fixer l'eau et de s'opposer à sa déperdition sont :

- les cornéocytes,
- le facteur d'hydratation naturelle (NMF) (voir page 61),
- le film hydrolipidique (voir page 60),
- le ciment intercellulaire (voir page 60).

Les cornéocytes renferment des composants hygroscopiques (NMF) qui sont protégés par les lipides complexes des membranaires cellulaires ; si ces membranes sont agressées, le NMF est détruit et la couche cornée se déshydrate. C'est une déshydratation superficielle pouvant se produire à tout âge.

Au niveau du derme et de l'hypoderme

L'eau du tissu conjonctif est en majorité *une eau extracellulaire* liée aux macromolécules de la matrice intercellulaire. Parmi ces macromolécules, les *GAG (glycoaminoglycannes)*, dont l'acide hyaluronique, ont un rôle important dans l'hydratation du tissu conjonctif.

Au cours de la sénescence cutanée, les macromolécules de la matrice intercellulaire se raréfient, la teneur du derme en eau extracellulaire diminue. La déshydratation est plus profonde. Elle atteint les individus à partir de la troisième décennie et s'intensifie lors des expositions aux UV.

10. ÉTUDE DES DIFFÉRENTS TYPES DE PEAU ET DE LEURS MODIFICATIONS BIOLOGIQUES

LA PEAU NORMALE

1. HISTOLOGIE

L'hypoderme

Le tissu conjonctif adipeux, constitué de lobules adipeux, renferme de nombreux adipocytes qui sont séparés par des travées conjonctives ou septa.
Ce tissu donne au visage son galbe et sa fermeté.

Le derme

Au niveau du derme, les fibroblastes assurent la production régulière de la matrice intercellulaire comprenant les fibres collagènes, d'élastine, les glycoprotéines de structure, les protéoglycannes, responsables de l'élasticité, de la souplesse et de l'hydratation de la peau.

L'épiderme

Il repose sur une lame basale bien ondulée.
Les mitoses de la couche basale germinative sont constantes et régulières.
Le processus de kératinisation aboutit à une couche cornée homogène, fine et protectrice. La peau normale est fine.

2. VASCULARISATION

Les vaisseaux du plexus sous papillaire et des papilles dermiques possèdent une élasticité suffisante pour supporter les variations de calibre dues à la vasoconstriction et vasodilatation sans se déformer.
Le teint est donc légèrement rosé.

3. PIGMENTATION

L'unité épidermique de mélanisation (UEM) est parfaitement organisée. La production de mélanosomes est régulière, assurant ainsi une coloration uniforme de la peau.

4. SÉCRÉTIONS

La sueur

La sécrétion sudorale participe à l'hydratation de la couche cornée car elle est un des composants du film hydrolipidique.

Le sébum

La sécrétion sébacée est un des éléments constituant le film hydrolipidique.

Le film hydrolipidique

C'est une émulsion réalisée par les sécrétions sudorale, sébacée et les cellules de la couche cornée ou cornéocytes.
Il protège la peau des agressions externes et lui donne un aspect velouté.

5. L'HYDRATATION

La peau normale est bien hydratée.

■ **Au niveau de l'épiderme** : les cornéocytes dont la membrane est intacte renferment des substances protégeant les composants du facteur d'hydratation naturelle (NMF).

■ **Au niveau du derme**
Les fibres dermiques et les macromolécules renferment un taux important d'eau liée.

■ **La vascularisation** participe également à cette bonne hydratation.

6. EXAMEN VISUEL

- Le teint est uniforme.
- Le grain de peau est serré.
- Absence de rides mais présence de plis de structure.

7. EXAMEN TACTILE

- La peau est veloutée.
- La peau est souple et élastique.
- L'épaisseur est normale.

CONCLUSION

Les différentes agressions tant internes qu'externes modifieront rapidement ce type de peau idéal.

LA PEAU GRASSE

La modification biologique essentielle est une hypersécrétion sébacée ou **séborrhée** donc une augmentation de la phase lipidique du film hydrolipidique de surface.
On distingue deux formes de séborrhée :
- *la séborrhée fluente :* le sébum s'écoule à la surface de l'épiderme.
- *la séborrhée rétentionnelle :* le sébum s'accumule dans le canal excréteur obstrué par une hyperkératinisation.

Sièges de prédilection de la séborrhée : la partie médiane du visage, la partie supérieure du dos.

Causes : essentiellement les perturbations hormonales, puberté et ménopause.

1. PEAU GRASSE À SÉBORRHÉE FLUENTE

Examen visuel
- Le teint est terne.
- L'aspect est luisant.
- Le grain de peau est irrégulier.
- Les ostiums folliculaires sont dilatés.
- Présence de comédons.

Examen tactile
- La peau est huileuse et épaisse.

2. PEAU GRASSE À SÉBORRHÉE RÉTENTIONNELLE

Examen visuel
- Le teint est terne.
- Le grain de peau est irrégulier.
- Présence de comédons et de mycrokystes.

Examen tactile
- La peau est rugueuse et épaisse (kératinisée).

CONCLUSION

Parfois les peaux grasses présentent des zones déshydratées consécutives à l'utilisation excessive de produits détergents.
Fréquemment, elles sont atteintes d'*acné juvénile polymorphe*. (Voir cours sur la dermatologie).

LA PEAU SÈCHE OU ALIPIDIQUE ET DÉSHYDRATÉE

La déshydratation étant la conséquence de la perte des lipides, ces deux états coexistent obligatoirement.
Ce type de peau présente :
- une diminution de la phase lipidique du film hydrolipidique due à une hyposécrétion sébacée ;
- une diminution de la concentration en eau de la couche cornée due à l'altération du film hydrolipidique, à la diminution des composants lipidiques intercellulaires et au ralentissement de la synthèse des composants du NMF (facteur d'hydratation naturelle).

Facteurs responsables

- *Extrinsèques :* le froid, le vent, le soleil, la climatisation, la pollution, la climatisation ;
- *intrinsèques :* le vieillissement, les perturbations hormonales (ménopause) ;
- *constitutionnel :* l'hérédité.

Examen visuel

- La peau a un aspect parcheminé, écailleux, squameux.
- Les rides sont fines et nombreuses.
- Le grain de peau est serré.

Fxamen tactilc

- La peau est fine et rugueuse.
- Elle présente une perte de souplesse.

Conclusion

La carence en lipides, donc en eau, altérant sa protection naturelle contre les agressions extérieures, ce type de peau mal protégée aura une sénescence accélérée et présentera des troubles vasculaires.

LA PEAU MIXTE

Ce terme est justifié par le fait que sur la même peau peuvent coexister différents états. D'une façon courante, une peau est dite mixte lorsque la partie médiane du visage est grasse et les parties latérales sèches.

LA PEAU SENSIBLE*

Sèche ou grasse, la peau sensible réagit de façon exagérée aux agressions internes ou externes, d'où son nom également de *peau réactive*.
L'hypersensibilité des terminaisons nerveuses sensitives présentes dans la peau déclenche des réactions cutanées qui se manifestent par des picotements, tiraillements, échauffements, rougeurs d'intensité variable selon les sujets, le tout ou en partie provoquant une *sensation permanente d'inconfort*.

Facteurs responsables

- *Intrinsèques :* la fatigue, le stress, l'anxiété, la maladie, les perturbations hormonales ;
- *extrinsèques :* le soleil, le vent, le froid, les brusques changement de température, la pollution, la climatisation, le tabac, l'alcool, les épices, les produits cosmétiques agressifs et détergents.

Conclusion

La barrière cutanée hydrolipidique est déficiente, la micro circulation est perturbée, l'épiderme se fragilise, *le seuil de tolérance est abaissé.*

* Ne pas confondre sensibilité et allergie. L'allergie est un phénomène de sensibilisation au sens stricte du terme, mettant en cause le système immunitaire cutané.

LA PEAU SÉNESCENTE

MODIFICATIONS BIOLOGIQUES

1. AU NIVEAU DE L'ÉPIDERME

- La couche basale germinative se désorganise, les mitoses ralentissent, le nombre d'assises cellulaires diminue : l'épiderme s'amincit.
- La couche cornée se modifie. Elle devient lamellaire et cassante. La membrane des cornéocytes est altérée et ne retient plus les composants du NMF, la desquamation est anarchique. Le film hydrolipidique de surface se raréfie, le ciment intercellulaire s'appauvrit en céramides.
- D'une façon générale la synthèse des lipides au niveau de l'épiderme diminue.

Tous ces facteurs concourent à rendre l'épiderme sec et cassant.

- La jonction dermo-épidermique s'aplatit, ce qui ralentit les échanges nutritifs, diminue l'adhérence du derme et de l'épiderme, et modifie les lignes du réseau micro-dépressionnaire avec, comme conséquence, une augmentation de la surface de la peau.
- Le nombre des cellules de Langerhans diminue, provoquant une baisse des défenses immunitaires de la peau.

2. AU NIVEAU DU DERME

Les modifications sont considérables.

- Les fibres oxytalanes du derme papillaire sont détruites, entraînant l'aplatissement de la jonction dermo-épidermique.
- La prolifération des fibroblastes décroît, mais ceux-ci synthétisent de plus en plus de *collagénase* et d'*élastase*.
- Les fibres élastiques s'altèrent, se chargent de lipides et de calcium et s'agrègent en amas jaunâtres visibles à travers l'épiderme. Elles deviennent la cible des élastases.
- Les fibres collagènes se modifient. Elles se rigidifient, deviennent grêles et désordonnées.
- Les constituants majeurs de la matrice extracellulaire subissent pour la plupart un phénomène de glycation (réaction de Maillard) qui aboutit à une rigidification du tissu conjonctif.

3. AU NIVEAU DE L'HYPODERME

Le tissu conjonctif régresse, ce qui entraîne un affaissement général de la peau. Les fibres collagènes se rigidifient.

4. AU NIVEAU VASCULAIRE

- L'épiderme devenu mince, les vaisseaux sont visibles par transparence et sont fragiles.

Chez les personnes âgées, les vaisseaux de la peau laissent sortir les globules rouges ; en quelques semaines ces derniers se détruisent et laissent sur place le fer qu'ils contenaient et à la tache de purpura succède une tache brunâtre qui traduit un dépôt de fer dans le derme. La vascularisation est diminuée au niveau du plexus sous-papillaire et des capillaires papillaires, entraînant une mauvaise irrigation des téguments. Le sujet âgé est toujours pâle.

5. AU NIVEAU PIGMENTAIRE

- L'unité épidermique de mélanisation se désorganise entraînant des *dyschromies*.

La diminution du nombre des mélanocytes provoque des taches hypopigmentées ou achromiques. L'augmentation incontrôlée de la synthèse de la mélanine dans certains mélanocytes produit des taches hyperpigmentées appelées taches séniles.

6. LES ANNEXES CUTANÉES

Les glandes sébacées
Leur activité se ralentit, mais chez les sujets âgés une hyperplasie de ces glandes peut survenir.

Les glandes sudoripares
Le nombre des glandes eccrines diminue, elles sont moins réceptives aux stimuli, ce qui perturbe l'homéothermie.

Les ongles
Ils s'altèrent progressivement : perte de la transparence, disparition de la lunule, souvent apparition de stries verticales.

Les poils

Les follicules pilaires ralentissent leur activité. La phase anagène est plus courte et la phase télogène plus longue, ce qui aboutit à la chute définitive des poils.

La disparition des mélanocytes matriciels entraîne l'apparition des poils blancs ou **canitie**.

Certains poils s'épaississent, comme les sourcils. Des poils anarchiques apparaissent au niveau des oreilles, des narines chez les hommes, au niveau des lèvres, du menton et des joues chez les femmes.

7. FACTEURS FAVORISANT LE VIEILLISSEMENT CUTANÉ

- Le rayonnement solaire (voir le chapitre « La peau et le soleil ») ;
- les facteurs climatiques (chaleur, froid, vent) ;
- la pollution ;
- le tabac, l'alcool ;
- le stress, la maladie ;
- le manque de sommeil ;
- le déséquilibre alimentaire.

8. EXAMEN VISUEL

- *Couleur :* le teint est pâle, jaunâtre, terne ;
- *grain de peau :* il est irrégulier ; parfois on note la présence de pores dilatés, comédons, kystes sébacés et de kératoses ;
- *plis :* les plis d'expressions sont accentués ; au niveau du cou on remarque des plis profonds losangiques (peau rhomboïdale) ;
- *rides :* les rides sont multiples soit fines soit très profondes ;
- *affaissement :* au niveau des mâchoires, du cou, des yeux, des commissures labiales ;
- *système pileux :* anarchique.

9. EXAMEN TACTILE

→ la peau est rêche, atrophique (amincie), fibrosée (manque de souplesse).

Conclusion

Le vieillissement cutané est un phénomène inéluctable génétiquement programmé, mais certains facteurs que nous avons cités peuvent l'accélérer ; d'autres, au contraire, parmi lesquels l'utilisation régulière et judiçieuse de produits cosmétiques, peuvent en ralentir le processus.

Ce qu'il faut retenir sur les modifications biologiques au cours du vieillissement

Au niveau de l'épiderme

Modifications	Conséquences
• Ralentissement de la division cellulaire	→ Amincissement de l'épiderme
• Désorganisation de la couche cornée • Diminution de la synthèse des lipides	→ Déshydratation superficielle
• Aplatissement de la JDE et modification du réseau micro dépressionnaire	→ Agrandissement de la peau (rides, laxité tégumentaire)
• Altération de l'unité épidermique de mélanisation	→ Pigmentation anarchique
• Raréfaction des cellules de Langerhans	→ Affaiblissement des défenses de la peau
• Multiplication cellulaire anarchique	→ Tumeurs

Au niveau du derme

Modifications	Conséquences
• Désorganisation des macromolécules de la matrice intercellulaire • Altération des fibres élastiques du derme superficiel par élastase	→ Perte de souplesse, de fermeté et atrophie du derme
• Modification du collagène • Diminution des glycoaminoglycannes (acide hyaluronique)	→ Déshydratation profonde
• Ralentissement de la microcirculation sanguine	→ Stases et lésions vasculaires
• Hypofonctionnement de la sécrétion sébacée et sudorale	→ Sécheresse
• Raréfaction des mastocytes et des lymphocytes	→ Affaiblissement des défenses
• Multiplication cellulaire anarchique	→ Tumeurs

LA PEAU ET LE SOLEIL

1. LE RAYONNEMENT SOLAIRE

Le rayonnement solaire est constitué d'une suite de radiations électromagnétiques qui constituent le *spectre solaire*. Ce rayonnement se propage en ligne droite à la vitesse de 300 000 km/seconde sous forme d'une onde et d'un flot de particules appelées *photons*.

Les différentes radiations se caractérisent par leur longueur d'onde qui est la distance parcourue pendant une période T exprimée en secondes.
La longueur s'exprime soit en *nanomètre* (nm), soit en *Angström* (A) :
- 1 nanomètre $= 10^{-9}$ m
- 1 Angström $= 10^{-10}$ m
- 1 nanomètre = 10 Angströms.

L'œil humain n'est réceptif qu'aux radiations visibles (du violet au rouge) qui vont de 780 nm à 380 nm.

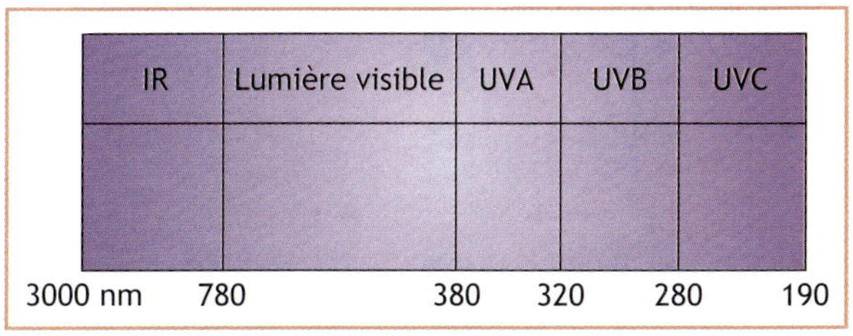

Figure 31 a
Spectre solaire

Le spectre solaire se compose en partie des éléments suivants :

Les infrarouges (IR)

Leur longueur d'onde est située entre 780 et 3 000 nm. Ils provoquent sur la peau une action calorifique immédiate entraînant une vasodilatation et un érythème.

Les UVA

Leur longueur d'onde est comprise entre 380 et 320 nm. Ils traversent le verre ordinaire, atteignent le derme moyen, provoquent une pigmentation immédiate et peuvent provoquer des érythèmes actiniques. C'est dans cette zone que se trouve la *lumière de Wood* dont la longueur d'onde est comprise entre 380 et 330 nm. (voir le chapitre sur les appareils).

Les UVB

Leur longueur d'onde est comprise entre 320 et 280 nm. Ils ne traversent pas le verre ordinaire, atteignent l'épiderme, provoquent l'érythème actinique ou coup de soleil, entraînant la pigmentation indirecte ou retardée. Celle-ci est également provoquée, à moindre degré, par les UVA.

Les UVC

Leur longueur d'onde est comprise entre 280 et 190 nm. Ce sont des rayons ionisants, à haut pouvoir énergétique. Ils n'arrivent pas jusqu'à la Terre, car ils sont arrêtés par la couche d'ozone. Ils ont une action germicide.

> Plus les longueurs d'onde sont courtes, plus l'énergie des radiations est grande et plus ces radiations sont nocives.

2. LE RAYONNEMENT SOLAIRE ET LA TERRE

Le rayonnement solaire subit des modifications en traversant l'atmosphère terrestre. Il est en grande partie bloqué par la couche d'ozone qui est une couche gazeuse dont l'altitude est comprise entre 15 et 50 km. Elle est produite chimiquement par les UV courts à partir de l'oxygène moléculaire.
La couche d'ozone stoppe les UVC, une grande partie des UVB, les plus courts, une petite partie des UVA.
Le rayonnement solaire atteignant le sol se répartit ainsi :
- IR : 50 %,
- lumière visible : 40 %,
- UV : 10 %.

Facteurs influençant le rayonnement solaire reçu

L'intensité du rayonnement solaire est modifié par certains facteurs :

La réflexion des UV

Elle varie selon la nature du sol :
85 % pour la neige, 20 % pour le sable, 5 % pour l'eau, 3 % pour l'herbe.

L'atmosphère

Les nuages agissent différemment selon leur nature.
Les altocumulus, d'altitude moyenne, absorbent une grande partie des UV et une partie des IR.
Les cirrus, de haute altitude, laissent passer autant d'UV qu'un ciel clair. La vapeur d'eau en suspension dans la basse atmosphère absorbe partiellement les infrarouges.

La pollution

Les poussières, la fumée atténuent la lumière visible.

La position du soleil

Lorsque le soleil est à la verticale, au zénith, à midi, en été, la quantité et l'intensité des UV sont maximales ; avant 11 heures et après 16 heures l'énergie solaire est plus faible.

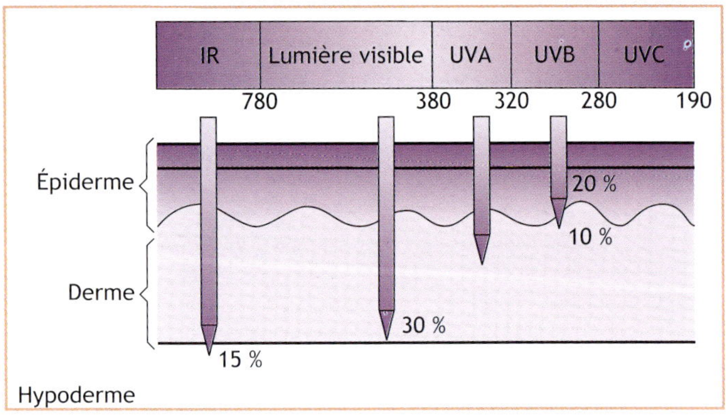

Figure 31 b
Pénétration du rayonnement solaire dans la peau

3. PÉNÉTRATION DU RAYONNEMENT SOLAIRE DANS LA PEAU

La pénétration du rayonnement solaire est fonction de la longueur d'onde. Plus la longueur d'onde est longue, plus la radiation pénètre dans la peau :

- 20 % des UVB pénètrent jusqu'au corps muqueux de Malpighi et 10 % jusqu'au derme ;
- 20 % des UVA arrivent jusqu'au derme moyen ;
- 30 % des rayons visibles atteignent le derme ;
- 15 % des IR arrivent dans l'hypoderme.

5. EFFETS BIOLOGIQUES DU SOLEIL SUR LA PEAU

Réactions cutanées normales au soleil

Action calorique

Elle est due aux infrarouges qui pénètrent jusqu'au derme, provoquant une vasodilatation et par mécanisme réflexe, la sudation.

Action antirachitique

Elle est due à la transformation du déhydrocholestérol en vitamine D.

Pigmentation immédiate ou phénomène de Meirowski

Elle est principalement induite par les UVA et apparaît rapidement après l'exposition solaire, mais dure peu.
Elle résulte d'une accélération du passage des prémélanosomes au stade de mélanosomes matures et d'un allongement des dendrites des mélanocytes qui favorise le transfert vers les kératinocytes voisins.

Érythème actinique ou « coup de soleil »

Il présente quatre degrés :

- premier degré : l'érythème est rose pâle,
- deuxième degré : l'érythème est rouge vif,
- troisième degré : l'érythème est douloureux, œdémateux ;
- quatrième degré : présence de phlyctènes et troubles de l'état général (vertiges, fièvre).

L'érythème actinique est produit par les UVB. Il engendre les transformations suivantes :

- certains kératinocytes des couches profondes de l'épiderme se transforment en « *Sunburn cells* », c'est-à-dire en cellules dont le noyau est rétracté et le cytoplasme vacuolisé. Ces kératinocytes modifiés desquament plus vite que les autres ;
- les vaisseaux superficiels du derme sont dilatés entraînant un afflux important de sang, donc une rougeur momentanée de la peau ;
- au niveau de la couche de Malpighi, présence d'un exsudat cellulaire ; si cet exsudat conflue, des phlyctènes se forment à la surface de la peau.

L'érythème actinique déclenché par le rayonnement solaire est défini par la DME (dose minimale érythémateuse).
C'est la plus petite dose de rayonnement ultra-violet qui produit un érythème apparaissant quelques heures après l'exposition et se développant pendant 24 heures.

Hyperkératinisation ou épaississement de la couche cornée

Cet épaississement est dû à l'accélération des mitoses au niveau de la couche basale germinative. C'est une réaction de photoprotection plus importante que la pigmentation.

Pigmentation retardée ou bronzage

Déclenchée par les UVA ou les UVB, elle survient environ quarante-huit heures après l'exposition. Tous les stades de la mélanogénèse sont stimulés :
- augmentation du nombre des mélanocytes actifs ;
- stimulation de la tyrosinase ;
- augmentation du nombre des dendrites accélérant ainsi le transfert des mélanosomes.

Cette pigmentation retardée persiste tant que le sujet s'exposera.

Conclusion

Les phénomènes de pigmentation immédiate et retardée expliquent les différentes aptitudes à bronzer. Certains individus brunissent rapidement par pigmentation immédiate car ils possèdent des prémélanosomes incolores qui peuvent immédiatement se charger en mélanine ; par contre, d'autres ne possèdent pas cette faculté.

Réactions pathologiques

Le rayonnement excessif au niveau cutané provoque :

Des réactions inflammatoires avec rougeur, douleur, œdème et production d'enzymes qui dégradent les élastines, les collagènes et les protéoglycannes.

Des modifications sur l'ADN cellulaire, notamment sur sa structure hélicoïdale. Ces perturbations entraînent des conséquences sur la division cellulaire et sur la synthèse des protéines.

Des altérations membranaires

Des radicaux libres produits sous l'effet des UVA en particulier agressent les membranes cellulaires et déclenchent une peroxydation de leurs lipides ; cette peroxydation entraîne une superproduction de radicaux libres responsables du vieillissement des cellules. C'est « ***le stress oxydatif*** ».

Une rupture de la membrane lysosomiale avec libération d'enzymes destructrices.

Une altération du système immunitaire ou photo-immunosuppression

Les UVA et les UVB affaiblissent et modifient les réactions locales et générales du système immunitaire. Ils diminuent le nombre des cellules de Langerhans et des lymphocytes T et en altèrent leur fonctionnement. Ils agissent sur la production de certaines substances immuno-suppressives telles que les cytokines et l'acide cis-urocanique.

Toutes ces agressions induites aussi bien par les UVA, que les UVB et les rayons visibles entraînent une accélération de la sénescence cutanée qui se traduit par l'élastose solaire.

L'élastose solaire

L'élastose solaire due aux expositions solaires répétées et excessives est localisée presque exclusivement sur les parties découvertes comme le visage, le décolleté, la nuque, le dos des mains.
L'épiderme est sec, rigide, aminci, parsemé de taches pigmentaires et de zones hyperkératosiques.
Le derme a perdu son élasticité, la peau a une coloration jaunâtre.

Histologie de l'élastose solaire

Au niveau de l'épiderme :
- la couche cornée est épaissie ;
- la couche de Malpighi est amincie.

Au niveau du derme :
- les papilles dermiques sont aplaties ;
- les capillaires sont dilatés, leur nombre diminué ;
- les fibres collagènes sont altérées car il y a eu libération d'enzymes destructrices (les collagénases) ;
- les fibres d'élastine sont remplacées par une élastine anormale : la *proélastine* ;
- l'ADN des fibroblastes est désorganisé et la production du matériel conjonctif s'en ressent ;
- les glycosamino-glycannes s'accumulent.

Toutes ces modifications provoqueront :
- *La peau poïkilodermique* : la peau est atrophiée, elle présente de l'érythème, des télangiectasies, des taches hyper- ou hypo-pigmentées.
- *La peau rhomboïdale* : les plis sont épaissis et dessinent un réseau losangique au niveau de la nuque.
- *La peau citrinoïde :* la peau est épaissie, jaunâtre, les pores sont dilatés rappelant la peau du citron.
- *L'élastoïdose de Favre et Racouchot :* l'élastose est associée à la présence de kystes et de comédons.

Les cancers cutanés

Induits principalement par les UVB, mais aussi par les UVA, les cancers cutanés sont la conséquence d'expositions solaires excessives.
La désorganisation de l'ADN, des kératinocytes et des mélanocytes, la libération d'enzymes lysosomiales peuvent provoquer l'apparition d'épithéliomas baso et spino cellulaires et de mélanomes malins.
(Voir « Notions de dermatologie » deuxième partie).

Dermatoses photoaggravées

L'acné kystique, l'herpès, la couperose, la rosacée sont aggravés par les expositions solaires.

Photodermatoses idiopathiques

Les *lucites* font partie de ces dermatoses imprévisibles au soleil.
La plus fréquente est la *lucite estivale bénigne*. Elle atteint en général les jeunes femmes, quelques heures après une exposition solaire excessive. L'éruption consiste en petites papules très prurigineuses sur les épaules, le décolleté, les membres ; elle s'estompe progressivement et disparaît lorsque le bronzage est élaboré. La particularité de cette dermatose sans gravité est de récidiver dans les mêmes conditions.

La photosensibilisation

Le terme de photosensibilisation regroupe deux types de réaction à la lumière :
- la phototoxicité,
- la photo-allergie.

La phototoxicité

De mécanisme non immunologique, elle est le fait d'une substance qui rend nocif un rayonnement qui ne l'est pas, donc qui abaisse le seuil de sensibilité à un rayonnement.

Caractéristiques

La réaction phototoxique survient chez tous les individus dès la première exposition.
- La substance chimique photoxique doit être en concentration suffisante.
- La réaction phototoxique se manifeste par un érythème plus ou moins œdémateux limité à la zone irradiée et imprégnée de substance phototoxique. Elle est suivie de pigmentation séquellaire.

Cette réaction est tout à fait comparable à l'irritation qui suit l'application d'une substance caustique sur la peau.

Dermatoses d'origines phototoxiques

La dermite des prés

Elle survient après un bain de rivière, allongement sur l'herbe et exposition au soleil. Elle est provoquée par certaines herbes refermant des furocoumarines. Elle se manifeste par un érythème vésiculeux ou bulleux reproduisant le dessin d'une herbe ou d'une feuille.

La dermite pigmentaire en breloque

Elle apparaît après application de parfums. Elle se manifeste par un érythème puis des taches brunes en coulées au niveau du front, du cou, du tronc. Ces taches ne disparaissent pas d'une année à l'autre.
Elles sont dues aux psoralènes présents dans les parfums, les produits accélérateurs de bronzage.

La photo-onycholyse

Elle se manifeste par un décollement du bord latéral distal de l'ongle suivi de sa chute. Elle est provoquée par l'action conjuguée du soleil et de la prise de certains antibiotiques.

La photo-allergie

Elle relève d'un processus différent puisqu'elle met en jeu le système immunitaire. Sous l'action du rayonnement et d'une substance photo-allergisante, il y a formation de « Photo-antigène ». Les lymphocytes T sont informés et libèrent les lymphokines qui agissent dans la réponse cellulaire inflammatoire.

Caractéristiques

La réaction photo-allergique nécessite une sensibilisation préalable.
- Elle ne concerne que certains individus.
- Elle est indépendante de la concentration de la substance phototoxique.
- Elle apparaît après un certain temps de latence.
- Elle se manifeste par du prurit suivi soit de prurigo, d'urticaire ou d'eczéma.
- Elle peut récidiver à chaque exposition solaire malgré l'absence de la substance sensibilisante : c'est la photosensibilisation rémanente.

Principales substances photosensibilisantes

Les colorants

- Éosine.
- Bleu de méthylène.
- Fluroresceïne.

Les furocoumarines

On les trouve dans de nombreuses plantes, dans les parfums, les eaux de toilette, eau de Cologne, déodorants, produits de bronzage.

Les antibiotiques

- Tétracyclines.
- Pénicillines.

LA PEAU SELON LA RACE, LE SEXE ET L'ÂGE

1. LA RACE

L'épiderme

■ **L'épaisseur** est variable selon la race :
- race jaune : environ une quinzaine de couches ;
- race noire : plus épaisse environ vingt-cinq couches ;
- race blanche : environ une douzaine de couches.

■ **Les mélanines**
- La mélanine noire ou eumélanine est présente dans les peaux noires et blanches.
- La phaéomélanine dans les cheveux, les poils roux et les peaux de type celte.

■ **Les mélanocytes**
La pigmentation de la peau dépend de trois facteurs :
- la relation mélanocyte-kératinocytes,
- la nature de la mélanine synthétisée,
- la taille du mélanosome.

→ *Dans la race blanche :* les mélanosomes sont transférés en paquets et dégradés dans les couches les plus basses de l'épiderme.
→ *Dans la race noire :* les mélanosomes sont transférés isolément. Ils ne sont pas dégradés et arrivent intacts jusqu'à la couche desquamante.
→ *Dans la race jaune :* les mélanosomes sont transférés par paquets, ils sont lentement dégradés avant la couche cornée.

Les annexes cutanées

■ **Les glandes sébacées**
Elles sont nombreuses dans la race blanche et peu nombreuses dans les races noire et jaune.

■ **Les glandes sudoripares**
→ *Les glandes sudoripares eccrines :* leur nombre est identique dans les trois races, mais la sécrétion est plus importante dans la race noire.
→ *Les glandes sudoripares apocrines :* elles sont très développées dans la race noire et leur sécrétion y est très importante.

■ **Les poils**
→ *Dans la race blanche :* la section est ronde pour les cheveux, ovale pour les poils.
→ *Dans la race noire :* la section est ovale pour les cheveux et les poils crépus. Ce cheveu crêpé est dystrophique, car il est dépourvu de canal médullaire. La présence de poils sur la surface corporelle est rare.
→ *Dans la race jaune :* la section est ronde pour les poils et les cheveux qui sont raides.

2. LE SEXE

La structure cutanée de l'homme et de la femme est identique. Cependant, il y a quelques différences.

■ **L'épaisseur** : la peau masculine est légèrement plus épaisse.

■ **La sécrétion sébacée** : elle est plus importante chez l'homme.

■ **La sécrétion sudorale apocrine** : elle est plus importante chez l'homme puisque les glandes sudorales apocrines sont obligatoirement associées aux follicules pileux plus nombreux chez l'homme.

3. L'ÂGE

Le vieillissement entraîne de nombreuses modifications biologiques.
(Voir chapitre « La peau sénescente » page 70).

11. LE FOLLICULE PILO-SÉBACÉ

Il comprend le follicule pilaire, le poil, ses gaines et des annexes : le muscle arrecteur et les glandes sébacées.

LE FOLLICULE PILAIRE

Les cellules du corps muqueux de Malpighi s'invaginent profondément dans le derme, voire l'hypoderme, formant une cavité où sera logé le poil : c'est le follicule pilaire.
Il comprend :
- une partie superficielle où le poil est non adhérent ;
- une partie profonde liée au poil.

1. LA PARTIE SUPERFICIELLE

On y distingue :
- l'orifice externe ou ostium folliculaire ;
- la partie supérieure du canal pilaire ou **infundibulum**, située au-dessus de l'abouchement de la glande sébacée, qui est composé d'une partie intra-épidermique, l'acro-infundibulum et d'une partie intradermique, l'infra-indundibulum.

2. LA PARTIE PROFONDE

On distingue du dehors en dedans :

■ **La gaine conjonctive** qui enveloppe les deux tiers du follicule pilaire.

■ **La gaine épithéliale double** comprenant :
- *la gaine épithéliale externe* qui est le prolongement de l'épiderme. Elle s'amincit progressivement et s'interrompt au niveau du bulbe ; ses cellules ne se kératinisent pas. Elle est en contact avec le derme par une membrane basale épaisse qui persiste au niveau du bulbe ;
- *la gaine épithéliale interne* qui est située entre le poil et la gaine épithéliale externe ; elle prend naissance à partir des cellules matricielles du bulbe et se termine à l'abouchement de la glande sébacée.
  Elle est constituée de trois couches qui sont, de l'extérieur à l'intérieur :
  - la gaine de Henlé,
  - la gaine de Huxley,
  - la cuticule dont les cellules sont amarrées à celles de la cuticule de la tige du poil.

La gaine épithéliale interne desquame au niveau du canal sébacé, ses cellules se kératinisent et se mélangent alors avec le sébum.

■ **Le bulbe pilaire** qui est le renflement terminal du follicule pilaire
Il est en forme de poire.
Il contient la matrice pilaire et la papille dermique pilaire.

La matrice pilaire

Elle comporte :
- *la zone féconde :* c'est la zone la plus profonde qui entoure la base de la papille ; elle est le lieu de divisions cellulaires intenses. Elle produit le poil et la gaine.
- *la zone des mélanocytes :* elle entoure le sommet de la papille.
- *la zone kératogène :* elle est située à la partie supérieure de la matrice. C'est le lieu de la différenciation des cellules constituant le poil.

La papille dermique pilaire

La matrice est creusée par une expansion du derme formé d'un tissu conjonctif très vascularisé et innervé : c'est la papille. La papille assure la nutrition du poil.

■ **Le muscle horripilateur ou arrecteur du poil**, qui est un faisceau de fibres musculaires lisses s'insérant sur le follicule pilaire. Il est tendu obliquement au niveau d'un petit renflement du bulbe pilaire, appelé le **bulge**, jusqu'au derme papillaire.

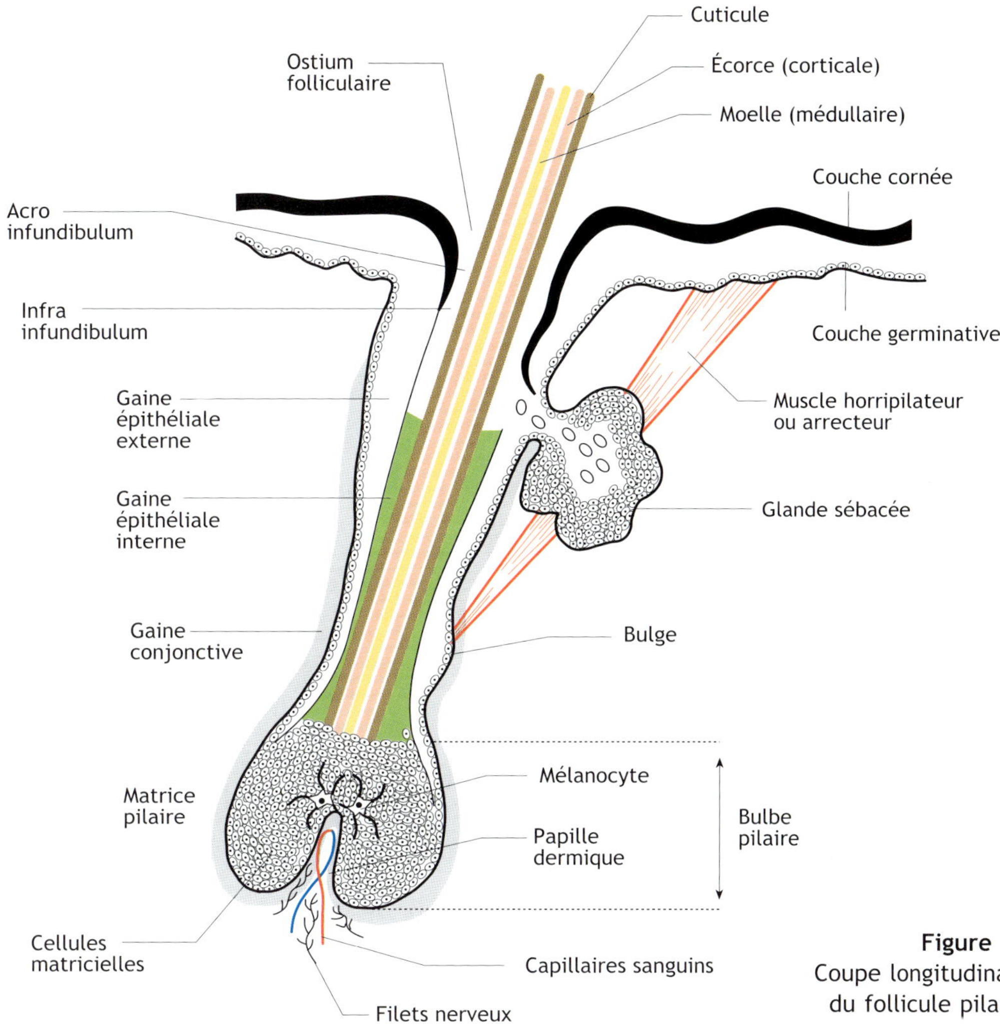

Figure 32
Coupe longitudinale du follicule pilaire

Vascularisation et innervation

La vascularisation est assurée par les vaisseaux de la papille dermique.
L'innervation se fait par les terminaisons nerveuses libres mêlées aux vaisseaux de la papille dermique et par des terminaisons nerveuses tactiles.

LE POIL

1. GÉNÉRALITÉS

Le poil est un filament de kératine flexible. Il fait partie des phanères. Les poils sont distribués sur toute la surface du corps à l'exception de certaines régions comme :
- la paume des mains ;
- la plante des pieds ;
- la face latérale des doigts ;
- le pénis et le clitoris.

2. DESCRIPTION

Il comprend deux parties principales.

La tige ou partie libre du poil

Elle est constituée de cellules mortes kératinisées qui sont disposées en trois couches :
- *l'épidermicule* ou cuticule, couche la plus externe, écailleuse ;
- *l'écorce* ou corticale, solide, résistante et donnant au poil sa couleur ;
- *la moelle* ou médullaire, présente dans les poils matures.

La racine

C'est la partie inférieure du poil. Elle se renfle à la base pour former le bulbe qui est divisé par « la ligne de Auber », délimitant la zone de mélanogénèse ; la racine est constituée de cellules vivantes qui se kératinisent, perdent leur noyau au fur et à mesure qu'elles montent.

3. PHYSIOLOGIE

Cycle de pousse du poil

Dans la pousse du poil, on distingue trois phases successives :
- la phase de croissance ou *anagène*,
- la phase de régression ou *catagène*,
- la phase de repos ou *télogène*.

La phase anagène ou phase de croissance

- L'activité mitotique au niveau de la matrice est intense ;
- le follicule descend dans le derme ;
- la papille est au contact du bulbe. Sa pénétration dans le bulbe est à l'origine de la multiplication des cellules matricielles ;
- un jeune poil prend racine ;
- on note la présence momentanée de l'ancien poil qui s'est détaché de la matrice et qui va être éliminé ;
- les mélanocytes synthétisent de la mélanine.

Cette phase dure de trois à quatre ans.

La phase catagène ou phase de régression

- L'activité des cellules matricielles cesse ainsi que la mélanogénèse ;
- le bulbe s'amincit, sa partie basse se détruit progressivement, la gaine épithéliale externe disparaît ;
- la base du poil prend une forme de massue, le poil se détache de la matrice et monte dans le follicule pileux ;
- la papille n'est plus reliée au follicule pileux que par un mince cordon de cellules épithéliales.

Cette phase dure de deux à trois semaines.

La phase télogène ou phase de repos

- Le poil complètement kératinisé progresse vers la surface ;
- le bulbe est atrophié ;
- la papille est isolée du follicule pileux.

Cette phase peut durer 3 mois.

D'après des travaux récents sur le poil, il semblerait que les cellules responsables de la pousse du poil, ou *cellules souches*, soient situées au-dessous de la glande sébacée, au point d'insertion du muscle arrecteur au niveau du bulbe, et qu'elles soient activées par la papille dermique. Certaines d'entre elles se différencieraient et migreraient vers la papille pour former un nouveau poil.

Composition et caractéristiques de la kératine du poil

La kératine du poil est une scléroprotéine (protéine dure) renfermant de nombreux acides aminés dont certains sont soufrés comme la cystine, des constituants minéraux (calcium, magnésium, zinc...), peu de lipides, pas d'eau et pas d'acides nucléiques.

La kératine du cheveu possède certaines propriétés qui sont :
- la résistance à la traction : le cheveu est solide ;
- la résistance aux enzymes : le cheveu résiste à la putréfaction ;
- la résistance aux produits chimiques :
  - la kératine est insoluble dans l'eau et les solvants organiques,
  - la kératine est sensible aux produits alcalins comme l'ammoniaque (teintures, permanentes),
  - la kératine est sensible aux agents oxydants (décoloration),
  - la kératine est stable entre pH 4 et pH 8.

Blanchissement du poil

Il est dû à une absence de tyrosine ou à un déficit en tyrosinase.

Rôle du poil

Le système pileux a un rôle de protection thermique et un rôle sensoriel dans la perception tactile.

Les hormones sexuelles jouent un rôle important dans la répartition et l'apparition des poils.

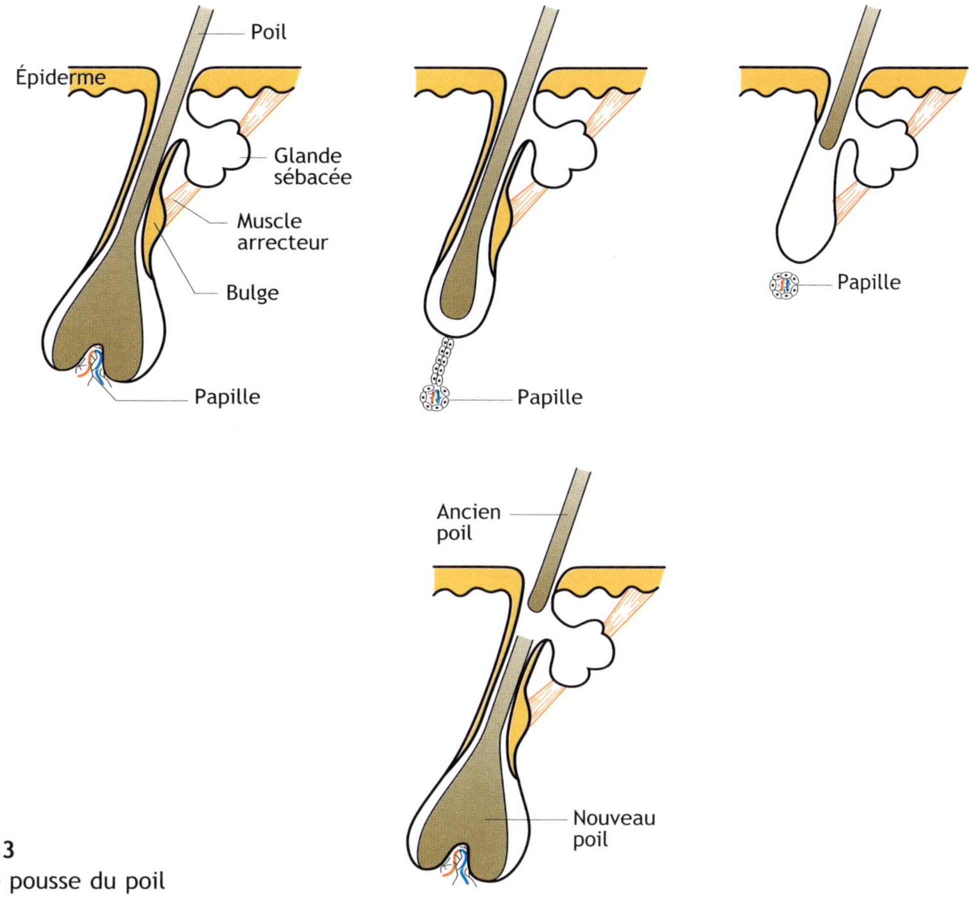

Figure 33
Cycle de pousse du poil

Certaines régions cutanées présentent des poils dans les deux sexes :

- le pubis,
- les aisselles.

Ces poils apparaissent à la puberté.
D'autres régions n'ont de poils que chez l'homme :

- moustache,
- barbe.

Ils constituent ainsi les caractères sexuels secondaires. Toutefois, un excès d'hormones mâles peut déterminer chez la femme l'apparition de poils dans les régions cutanées glabres.

Les cils

Ce sont de petits poils d'un type particulier : ils sont très résistants, élastiques et ne possèdent pas de muscle horripilateur. Ils sont plus pigmentés que les cheveux et ne blanchissent pas avec l'âge. Ils sont plus longs et plus nombreux sur la paupière supérieure. Leur durée de vie est d'environ six mois. Ils participent à la protection du globe oculaire en empêchant les poussières et la sueur d'irriter l'œil.

LA GLANDE SÉBACÉE

1. GÉNÉRALITÉS

Les glandes sébacées sont des glandes cutanées formées à partir de bourgeons épidermiques s'enfonçant dans le derme et douées d'une activité sécrétoire. Elles sont généralement annexées à un poil ; cependant il en existe qui sont indépendantes : les glandes de Meibomius sur les paupières, les glandes sébacées de l'aréole des seins, les glandes sébacées de la muqueuse

génitale, les grains de Fordyce de la lèvre supérieure et de la bouche. Elles siègent sur toute la surface du corps mais manquent au niveau de :
- la paume des mains,
- la plante des pieds,
- la lèvre inférieure.

2. STRUCTURE

La glande sébacée a une forme typique : c'est une glande alvéolaire composée. Elle comprend :

Une partie alvéolaire

Elle est formée de plusieurs alvéoles dilatées en sac. Leur paroi comprend une membrane basale sur laquelle repose une couche de cellules germinatives à noyau arrondi : c'est l'assise basale.
Progressivement, les cellules se chargent de gouttelettes lipidiques et deviennent de plus en plus volumineuses. Après lipidisation complète, les cellules se désintègrent totalement en devenant elles-mêmes le produit de sécrétion ou sébum.
Le remplacement des cellules se fait par l'assise basale.

Le canal excréteur ou canal sébacé

Il est court et sa structure n'est pas identique sur toute sa longueur. La partie distale (acro-infundibulum) est identique à celle de l'épiderme et produit un stratum corneum.
La partie proximale (infra-infundibulum) est constituée d'un épithélium kératinisé mais sans couche granuleuse. La couche kératinisée de surface est fine et formée de cellules peu adhérentes entre elles à l'état normal (si la kératinisation et l'adhérence des cellules entre elles augmentent, il y aura formation d'un bouchon infra-infundibulum ou comédon).

Vascularisation

La glande sébacée est située dans le derme moyen. Elle est vascularisée par des branches collatérales du plexus sous-papillaire. Elle n'est pas innervée.

3. PHYSIOLOGIE

La taille de la glande sébacée est inversement proportionnelle à celle du poil qui lui est annexé.
Sur le visage, on distingue trois types de follicules pilo-sébacés :
- *le follicule barbu* qui comporte un gros poil et une petite glande sébacée ;
- *le follicule velu* qui comporte un duvet et une grosse glande sébacée ;
- *le follicule dit de Horner* avec un poil quasiment inexistant et une glande sébacée énorme, multilobée qui s'évacue par plusieurs canaux.

Leur quantité va déterminer le type de peau. Une prédominance de follicules de Horner entraînera l'apparition d'une peau grasse avec risques d'acné.
Le sébum est le produit de sécrétion de la glande sébacée. C'est une graisse fluide qui sort par l'ostium folliculaire à raison de 1 à 2 g par 24 heures.

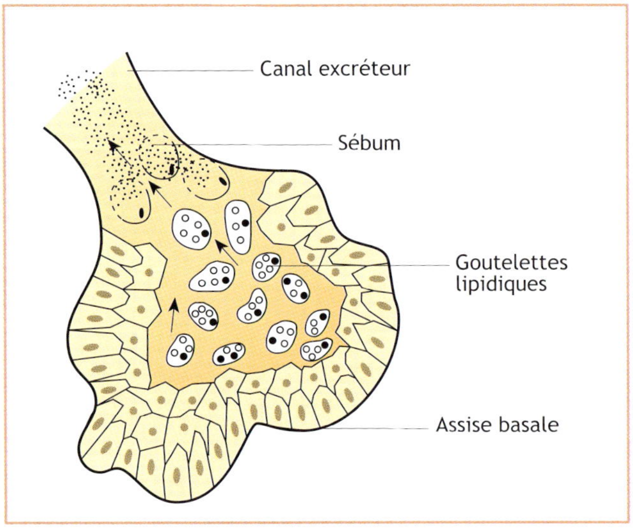

Figure 34
La glande sébacée

Composition du sébum

Le sébum contient 96 % de lipides répartis ainsi :
- glycérides 43 %,
- acides gras libres 16 %,
- cires 25 %,
- squalène 12 %.

La sécrétion de sébum, importante à la naissance (Vernix Caseosa), est faible chez l'enfant ; elle s'active à la puberté, reste stationnaire chez l'adulte puis se ralentit à l'âge mûr. Cette sécrétion est sous contrôle hormonal, notamment celui de la testostérone.

Rôle du sébum

Le sébum lubrifie le poil et la peau. Il participe à l'élaboration du film hydro-lipidique de surface. Il maintient donc la souplesse du stratum corneum.

Il aurait des propriétés antibactériennes et antifongiques. Il véhicule les odeurs individuelles comme les phéromones (sécrétées par les glandes sudoripares apocrines et les glandes sébacées) qui donnent à chaque individu une odeur particulière.

12. LES GLANDES SUDORIPARES

Ce sont des glandes annexes de la peau.
On distingue deux types de glandes sudoripares.
- les glandes sudoripares eccrines,
- les glandes sudoripares apocrines.

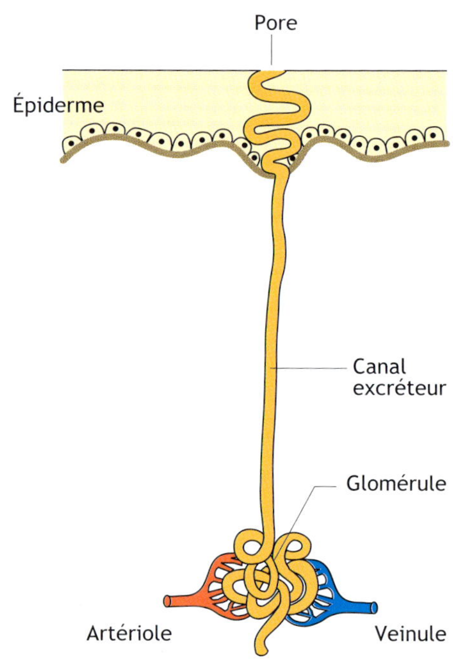

Figure 35
Glande sudoripare eccrine

LES GLANDES SUDORIPARES ECCRINES`

1. GÉNÉRALITÉS

Ce sont des glandes tubuleuses simples. Leur nombre est de trois à cinq millions.
Réparties sur toute la surface du corps, elles prédominent au front, à la poitrine et aux régions palmo-plantaires.
Certaines régions en sont dépourvues : les lèvres, le tympan, le lit de l'ongle, le gland.

2. STRUCTURE

Elles comprennent :

Une partie sécrétrice ou peloton sécréteur

Il est situé dans le derme profond. Il est représenté par l'enroulement du tube sur lui-même ou *glomérule*.
Il est composé :
- de *cellules claires :* reposant sur une membrane basale ou sur une couche discontinue de cellules myo-épithéliales ;
- de *canalisation intercellulaire* qui drainent la sueur vers le *canal central* ;
- de *cellules sombres* dont le cytoplasme est riche en ribosomes.

Leur rôle est mal connu.
La fonction du peloton sécréteur est de fabriquer la sueur primitive à partir du plasma, car le glomérule est entouré de très nombreux capillaires sanguins. Le sodium du plasma arrive dans la cellule. La « pompe à sodium » (énergie fournie par l'ATP) le rejette vers le canalicule, puis vers le canal central. La sueur primitive contient plus de sodium que la sueur définitive.

Le canal excréteur dermique

Il est formé de deux assises cellulaires posées sur une membrane basale amincie. Ces cellules ont la capacité d'éliminer le sodium à l'extérieur de la cellule (éner-

gie fournie par l'ATP) où il est réabsorbé dans le tissu conjonctif.
Il y a échange des ions Na^+ contre des ions H^+, ce qui acidifie le pH de la sueur définitive (pH entre 4 et 6,8).

■ Le canal excréteur intra-épidermique
Lorsque le canal sudoral pénètre dans l'épiderme, sa structure se modifie ; les cellules ressemblent alors à des kératinocytes, mais d'un type particulier : c'est l'« Epidermal Sweat Duct Unit » de Pinkus.
Le conduit est spiralé à la façon d'un alambic.

Vascularisation et innervation

Le glomérule est très bien vascularisé par un réseau de capillaires sanguins. Le canal est entouré de fibres nerveuses, orthosympathiques, sauf dans sa partie épidermique.

3. PHYSIOLOGIE

Les glandes sudoripares eccrines sont des glandes exocrines. Les cellules qui les composent ont une sécrétion mérocrine, c'est-à-dire qui respecte l'intégrité de la cellule.
Elles n'excrètent la sueur que de façon intermittente.
La sueur eccrine est un liquide aqueux, incolore, acide qui renferme 99 % d'eau, du chlorure de sodium, de l'ammoniaque, de l'acide lactique, de l'urée, de l'acide urocanique, des acides aminés divers.
Les stimuli auxquels répondent les glandes sudoripares sont :
- *des stimuli physiques :* l'élévation de la température externe ou interne (effort musculaire) déclenche une réaction sudorale, ou sudation thermique au niveau de la face, du tronc et des membres.
- *des stimuli psychiques :* les émotions déclenchent une réaction sudorale ou sudation psychique au niveau de la paume des mains et de la plante des pieds.

RÔLE DE LA SUEUR

- La sueur participe à la thermorégulation du corps. Elle lui permet de lutter contre les élévations de température interne et externe. En s'évaporant, elle refroidit la température interne du corps : chaque gramme de sueur évacue 2,4 Kj (Kilojoules).
- La sueur eccrine possède une forte teneur en acide lactique, urée, acides aminés et chlorure de sodium qui sont les constituants principaux du Facteur d'Hydratation Naturelle ou NMF. Elle participe donc à l'élaboration du film hydro-lipidique de surface et maintient la moiteur de la couche cornée.
- La sueur possède des propriétés antiseptiques et antifongiques, attribuées à son pH acide.
- L'acide urocanique jouerait un rôle dans la protection solaire.
- La sécrétion permanente de sueur au niveau palmoplantaire améliore la préhension des objets ainsi que la marche et la course en évitant le glissement.

LES GLANDES SUDORIPARES APOCRINES

1. GÉNÉRALITÉS

Les glandes sudoripares apocrines sont localisées :
- aux aisselles, conduit auditif, paupières,
- aréoles des seins, région périanale,
- pubis, petites lèvres, prépuce.

Figure 36
Glande sudoripare apocrine

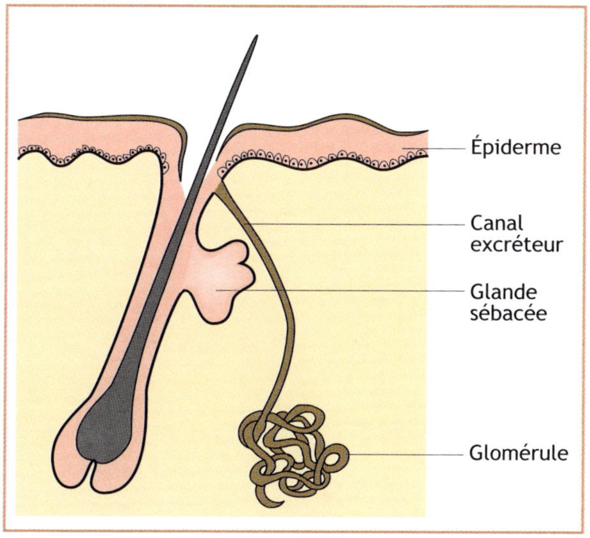

2. STRUCTURE

Ce sont des glandes en tube dont la lumière est plus grande que celle des glandes eccrines.
Elles se différencient de celles-ci par les caractères suivants :
- elles sont toujours annexées à un poil et débouchent dans l'entonnoir folliculaire au-dessus du canal excréteur de la glande sébacée ;
- le canal excréteur est court et rectiligne ;
- le glomérule est plus épais ;
- la sueur apocrine est visqueuse et d'apparence laiteuse ;
- innervation et vascularisation sont identiques à celles des glandes sudoripares eccrines.

3. PHYSIOLOGIE

Ce sont des glandes exocrines dont l'apocrinie n'a pu être mise en évidence en microscopie électronique. Il s'agirait d'une sécrétion à la fois holocrine et mérocrine. La sécrétion de sueur apocrine débute à la puberté. Son fonctionnement est lié aux étapes de la vie génitale.
La sueur apocrine est plus épaisse, laiteuse, riche en pigments et en lipides. Son pH est entre 5 et 6.
Les glandes cérumineuses du conduit auditif sont considérées comme des glandes sudoripares apocrines modifiées sécrétant une substance cireuse et pigmentée : le cérumen.

13. L'ONGLE

GÉNÉRALITÉS

L'ongle est une plaque cornée, semi-transparente, brillante, rosée, bombée, située sur la face dorsale des extrémités des doigts.
Il fait partie des phanères.

STRUCTURE

L'ongle comprend :

1. La matrice

C'est la partie génératrice de l'ongle, elle est issue directement de la couche basale germinative. À partir de la matrice, se forme la table ou lame unguéale encore appelé limbe corné.
À ce niveau, l'épiderme est très épais, dépourvu de couche granuleuse, et le derme n'a pas de papilles.

2. Le lit de l'ongle

Sur lui, repose la lame ou table unguéale qui y adhère fortement. Les cellules du lit de l'ongle se prolongent par une couche cornée, appelée *hyponychium*, située en avant de la zone où l'ongle quitte son lit.
À ce niveau, l'épiderme ne contient pas de couche granuleuse et le derme pas de follicules pilo-sébacés.

3. La lame ou table unguéale

Elle est constituée de kératine dure.
Elle comprend deux parties :

La racine

C'est la base d'implantation, cachée par le repli sus-unguéal ; elle s'amincit graduellement et s'insère dans une invagination de l'épiderme appelée rainure unguéale. La racine repose sur la matrice dont elle dérive.

Le corps ou limbe

C'est la partie visible de l'ongle. Il est partagé en trois parties :
- *la lunule* est la portion antérieure, visible, de la matrice, de couleur blanc opaque, de forme semi-lunaire ;
- *la zone rosée* s'insère dans les rainures latérales bordées par les replis périunguéaux qui sont formés d'un épithélium stratifié produisant une kératine molle qui ne desquame pas. À son extrémité distale se trouve la bande onychodermique de Terry, bande rose transversale ;
- *le bord libre* est l'extrémité de l'ongle n'adhérant plus au lit. Il est plus épais qu'au niveau de la racine car il s'y accumule des cellules kératinisées.

4. L'éponychium

Il est formé par l'épiderme dorsal du doigt : c'est le bourrelet. La cuticule est l'expansion de la couche cornée.

5. La cuticule

C'est l'expansion de la couche cornée sur la lame unguéale.

VASCULARISATION

La vascularisation dépend des deux artères digitales qui se ramifient en plusieurs branches irriguant l'ongle, la matrice et le repli sus-unguéal.
Le derme sous-unguéal est riche en vaisseaux glomiques.

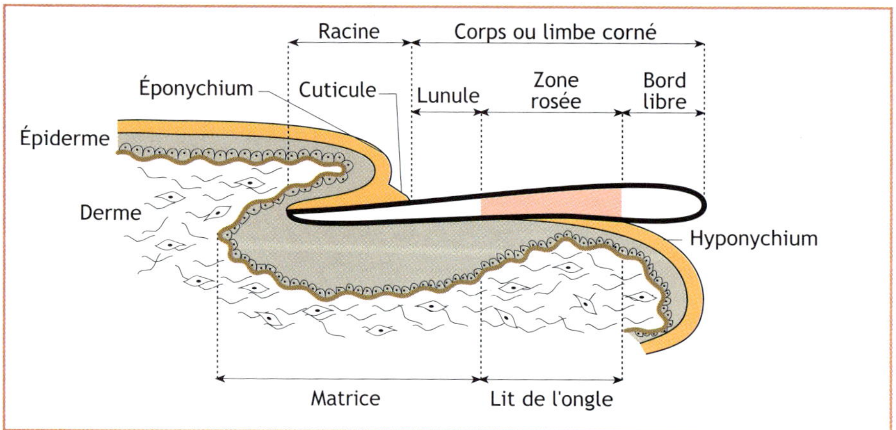

Figure 37
Coupe longitudinale d'un ongle

INNERVATION

Le système nerveux unguéal comprend des nerfs sensitifs d'origine cérébro-spinale libres et encapsulés et des nerfs d'origine sympathique.

COMPOSITION CHIMIQUE

L'ongle est constitué de kératine dure, ou scléroprotéine, riche en soufre, en cystine (acide aminé soufré) et en arginine.
Il renferme également :
- de l'eau,
- des lipides, dont du cholestérol et des acides gras (acide oléique),
- du calcium, principal constituant minéral de l'ongle,
- du fer,
- du phosphore.

PHYSIOLOGIE

Croissance

L'épaisseur des ongles des doigts est d'environ 0,5 mm ; les ongles des orteils sont toujours plus épais. La croissance de l'ongle est perpétuelle (environ 1 mm par semaine), il se renouvelle complètement en 4 à 5 mois. Il ne desquame pas. Cette croissance se fait de la matrice vers le bord libre. Elle est variable suivant les individus. L'âge intervient en provoquant un ralentissement de la croissance. Toute lésion de la matrice entraîne au niveau de l'ongle des déformations.
L'ongle sénile perd sa transparence, il devient opaque, grisâtre et fragile, la lunule diminue. Il se déforme et présente des stries.

Rôles

L'ongle protège l'extrémité distale des doigts, joue un rôle dans la préhension des petits objets et participe à la sensibilité pulpaire tactile.

14. LA GLANDE MAMMAIRE

GÉNÉRALITÉS

La glande mammaire est une glande cutanée exocrine, destinée à l'élaboration du lait. Sa structure varie, selon les moments de la vie génitale.

STRUCTURE

La glande mammaire est une glande exocrine, tubulo-alvéolaire composée. Elle est posée sur le muscle grand pectoral.

- La glande mammaire est faite de 15 à 20 lobes, entièrement séparés les uns des autres par du tissu conjonctif dense, riche en cellules adipeuses.
  Ces lobes sont situés dans la région profonde du sein.
  Chaque lobe est desservi par un canal excréteur ou *canal interlobulaire* qui se dilate en un *sinus lactifère* et s'ouvre au niveau du mamelon par un *pore galactophore*.
- Chaque lobe est divisé en lobules séparés les uns des autres par du tissu conjonctif dense, riche en cellules adipeuses. Chaque lobule est desservi par un *canal interlobulaire* qui est une ramification du canal interlobaire.
- Puis les canaux interlobulaires se ramifient en *canaux interlobulaires* qui bourgeonnent et donnent les portions sécrétrices ou *tubulo-alvéoles*.

VARIATION DE STRUCTURE AU COURS DE LA VIE GÉNITALE

1. Avant la puberté

Les glandes mammaires sont très peu développées. Les canaux excréteurs sont très peu présents.

2. Au moment de la puberté

- Apparition de la sécrétion ovarienne d'œstrogène qui entraîne une prolifération des canaux excréteurs, mais il n'y a pas formation de tubulo-alvéoles.
- Important développement du tissu conjonctif inter-lobaire et inter-lobulaire ainsi que du tissu adipeux.

3. Après la puberté : glandes mammaires dites « au repos »

La glande mammaire comporte du tissu conjonctif, du tissu adipeux, des canaux excréteurs bien développés, pas de tubulo-alvéoles.

4. Au cours de la grossesse

Les canaux intra-lobulaires donnent naissance à de *très nombreux tubulo-alvéoles* qui sont la partie sécrétrice de la glande.
La vascularisation sanguine s'accroît.

5. Lors de l'accouchement et de l'allaitement

Les cellules constituant les tubulo-alvéoles se mettent à sécréter un produit riche, en protéines, pauvre en lipides : le **colostrum**.
Puis, la sécrétion lactée s'établit sous l'action de la prolactine, hormone hypophysaire.
Le maintien de la sécrétion lactée pendant la durée est entretenu par le réflexe de succion du mamelon pendant les tétées.

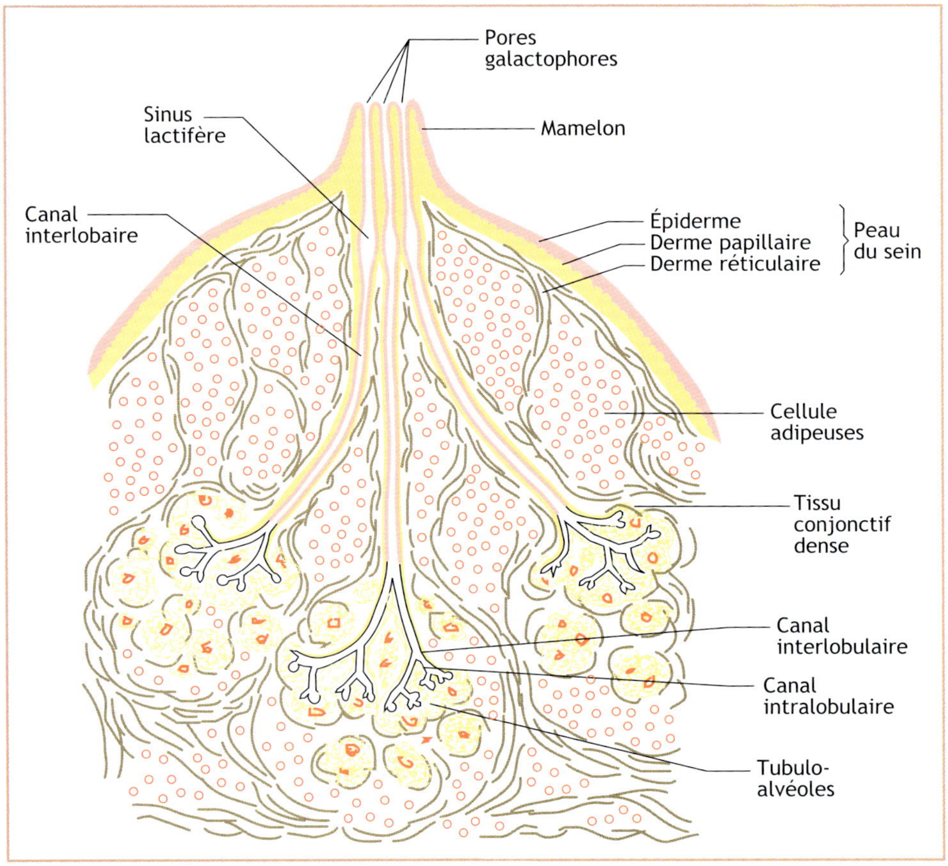

Figure 38
La glande mammaire

L'ocytocyne, hormone hypophysaire, déclenche la contraction des cellules entourant les tubulo-alvéoles, permettant l'expulsion du lait dans les canaux. Si les tétées continuent, la lactation peut être maintenue pendant plusieurs mois ou années.

6. Après l'allaitement

Si le lait n'est plus tiré, il n'y a plus de sécrétion de prolactine et d'ocytocyne, les tubulo-alvéoles disparaissent en partie : la sécrétion lactée s'arrête.

7. À la ménopause

Les modifications hormonales de la ménopause entraîne une atrophie progressive des canaux et des tubulo-alvéoles.

LE MAMELON ET L'ARÉOLE

La peau du mamelon et de l'aréole est fine. Elle présente une pigmentation brune au niveau de l'aréole.
Le tissu conjonctif sous-jacent contient de nombreuses fibres élastiques et des cellules musculaires lisses.
L'innervation sensitive de la peau est très développée au niveau du mamelon et de l'aréole.
Présence de glandes sébacées dilatées et de grosses glandes sudoripares autour de l'aréole.

15. L'ŒIL

L'œil est un organe sphérique (globe oculaire), accompagné d'organes annexes, les uns protecteurs, les autres moteurs.

LE GLOBE OCULAIRE

La paroi du globe oculaire est formé de trois membranes qui vont de l'extérieur vers l'intérieur.

1. LA SCLÉROTIQUE

Membrane fibreuse, épaisse et rigide à rôle mécanique, elle constitue : « le blanc de l'œil ». Vers l'avant, elle fait place à une membrane transparente : *la cornée*.

2. LA CHOROÏDE

C'est une membrane mince et vascularisée. Vers l'avant, elle se renfle en un bourrelet musculaire (le corps ciliaire), se continue par un disque coloré : *l'iris*. En son centre, l'iris est percé d'un trou circulaire de diamètre variable : *la pupille*.

3. LA RÉTINE

C'est une membrane nerveuse, siège des cellules sensorielles de la vision. Ses fibres se rassemblent vers l'arrière en un cordon cylindrique : le nerf optique. Au point d'émergence du nerf optique, il n'y a pas de place pour les cellules visuelles : c'est le point aveugle.
À l'intérieur, le globe oculaire renferme trois milieux transparents qui sont :

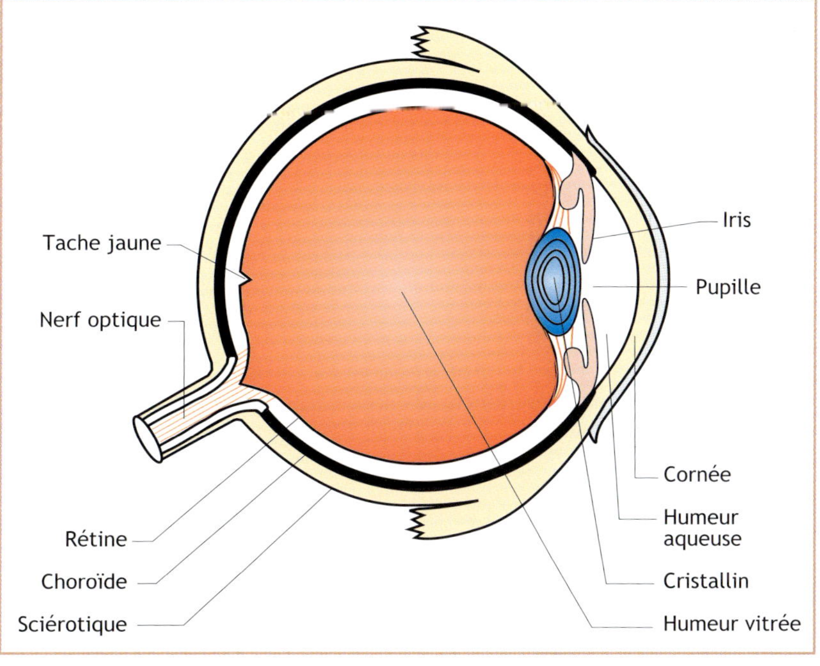

Figure 39
L'œil

L'humeur aqueuse
Liquide incolore, fluide comme de l'eau.

Le cristallin
Lentille biconvexe, transparente, élastique, fixée au corps ciliaire et appliquée contre l'iris.

L'humeur vitrée
Masse gélatineuse emplissant la cavité de l'œil.

LES ORGANES ANNEXES

1. LES CAVITÉS ORBITAIRES

Ce sont des cavités osseuses, dont le fond est tapissé d'une couche de tissu adipeux richement vascularisée.

2. LES PAUPIÈRES

Les deux paupières garnies de cils sont tapissées extérieurement par la peau et intérieurement par une muqueuse : la conjonctive.

3. L'APPAREIL LACRYMAL

Il est composé par :

La glande lacrymale, destinée à sécréter les larmes et située dans la partie supérieure externe de la cavité orbitaire et comprend deux parties :
- la glande lacrymale principale ou orbitaire ;
- la glande lacrymale accessoire ou palpébrale.

Les canaux lacrymaux, s'ouvrant à l'œil et dans les fosses nasales.
Les larmes produites par la glande lacrymale maintiennent l'œil humide et entraînent les poussières vers les fosses nasales.

4. LES MUSCLES MOTEURS DE L'ŒIL

Destinés à mouvoir le globe oculaire, ils sont au nombre de six :
- 4 muscles droits,
- 2 muscles obliques.

5. LES NERFS

Ils innervent ces muscles. Ce sont :
- le moteur oculaire commun,
- le moteur oculaire externe et le nerf optique.

PHYSIOLOGIE

L'œil fonctionne comme un appareil photographique. L'iris est le diaphragme, les milieux transparents constituent l'objectif et la rétine joue le rôle de la pellicule sensible.
Tout objet éclairé, placé devant l'œil émet de la lumière en tous sens et donne sur la rétine une image réelle, renversée et plus petite.
Tout objet situé à plus de 60 m d'un œil normal donne sur la rétine une image nette au niveau de la tache jaune ou fovea.
Si l'objet se rapproche, une mise au point est nécessaire : c'est l'accommodation. Elle est réalisée par le bombement du cristallin sous l'action du corps ciliaire.

1. ANOMALIES DE LA VISION

L'hypermétropie
C'est un défaut de convergence de l'œil. L'image se forme en arrière de la rétine.

La myopie
C'est un excès de convergence de l'œil. L'image se forme en avant de la rétine.

La presbytie
Avec l'âge, le cristallin perd sa malléabilité et l'œil sa capacité d'accommodation.

Le daltonisme
C'est l'impossibilité de distinguer certaines couleurs (rouge et vert). Il serait dû à une malformation de cellules en cônes de la rétine.

L'astigmatisme
L'œil n'est pas rigoureusement sphérique : l'image est floue.

2. PHÉNOMÈNES NERVEUX DE LA VISION

L'excitation de la rétine par les radiations lumineuses est à l'origine d'une série d'influx nerveux que le nerf optique conduit au centre visuel du cerveau où s'élaborent les sensations visuelles.
La vision s'accomplit donc en deux étapes :
- l'une rétinienne ;
- l'autre cérébrale.

LES ANNEXES DE L'ŒIL

1. LES PAUPIÈRES

Les paupières sont deux voiles musculo-membraneux mobiles qui recouvrent et protègent la partie antérieure du globe de l'œil. On les distingue en paupière supérieure et paupière inférieure.

Structure histologique

Les paupières sont constituées par 7 plans superposés, qui sont, d'avant en arrière :

La peau fine, mince et mobile, d'autant plus fine qu'on se rapproche davantage du bord libre des paupières.

Une couche de tissu cellulaire lâche ; au-dessous du derme se trouve une mince couche de tissu cellulaire très lâche ne contenant jamais de graisses.

Le muscle orbiculaire des paupières

Une deuxième couche de tissu cellulaire lâche identique à la première.
Elle est parcourue par les ramifications principales des artères palpébrales.

Une couche fibro-élastique
Elle se compose de deux parties :
- l'une centrale : les tarses des paupières ;
- l'autre périphérique : le septum orbitaire.

a. Les tarses des paupières : ce sont des lamelles fibreuses, épaisses et résistantes, qui occupent la portion oculaire de chaque paupière ; elles en constituent la charpente.

b. Le septum orbitaire forme la partie périphérique du plan fibro-élastique. Il porte encore le nom de ligament large.

Une couche de fibres musculaires lisses qui forment les muscles palpébraux supérieurs et inférieurs.

Une couche muqueuse : c'est une membrane muqueuse, lisse, brillante et transparente qui tapisse la face profonde des paupières.

Description

Sur le bord libre des paupières, s'implantent les cils sur trois ou quatre rangs.
Près de l'angle interne se trouvent :
- une saillie arrondie, rosée : *la caroncule* qui contient les glandes sébacées et lacrymales ;
- les *points lacrymaux* ou orifices des canalicules lacrymaux.

Des glandes typiques se trouvent réparties sur toute la paupière :
- *les glandes de Meibomius* (de type sébacé) dans l'épaisseur des tarses ;
- *les glandes de Moll* (de type sudoripare) annexées aux cils ;
- *les glandes de Zeis* (de type sébacé) annexées aux cils et aux poils des paupières.

2. LES GLANDES LACRYMALES

Deux glandes lacrymales principales, l'une palpébrale, l'autre orbitaire, situées en arrière du rebord orbitaire et plusieurs glandes accessoires sont responsables de la sécrétion physiologique permanente des larmes qui humidifient et nettoient le lobe oculaire vers l'angle interne de l'œil ou canthus interne. Elles gagnent les points lacrymaux, le sac lacrymal et les fosses nasales.

3. LA CONJONCTIVE

C'est une muqueuse recouvrant la face interne des paupières (conjonctive palpébrale) et la face antérieure du globe oculaire (conjonctive bulbaire).
De nombreuses glandes sont annexées à la conjonctive ; elles jouent un rôle dans la lubrification.

4. LES LARMES

Les larmes sont formées de trois couches :

- **La couche interne, mucinique**, qui est très visqueuse, maintient le film lacrymal sur la cornée et la nettoie.

- **La couche intermédiaire aqueuse** lave la cornée, assure sa nutrition et sa défense immunitaire.

- **La couche externe lipidique** : elle provient des glandes de Meibomius, de Zeis et de Moll. Elle ralentit l'évaporation de la phase aqueuse, lubrifie et facilite le clignement. Elle protège la cornée.

16. LES LÈVRES, L'OREILLE, LA LANGUE, LES FOSSES NASALES

LES LÈVRES

Les lèvres sont des replis musculo-membraneux mobiles qui ferment la cavité buccale. Ses limites sont :
- en haut : la base du nez ;
- en bas : le sillon mento-labial ;
- sur les côtés : le sillon naso-labio-génien.

Chaque lèvre présente :
- une face antérieure ou cutanée ;
- une face postérieure ou muqueuse ;
- un bord libre.

Leurs extrémités réunies forment les commissures.
La lèvre supérieure est parfois fissurée consécutivement à une absence de soudure des maxillaires supérieurs : c'est le «bec de lièvre».

CONSTITUTION DES LÈVRES

Les lèvres comprennent :

La peau

Épaisse, très adhérente aux muscles sous-jacents, elle a un réseau lymphatique cutané très développé ; les vaisseaux collecteurs se rendent aux ganglions sous-maxillaires, sous-mentonniers et parotidiens.

Plan musculaire

Sous la peau, on trouve des muscles étroitement unis au derme cutané sur lequel ils s'insèrent.

Les muscles dilatateurs sont :
- le canin ;
- le buccinateur ;
- le carré du menton ;
- les releveurs superficiels ;
- le petit et le grand zygomatique ;
- le risorus ;
- le triangulaire des lèvres ;
- le peaucier du cou.

Les muscles constricteurs sont :
- l'orbiculaire des lèvres ;
- le muscle compresseur des lèvres, formé de faisceaux musculaires étendus d'avant en arrière, autour de l'orifice buccal et à travers les fibres de l'orbiculaire interne. Ce muscle comprime les lèvres d'avant en arrière. Il est très développé chez le nouveau-né et prend une part importante à la succion.

Tous ces muscles sont innervés par le nerf facial.

La couche glandulaire

Au-dessous du plan musculaire on rencontre une couche de petites glandes salivaires : les glandes labiales.

La muqueuse

Elle est soulevée par les glandes sous-jacentes et a un aspect mamelonné. Elle est rouge ou rosée.
Elle contient un réseau lymphatique important et indépendant du réseau cutané.

L'OREILLE

1. ANATOMIE

L'oreille est formée de trois parties.

L'oreille externe

Elle comprend :
- *le pavillon :* lame cartilagineuse plissée sur elle-même et rattachée au crâne par des ligaments ;
- *le conduit auditif externe :* fermé à son extrémité interne par une membrane élastique : le tympan.

L'oreille moyenne

C'est une cavité prolongée vers l'avant par un canal, la *trompe d'Eustache*, qui s'ouvre dans le pharynx et vers l'arrière par une série d'alvéoles : les cellules mastoïdiennes creusées dans l'apophyse mastoïde de l'os temporal.
Elle renferme une chaîne rigide de *trois osselets :* le marteau, l'enclume et l'étrier.

L'oreille interne

Elle est située dans *le rocher*.
Elle présente :
- *le labyrinthe* osseux qui contient le labyrinthe membraneux ;
- *le limaçon* qui est une cavité enroulée en colimaçon, creusée dans l'os.

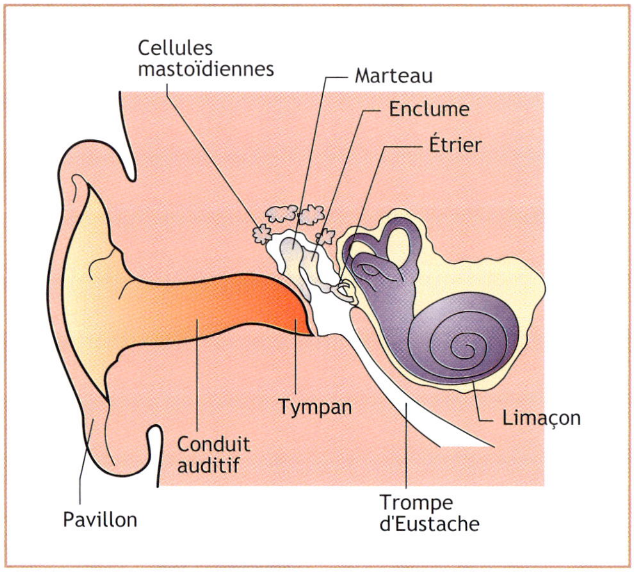

Figure 40
L'oreille

2. PHYSIOLOGIE

Les vibrations sonores sont captées par le pavillon de l'oreille qui les dirige, par le conduit externe, sur la membrane du tympan.
Elles seront amplifiées par l'intermédiaire de la chaîne des osselets et seront transmises au nerf auditif.
Les récepteurs cochléaires, ou organe de Corti, situés dans l'oreille interne, renseignent le cervelet et le cortex cérébral sur la position de la tête dans l'espace. Ils jouent un rôle important dans l'équilibration.

LA LANGUE ET LA GUSTATION

Elle est située dans la cavité buccale. Elle se compose :
- de muscles qui lui donnent sa mobilité pour la mastication, la déglutition et la phonation ;
- d'une muqueuse où se trouvent les cellules sensorielles de la gustation.

Les cellules sensorielles ou papilles du goût parsèment la muqueuse de la face dorsale de la langue et sont disposées en forme de V.
C'est par le nerf glosso-pharyngien que les influx nerveux chemineront vers l'encéphale.

LES FOSSES NASALES ET L'OLFACTION

Les fosses nasales constituent l'étage supérieur des voies respiratoires. Elles s'ouvrent vers l'extérieur par les narines et vers le pharynx par les narines internes ou choanes.

Elles communiquent par de petits orifices avec les sinus des os suivants : le frontal, l'ethmoïde et les maxillaires supérieurs. Leurs parois sont tapissées par une muqueuse très vascularisée : la muqueuse pituitaire ; mais une petite zone seulement de cette muqueuse sert à l'olfaction.

Cette zone, dite tache olfactive, de couleur jaune est localisée dans la partie supérieure des fosses nasales. Elle comprend les cellules olfactives qui sont des neurones spécialisés pourvus de minuscules cils ou microvillosités noyés dans le mucus nasal. Ce sont les microvillosités qui sont les récepteurs des odeurs. Les différents neurones constituant les cellules olfactives forment les filets du nerf olfactif qui traverse la lame criblée.

Pour être odorant, un corps doit être à l'état gazeux. Si un corps liquide comme un parfum ou un corps solide comme le camphre sont odorants, c'est qu'ils renferment des substances volatiles à la température ordinaire.

Les substances odorantes n'agissent sur la muqueuse pituitaire qu'après s'être dissoutes dans le mucus qui la recouvre.

La fatigue apparaît vite dans le fonctionnement de l'appareil olfactif mais la restauration est également rapide.

Nous pouvons détecter des substances diluées un milliard de fois mais nous ne percevons qu'une seule odeur à la fois.

17. LE SYSTÈME NERVEUX

Le système nerveux est formé par un tissu dont les cellules sont *les neurones et les cellules gliales*.(Voir « Le Tissu nerveux » page 19).
Il se compose de centres nerveux et de nerfs.
Le système nerveux comprend trois structures :
- le système nerveux central,
- le système nerveux périphérique,
- le système nerveux végétatif.

LE SYSTÈME NERVEUX CENTRAL OU NÉVRAXE

Le rôle du système nerveux central est d'assurer les fonctions de relation de l'organisme avec le milieu extérieur.
Il est composé d'un ensemble de centres nerveux : *la moelle épinière* et *l'encéphale*.

1. LA MOELLE ÉPINIÈRE OU MOELLE SPINALE

La moelle épinière est un cordon blanc de 1 cm de diamètre et de 50 cm de long. Elle est logée dans le canal rachidien de la colonne vertébrale dont elle est séparée par trois enveloppes membraneuses appelées les *méninges* (la dure-mère, la plus externe, l'arachnoïde et la pie-mère) et par le *liquide céphalo-rachidien*. Elle se termine au niveau de la deuxième vertèbre lombaire.

Examinée en coupe transversale, la moelle épinière montre deux régions :
- *la substance grise,* au centre, constituée d'amas de cellules nerveuses. Elle a la forme d'un H avec les cornes antérieures larges et courtes et les cornes postérieures longues et effilées.
  Dans les cornes antérieures se trouvent les neurones moteurs, dans les cornes postérieures se trouvent les neurones sensitifs.
  Des neurones d'association permettent le rapport des neurones entre eux ;
- *la substance blanche,* sur le pourtour, formée par les axones et les dendrites des neurones.

Au centre du cordon se trouve un canal : *le canal de l'épendyme*.
Sur les parties latérales de la moelle épinière se trouvent 31 paires de racines nerveuses rachidiennes qui sont constituées chacune *d'une racine antérieure motrice* et *d'une racine postérieure sensitive*.
Les deux racines constituent *le nerf rachidien*.
À la moelle épinière sont donc reliées 31 paires de nerfs rachidiens.
- La racine antérieure motrice est parcourue par l'axone d'un neurone dont le corps cellulaire se trouve dans la substance grise. Cet axone constitue le nerf moteur qui va jusqu'à l'organe innervé (exemple : le muscle)
- La racine postérieure sensitive, sur laquelle se trouve un renflement appelé *ganglion rachidien ou spinal*, est en rapport avec les cellules sensitives périphériques.

Tous les nerfs rachidiens sont donc mixtes, c'est-à-dire sensitifs et moteurs. Lorsqu'ils s'unissent, ils forment des **plexus**.

Physiologie

La moelle épinière est essentiellement une voie réflexe.
En effet, le neurone sensitif de la corne postérieure s'articule avec le neurone moteur de la corne antérieure par l'intermédiaire d'un neurone d'association.
Une stimulation sensitive au niveau de la peau, par exemple, donne lieu à un ordre moteur immédiat au niveau d'un muscle.
La racine postérieure de la moelle épinière conduit les influx sensitifs, la racine antérieure conduit les influx moteurs.

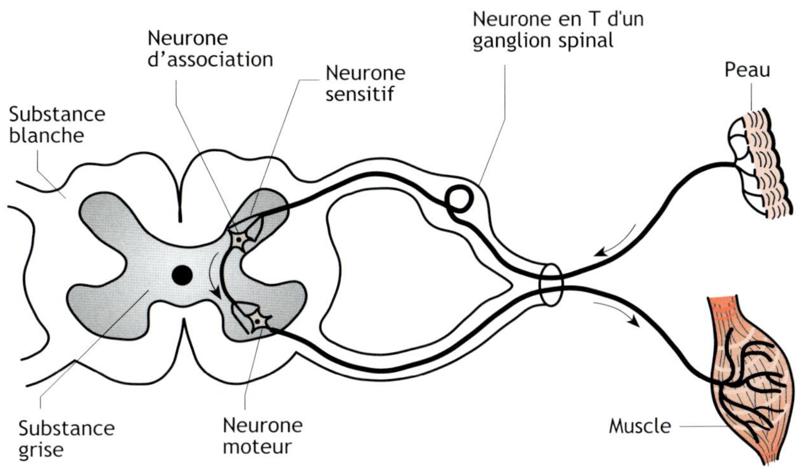

Figure 41
Coupe transversale de la moelle épinière et de l'arc réflexe

Le trajet suivi par un influx nerveux est appelé *arc réflexe*.

> **Un réflexe est une réaction involontaire automatique qui se manifeste par une ou plusieurs contractions musculaires sous l'effet d'une excitation.**
> *Le pouvoir réflexe est la propriété d'un centre nerveux de transformer les excitations sensitives en excitations motrices.*

Les excitants du nerf sont variés :
- mécaniques (choc, pincement, piqûre),
- physique (électricité),
- chimiques (acides, bases dilués).

Description de l'arc réflexe

Une excitation périphérique déclenche un *influx nerveux sensitif* qui se propage des dendrites d'un neurone sensitif vers le corps cellulaire (situé dans le ganglion spinal) puis vers l'axone qui aboutit dans la racine postérieure de la moelle épinière.
Cet axone entre en relation, soit directement, avec un neurone moteur, soit indirectement, par l'intermédiaire d'un neurone d'association.
L'influx nerveux moteur se propage des dendrites et du corps cellulaire du neurone moteur (situés dans la corne antérieure de la moelle épinière) vers l'axone jusqu'au muscle strié qui se contracte.
C'est un réflexe médullaire qui ne passe pas par le cerveau.

En résumé sont nécessaires à l'accomplissement d'un réflexe :
- un organe récepteur périphérique,
- un conducteur sensitif (filets nerveux afférents),
- un centre nerveux,
- un conducteur moteur (filets nerveux efférents),
- un organe effecteur.

2. L'ENCÉPHALE

L'encéphale, situé dans la cavité crânienne et protégé par les méninges, comprend :

Le tronc cérébral

C'est la partie du système nerveux central situé entre la moelle épinière et le cerveau. Il est formé :
- du bulbe rachidien,
- de la protubérance annulaire (ou pont de Varole),
- des pédoncules cérébraux,
- des tubercules quadrijumeaux.

Au tronc cérébral sont reliées les 12 paires de nerfs crâniens qui innervent la face et le tronc.

Le cervelet

C'est une masse grise finement plissée comprenant deux hémisphères cérébelleux latéraux et un lobe médian étroit, le *vermis*.
Il est rattaché au tronc cérébral par des fibres, les pédoncules cérébelleux.

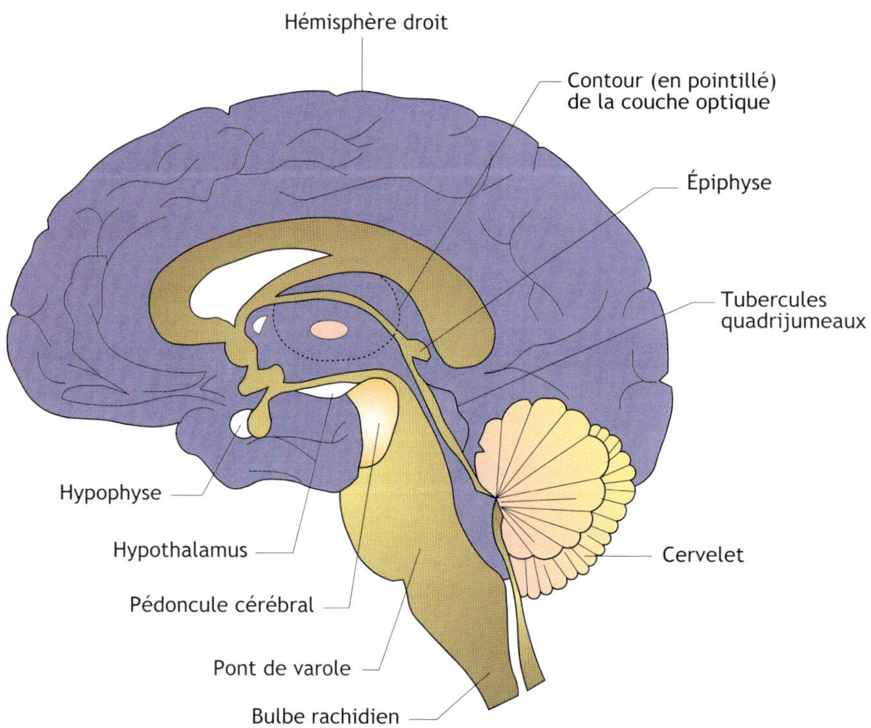

Figure 42
Coupe longitudinale de l'encéphale

Il est formé de substance blanche interne et de substance grise externe.
Il a une triple action :
- action dans l'équilibration du corps,
- action dans la coordination des mouvements volontaires et semi-volontaires,
- action sur le tonus musculaire de posture.

Le cerveau

Il comprend *deux hémisphères cérébraux* dont la surface présente des *scissures* délimitant des lobes. Chaque hémisphère cérébral est divisé en quatre lobes (frontal, pariétal, temporal, occipital). Les lobes sont eux mêmes divisés par des sillons en circonvolutions. Sur les lobes se trouvent les centres moteurs sensoriels (vision, audition, olfaction), ceux du langage (langage écrit, parlé, compréhension des phrases écrites...).
Le cerveau est constitué :
- d'une substance blanche interne qui transmet et diffuse l'influx nerveux,
- d'une substance grise externe qui forme l'écorce cérébral ou *cortex*, centre de la sensibilité consciente et de la motricité volontaire.

À l'intérieur du cerveau se trouvent des noyaux gris centraux qui comprennent :
- le *thalamus* ou *couches optiques*, centre de relais de différentes voies nerveuses et de réflexes émotionnels.
- l'*hypothalamus,* situé sous le thalamus qui régularise l'activité de la glande hypophyse, située à sa partie inférieure ; il contrôle également des fonctions végétatives.
- le *corps strié* formé de deux gros noyaux gris qui contrôlent les mouvements volontaires et le tonus musculaire.

Physiologie du système nerveux central

Il a pour rôle
- de percevoir les excitations venues du monde extérieur ;
- de les transmettre à des centres où ces renseignements sont groupés, synthétisés, mémorisés ;
- de commander une réponse motrice.

Il préside à nos relations avec le monde extérieur.

LE SYSTÈME NERVEUX PÉRIPHÉRIQUE

Il comprend :
- 31 paires de nerfs rachidiens reliés à la moelle épinière ;
- 12 paires de nerfs crâniens reliés à l'encéphale.

Les nerfs rachidiens ou nerfs spinaux

Ce sont des nerfs mixtes reliés à la moelle épinière. Ils sont constitués par la fusion de deux racines : une racine nerveuse antérieure motrice et une racine nerveuse postérieure sensitive.

Les nerfs crâniens

Ils sont reliés à l'encéphale. On distingue selon leur fonction :
- les nerfs sensitifs qui transmettent les influx sensitifs,
- les nerfs moteurs qui transmettent les influx moteurs,
- les nerfs mixtes à la fois moteurs et sensitifs.

Un nerf est constitué de fibres nerveuses entourées par du tissu conjonctif.

FONCTIONS DU CERVEAU

Le cortex cérébral (substance grise) est divisé en **aires** possédant chacune une fonction.
On distingue : les aires motrices et les aires sensitivo-sensorielles.

1. **L'aire motrice**, responsable de l'exécution des mouvements volontaires, est située sur l'étendue de la circonvolution frontale.
De ce centre partent les fibres nerveuses motrices qui conduisent l'influx moteur vers les différentes parties du corps.

2. **Les aires sensitives** sont des centres où aboutissent les fibres nerveuses sensitives. L'influx nerveux produit par des excitations périphériques y est transformé en sensibilité consciente ou sensations.

Les organes des cinq sens possèdent :
- des terminaisons nerveuses ou *récepteurs* qui reçoivent les informations ;
- des fibres nerveuses groupées en nerf qui transmettent les informations ;
- des centres nerveux qui analysent les informations.

- *L'aire de la sensibilité tactile* est située sur toute la circonvolution pariétale ascendante.
  Les corpuscules du tact sont les récepteurs des différentes excitations tactiles : mécaniques, thermiques, douloureuses.(Voir « Innervation de la peau » page 56).
- *L'aire visuelle* est située dans le lobe occipital.
- *L'aire auditive* est située sur la première circonvolution temporale.
- *L'aire olfactive* est située en avant du centre auditif.
  Les récepteurs olfactifs sont situés dans la partie supérieure des fosses nasales. (Voir « Les fosses nasales et l'olfaction » page 97).
- *L'aire gustative* est située sur la partie inférieure de la circonvolution pariétale ascendante.

LE SYSTÈME NERVEUX VÉGÉTATIF

Son rôle est d'adapter le fonctionnement des glandes et des différents organes internes aux besoins de l'organisme ;
Son fonctionnement est indépendant de la volonté. Il commande les fibres musculaires lisses. Il règle et coordonne toutes les fonctions internes.
Il est constitué par :
1. des centres nerveux,
2. des voies sensitives,
3. des voies motrices.

1. LES CENTRES NERVEUX

Les centres médullaires

Ils agissent sur la régulation du cœur, des viscères, des glandes sudorales, sur l'érection du poil...

Les centres du tronc cérébral

Ils agissent sur le cœur, la vasomotricité, la salivation...

Les centres cérébraux

Ils sont groupés dans la région de l'hypothalamus ou diencéphale, véritable « cerveau végétatif » qui règle toutes les grandes fonctions végétatives de l'organisme.

2. LES VOIES SENSITIVES

Les voies sensitives naissent dans les différents organes, cheminent avec celles du système nerveux central et aboutissent à la corne postérieure de la moelle.

3. LES VOIES MOTRICES OU EFFECTRICES

C'est là qu'apparaît la distinction entre *système sympathique et parasympathique.*

Le système sympathique ou orthosympathique

Il comprend :
- des organes centraux, les *ganglions sympathiques* latéro-vertébraux ;
- des organes périphériques, les *nerfs sympathiques*, qui partent des ganglions et se rendent aux viscères, aux vaisseaux, aux glandes.

Ils forment sur leur trajet des plexus.
Ce système agit sur :
- les vaisseaux : vasoconstriction permanente,
- le cœur : accélération,
- la vessie : relaxation,
- l'œil : dilatation (mydriase),
- les bronches : dilatation,
- le tube digestif : ralentit la motilité intestinale,
- les glandes sudoripares : stimule la transpiration.

Ces actions s'exercent au niveau de la terminaison nerveuse par la libération d'un médiateur chimique : l'*adrénaline.*

Le système parasympathique

Il est constitué de fibres nerveuses annexées à des nerfs du système nerveux central.
Ce système agit sur :
- les vaisseaux : vasodilatation intermittente,
- le cœur : ralentissement,
- l'œil : contraction de la pupille (myosis),
- les bronches : broncho-contraction,
- le tube digestif : stimulation de la motilité digestive,
- la vessie : contraction.

Ces actions s'exercent au niveau de la terminaison nerveuse par la libération d'un médiateur chimique : l'*acétylcholine.*

18. L'APPAREIL CIRCULATOIRE

Définition

C'est l'appareil qui assure la circulation du sang dans tous les organes. Le sang apporte à toutes les cellules de l'organisme les éléments nutritifs et l'oxygène indispensable. Il récupère les déchets organiques et le dioxyde de carbone.
Cet appareil comprend :
- le cœur ;
- les vaisseaux.

LE CŒUR OU MYOCARDE

1. DESCRIPTION

C'est un muscle rouge strié dont les contractions sont indépendantes de la volonté. Il est logé entre les deux poumons, à gauche. Il se compose d'une moitié gauche et d'une moitié droite parfaitement isolées l'une de l'autre. Chaque moitié comprend deux cavités :
- une oreillette à la partie supérieure ;
- un ventricule à la partie inférieure.

L'oreillette droite communique avec le ventricule droit par un orifice bordé d'une valvule : la valvule tricuspide.
L'oreillette gauche communique avec le ventricule gauche par un orifice bordé d'une valvule : la valvule mitrale.
L'oreillette droite présente les orifices de trois veines :
- la veine cave supérieure ;
- la veine cave inférieure ;
- les veines coronaires formant le sinus coronaire.

L'oreillette gauche présente deux orifices où débouchent les quatre veines pulmonaires.

Du ventricule gauche part l'artère aorte, du ventricule droit l'artère pulmonaire.

2. HISTOLOGIE

La paroi du cœur est formée d'une partie musculaire ou *myocarde* tapissée intérieurement par l'*endocarde* et extérieurement par le *péricarde* qui sont des membranes épithéliales. Le muscle cardiaque est un muscle strié d'un type particulier car il comporte entre ses fibres du tissu nodal qui est à l'origine de l'automatisme des battements cardiaques. La nutrition du cœur est sous la dépendance des deux artères coronaires.

3. PHYSIOLOGIE

Le muscle cardiaque se contracte rythmiquement en présentant successivement :
- une contraction des oreillettes ou ***systole auriculaire*** : le sang est chassé dans les deux ventricules ;
- une contraction des ventricules ou ***systole ventriculaire*** : le sang passe dans les deux circulations ;
- un repos général ou ***diastole***.

La succession de ces différentes phases s'appelle une révolution cardiaque ou cycle cardiaque.

Pression artérielle

La pression artérielle est la pression sanguine constante qui règne dans les artères.
Cette pression est dépendante de plusieurs facteurs : contraction ventriculaire, résistance musculaire et élastique de la paroi des artères, viscosité du sang.
On distingue :
- la pression maximale ou systolique, c'est-à-dire au moment de la systole : 12 à 15 cm de mercure ;
- la pression minimale ou diastolique, c'est-à-dire au moment de la diastole : 6 à 8 cm de mercure.

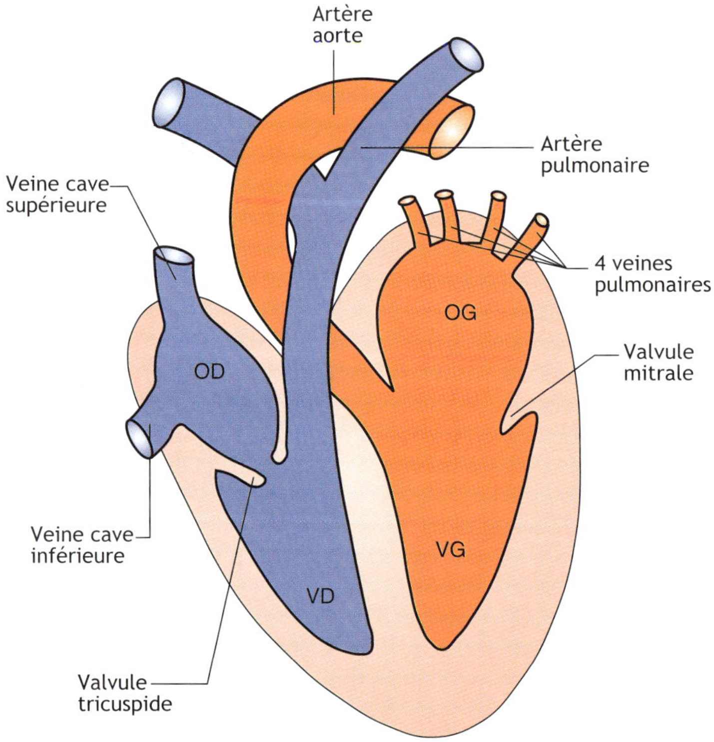

Figure 43
Anatomie schématique du cœur et des gros vaisseaux

La pression artérielle est mesurée sous le nom de tension artérielle à l'aide d'un manomètre spécial.

4. INNERVATION

L'innervation du cœur dépend de trois systèmes :

■ **Le tissu nodal (ou système de Purkinge)**, qui se trouve dans le cœur lui-même, est responsable de l'automatisme cardiaque.

■ **Le système nerveux parasympathique**, dont le médiateur chimique est l'acétylcholine, a une *action cardio-modératrice*. Les centres cardio-modérateurs parasympathique sont situés dans le bulbe.

■ **Le système nerveux orthosympathique**, dont le médiateur chimique est l'adrénaline, possède une *action cardio-accélératrice*. Les centres cardio-accélérateurs sympathiques se trouvent dans la corne antérieure de la moelle épinière.

LES VAISSEAUX

1. STRUCTURE

Les artères et les veines ont une paroi formée de trois tuniques :

■ **Une tunique interne ou intima** qui est constituée par un épithélium que l'on appelle endothélium.

■ **Une tunique moyenne ou média** qui est constituée de fibres musculaires lisses et de fibres élastiques : ce qui permet aux vaisseaux de se contracter (vasoconstriction) ou de se dilater (vasodilatation).

■ **Une tunique externe ou adventice** qui est constituée de tissu conjonctif riche en fibres élastiques, en capillaires sanguins assurant la nutrition de la paroi du vaisseau et des fibres nerveuses.

2. LES ARTÈRES

Ce sont les vaisseaux qui portent le sang du cœur vers les autres organes. Ils sont formés par les trois tuniques citées précédemment. Ils sont particulièrement riches en fibres élastiques ayant un rôle amortisseur vis-à-vis de la pression sanguine.
Les artérioles sont des artères de petit calibre riches en fibres musculaires lisses permettant la vasomotricité (vasodilatation et vasoconstriction) régulatrice de la pression sanguine.

3. LES VEINES

Ce sont des vaisseaux qui ramènent le sang vers le cœur.
Ils sont formés par les trois tuniques citées précédemment. Leur paroi est plus mince et contient moins de fibres élastiques que celle des artères. Les veines sont moins contractiles et se laissent plus facilement dilater. Sur le parcours des veines, on trouve des *valvules*, système s'opposant à la force de la pesanteur. Ces valvules en forme de gousset sont accouplées par deux ou trois de façon à éviter le retour en arrière du sang. Elles sont en fait un repli du tissu conjonctif recouvert par l'endothélium.

4. LES CAPILLAIRES

Ce sont des vaisseaux microscopiques qui font communiquer artérioles et veinules. Ils sont également le lieu d'échange entre le milieu sanguin et le milieu interstitiel. Ils n'ont qu'une seule tunique, l'***endothélium***, formé de cellules aplaties et ramifiées et des fibres musculaires lisses permettant la vasomotricité.
Leur paroi est donc mince et fragile. Le réseau des capillaires artériels amène le sang aux tissus et permet leur nutrition, celui des capillaires veineux draine le sang après nutrition des tissus.
Les globules blancs franchissent la paroi des capillaires par diapédèse et les pores des parois ont un rôle de filtration pour le liquide interstitiel collecté ensuite par le système lymphatique.

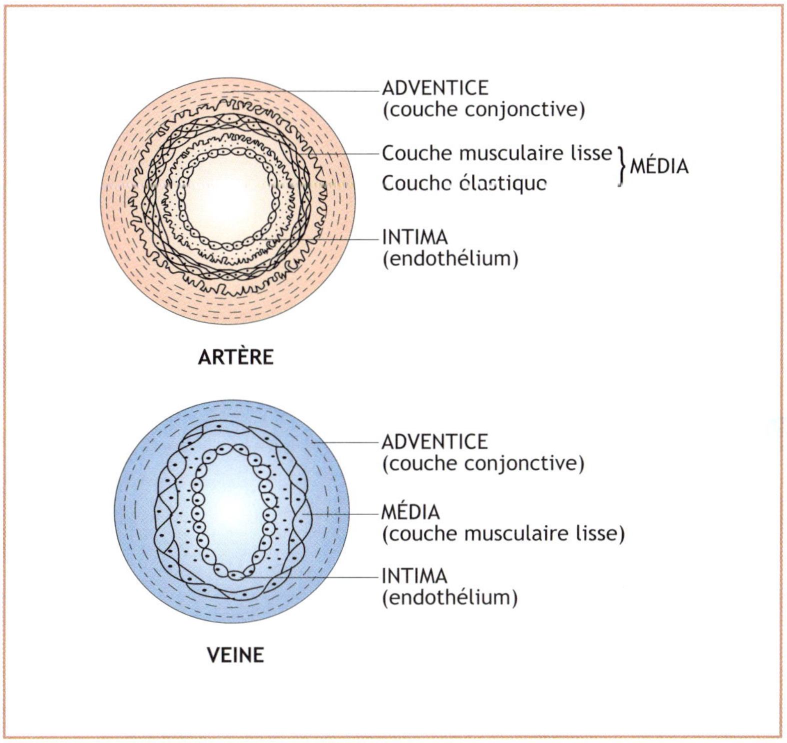

Figure 44
Coupe schématique des vaisseaux.

MÉCANISME DE LA CIRCULATION

1. LA GRANDE CIRCULATION

Elle distribue le sang dans tout le corps pour lui faire remplir son rôle nourricier. Poussé de l'oreillette gauche dans le ventricule gauche, le sang quitte le cœur lors d'une contraction ventriculaire, il est pris en charge par l'artère aorte et par ses multiples ramifications. Il arrive jusqu'aux capillaires artériels, abandonnant en cours de route ses éléments nutritifs et son oxygène. Il gagne les capillaires nerveux, collecte les déchets et rejoint l'oreillette droite par les veines caves supérieure et inférieure.

2. LA PETITE CIRCULATION

Le sang d'un rouge sombre chargé de déchets et de dioxyde de carbone après son passage dans l'organisme va de l'oreillette droite dans le ventricule droit. Lors d'une systole ventriculaire, il sera poussé dans l'artère pulmonaire qui se scinde en deux branches, une pour chaque poumon.
Dans les poumons, le sang se purifie au niveau des alvéoles pulmonaires. Puis le sang revient à l'oreillette gauche par les quatre veines pulmonaires.

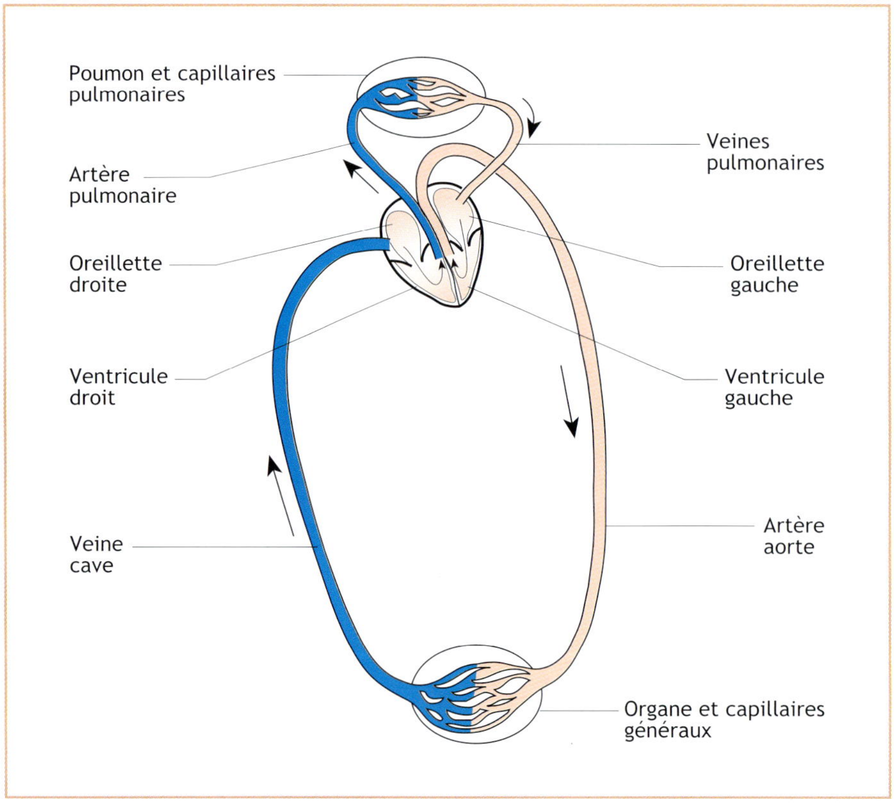

Figure 45
Schéma simplifié de la circulation sanguine

19. L'APPAREIL LYMPHATIQUE

LE SYSTÈME LYMPHATIQUE

Le compartiment extra-cellulaire, appelé le *milieu intérieur* de l'organisme, est formé du *sang*, du *liquide interstitiel*, de la *lymphe*.
Le liquide interstitiel ou *lymphe interstitielle* est situé entre les cellules et les capillaires sanguins. Il baigne directement toutes les cellules de l'organisme et devient la *lymphe* proprement dite lorsqu'il est drainé par les vaisseaux sympathiques.

1. ORIGINE DE LA LYMPHE

La lymphe interstitielle provient du plasma sanguin par filtration sélective à travers la paroi des capillaires sanguins.

2. COMPOSITION DE LA LYMPHE

La lymphe est un liquide transparent jaunâtre, alcalin, abondant.
Elle a une composition peu différente de celle du plasma sanguin dont elle dérive. Elle contient :
- 90 % d'eau ;
- des sels minéraux ;
- des lipides ;
- des glucides ;
- des protéines (en quantité inférieure à celle du plasma), moins de fibrinogène ;
- de l'oxygène ;
- du dioxyde de carbone ;
- des vitamines ;
- des hormones ;
- des globules blancs (lymphocytes, monocytes) ;
- pas d'hématies.

3. APPAREIL CIRCULATOIRE LYMPHATIQUE

La lymphe interstitielle exsudée du plasma sanguin, après avoir nourri les cellules et recueilli leurs déchets, pénètre dans des *capillaires lymphatiques* qui naissent entre les cellules.
La réabsorption de la lymphe se fait grâce à :
- *la pression hydrostatique* liée au courant sanguin ;
- *la pression oncotique* liée à la pression des protéines ;
- *la pression tissulaire* exercée par les tissus sur les capillaires sanguins.

Les capillaires lymphatiques se réunissent pour former des *vaisseaux lymphatiques*, de diamètre croissant, qui vont être drainés par *deux troncs collecteurs volumineux* :

■ **La grande veine lymphatique**, qui draine les lymphatiques du bras droit et du côté droit de la tête. Elle se jette dans la veine sous-clavière droite.

■ **Le canal thoracique**, qui prend naissance dans l'abdomen sous forme de structure dilatée, *la citerne de Pecquet*. Il traverse le thorax et draine les lymphatiques de la partie sous scapulaire du bras gauche, et du côté gauche de la tête. Il se jette dans la *veine sous-clavière gauche*.

Toutes les voies lymphatiques aboutissent à la veine cave supérieure.
Les vaisseaux lymphatiques ont une structure identique à celles des veines et possèdent des valvules.
Ils présentent sur leur trajet des **ganglions lymphatiques** groupés en chaînes à différents niveaux de l'organisme :
- aisselles ;
- aines ;
- creux épigastrique ;
- creux sus claviculaires ;
- tête : régions pré-auriculaire, rétro-maxillaire, sous-mentonnière.

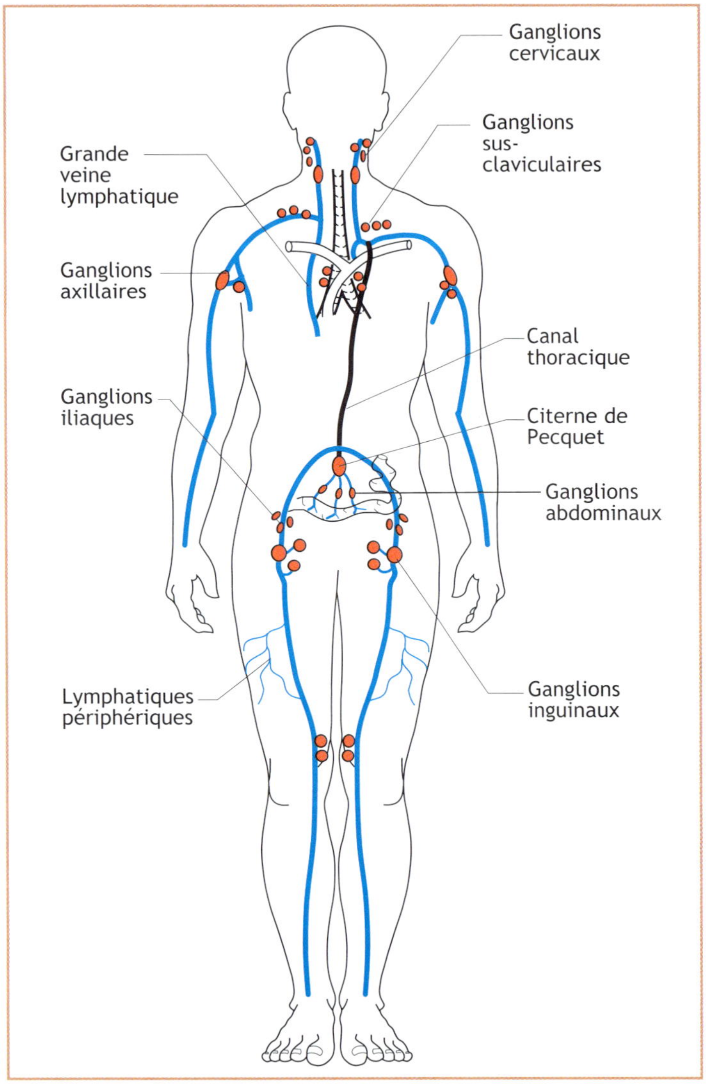

Figure 46
Le système lymphatique

Les vaisseaux lymphatiques de la muqueuse intestinale, appelés *chylifères*, absorbent les lipides émulsionnés par les sels biliaires.

4. RÔLES DU SYSTÈME LYMPHATIQUE

La lymphe fournit les *éléments nutritifs* indispensables aux cellules et *recueille leurs produits de déchet.*
Elle participe grâce aux lymphocytes à la *défense immunologique de l'organisme.*
Les ganglions lymphatiques formateurs de lymphocytes *purifient la lymphe* en arrêtant les toxines et les bactéries grâce aux *cellules réticulo-endothéliales* qui s'y trouvent.

Le système lymphatique filtre le liquide interstitiel, ramène les protéines dans la circulation sanguine, *équilibrant ainsi la pression oncotique* entre le compartiment interstitiel et le compartiment plasmatique.

LE SYSTÈME RÉTICULO-ENDOTHÉLIAL

C'est un système de défense de l'organisme formé par les cellules réticulo-endothéliales. Ces cellules sont situées dans les ganglions lymphatiques, dans les capillaires du foie, de la rate et de la moelle osseuse.

20. L'APPAREIL DIGESTIF

L'appareil digestif comprend :

1. LA CAVITÉ BUCCALE

Elle est limitée en haut par la voûte palatine osseuse, en bas par le plancher de la bouche, latéralement par les joues. Elle est entièrement revêtue d'une muqueuse. On y trouve :

Les dents

Au nombre de 32 chez l'adulte (20 chez l'enfant). Elles sont implantées sur le rebord alvéolaire du maxillaire inférieur et des maxillaires supérieurs. Elles se répartissent ainsi sur chaque mâchoire :
- 4 incisives qui coupent ;
- 2 canines qui déchirent ;
- 4 prémolaires qui écrasent ;
- 6 molaires qui broient.

La langue

C'est une masse musculaire annexée à la cavité buccale. Elle comprend dix-sept muscles. Grâce à sa mobilité, elle joue un rôle dans la mastication, la déglutition, la phonation.
Elle est recouverte d'une muqueuse très riche en appareils sensoriels, notamment les papilles gustatives.

Les glandes salivaires

Elles comprennent trois paires de glandes :
- les parotides dont l'inflammation provoque les oreillons ;
- les sous-linguales ;
- les sous-maxillaires.

2. LE PHARYNX

C'est le carrefour aéro-digestif.

3. L'ŒSOPHAGE

Il constitue le conduit allant du pharynx à l'estomac où il se jette par un orifice appelé *cardia*.

4. L'ESTOMAC

C'est une poche en forme de J., dont la muqueuse contient de nombreuses glandes qui sécrètent le suc gastrique.
Son extrémité inférieure comporte un orifice, le *pylore*, qui est entouré d'un sphincter.

5. L'INTESTIN GRÊLE

C'est un tube cylindrique de 8 m de long. Sa muqueuse renferme de nombreuses glandes qui sécrètent le suc intestinal et des replis : les *villosités*.
L'intestin grêle se divise en trois parties :
- le duodénum ;
- le jéjunum ;
- l'iléon.

Il s'abouche dans le gros intestin.

6. LE GROS INTESTIN

C'est un tube bosselé de 1 m 50 débutant par un cul-de-sac : le *caecum*, portant un petit organe : l'*appendice*.
Il comprend le côlon droit ou ascendant, le côlon transverse, le côlon gauche ou descendant et le rectum qui aboutit à l'anus, orifice pourvu d'un sphincter.

7. LES GLANDES DIGESTIVES

Elles comprennent :

Les glandes salivaires

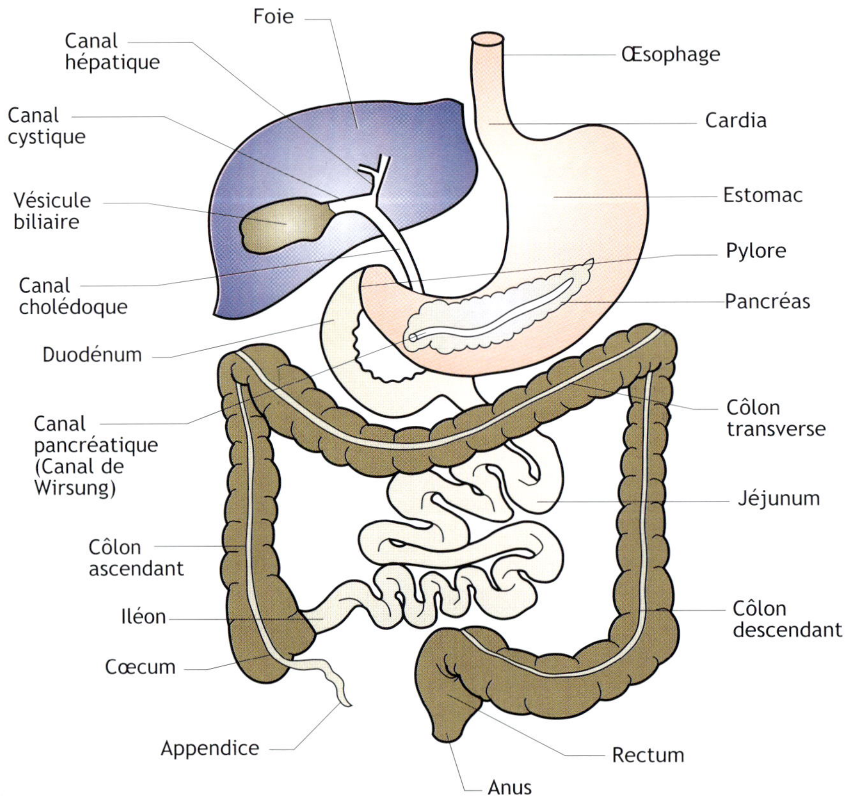

Figure 47
Appareil digestif

Le pancréas

Organe allongé, situé sous l'estomac. Son étude histologique montre l'existence de deux types d'éléments :

- les îlots de Langerhans, responsables de la sécrétion endocrine de l'hormone ***insuline*** ;
- les lobules pancréatiques assurant la sécrétion exocrine dans l'intestin grêle, près du pylore, par le canal de Wirsung.

Le foie

C'est la glande la plus volumineuse du corps. Il reçoit tout le sang de l'organisme par la veine porte. Du foie partent les canaux hépatiques qui se continuent par le canal cholédoque, après jonction avec le canal cystique venant de la vésicule biliaire située sous le bord inférieur du foie. La sécrétion exocrine du foie est la ***bile*** qui s'accumule dans la vésicule biliaire et s'écoule dans l'intestin par le canal cholédoque.
Le canal de Wirsung (canal pancréatique) et le canal cholédoque débouchent dans l'intestin grêle en un même point : l'ampoule de Vater. Le foie, l'estomac, le pancréas et l'intestin sont entourés par une seule membrane, le ***péritoine***, dont les deux feuilles limitent un espace contenant : artères, veines, lymphatiques.
Le foie a d'autres fonctions comme :

- la production de glycogène qui pourra être transformé en glucose selon les besoins de l'organisme ;
- le stockage des graisses ;
- la formation d'urée provenant des acides aminés ;
- la fonction antitoxique ;
- la destruction des globules rouges, la production de substances indispensables à la coagulation, la formation des protéines du plasma.

8. PHÉNOMÈNES MÉCANIQUES DE LA DIGESTION

La mastication

Les aliments sont broyés par les dents et imprégnés de salive.

La déglutition

C'est l'ensemble des mouvements qui fait passer le bol alimentaire de la bouche à l'estomac. Il se déroule en trois temps :
- le temps buccal ;
- le temps pharyngien ;
- le temps œsophagien.

La motricité gastrique

Les mouvements péristaltiques de l'estomac favorisent le brassage, plus le passage d'une bouillie laiteuse.

La motricité intestinale

Les mouvements de l'intestin grêle favorisent l'absorption puis le transit vers le gros intestin, ceux du gros intestin entraînent une partie des matières vers le rectum.

9. PHÉNOMÈNE CHIMIQUE DE LA DIGESTION

Ce sont les transports des aliments sous l'action des différents sucs digestifs.

La salive

Liquide visqueux sécrété par les glandes salivaires (800 cc. par jour). Il humecte les aliments et renferme un enzyme qui attaque l'amidon : *la ptyaline*.

Le suc gastrique

C'est un liquide incolore très acide qui renferme :
- de l'acide chlorhydrique ;
- des sels minéraux ;
- de la pepsine qui transforme les protéines ;
- de la présure qui coagule le lait.

Le suc intestinal

Il transforme les protéines en acides aminés et agit sur les glucides par des sucrases et sur les lipides par des lipases.

Le suc pancréatique

Il agit sur les protéines par la *trypsine*, sur les glucides par l'amylase et sur les lipides par la lipase.

La bile

C'est un liquide jaune, sécrété par le foie puis stocké dans la vésicule qui ne l'envoie dans le duodénum que de manière intermittente au moment de la digestion. Elle émulsionne les graisses, améliore la digestion et augmente le péristaltisme intestinal.

10. L'ABSORPTION

C'est le passage dans le sang des produits nutritifs de la digestion au travers de la paroi intestinale, au niveau des villosités de l'intestin.
Les produits nutritifs se présentent alors en un liquide laiteux : le chyle. Les capillaires sanguins absorbent l'eau, les sels minéraux, les sucres, les protéines. Les vaisseaux chylifères (lymphatiques) absorbent les graisses.
Donc, les aliments ont été réduits en petites molécules, ce qui a permis leur passage au niveau de la paroi intestinale.

11. L'ÉLIMINATION

Elle a pour but le rejet hors de l'organisme de déchets de la nutrition et des produits nuisibles.
Elle se fait par l'intermédiaire :
- du rectum pour les selles ;
- des reins et de la vessie pour l'urine.

12. LA NUTRITION

À l'absorption succède le transport des éléments nutritifs par le sang et la lymphe vers les organes de stockage ou d'utilisation.
L'utilisation de ces éléments se fait sous deux formes :
- sous la forme de production d'énergie utilisée par exemple pour la contraction musculaire : c'est le catabolisme ;
- sous forme de construction de matière vivante : c'est l'anabolisme.

> On appelle métabolisme l'ensemble du catabolisme et de l'anabolisme.

La nutrition comprend donc : la digestion, l'absorption, la mise en réserve, l'utilisation, l'élimination.

LES VITAMINES

Définition

Les vitamines sont des substances indispensables à la vie, la croissance et la reproduction de l'organisme. Leur absence ou carence (avitaminose) entraîne des déséquilibres graves. Elles sont apportées à l'organisme, incapable de les synthétiser, par l'alimentation. Elles agissent à des doses infinitésimales.
On les divise en deux groupes : les vitamines liposolubles et les vitamines hydrosolubles.

1. LES VITAMINES LIPOSOLUBLES

La vitamine A (rétinol ou axerophtol)

Sources alimentaires

- Les végétaux contenant du carotène qui est une provitamine A : carottes, tomates, potirons, oranges, persil, salades, framboises, myrtilles... ;
- les poissons gras : thon, saumon, sardine, morue ;
- les huîtres ;
- le beurre, le lait, les œufs.

Action
La vitamine A est indispensable au bon fonctionnement de l'œil et à la croissance. Elle a un rôle protecteur vis-à-vis de la peau et des muqueuses.

La vitamine D (calciférol)

Sources alimentaires
Huiles de foie de poissons gras, le jaune d'œuf, le foie de veau... Sous l'action des ultraviolets, le cholestérol cutané se transforme en vitamine D.

Action
La vitamine D intervient dans le métabolisme du calcium. Elle permet au calcium de se fixer sur le tissu osseux.

La vitamine E (tocophérol)

Sources alimentaires
Huile de germes de blé, soja, cresson, épinards, persil, lait de vache, foie.

Action
La vitamine E a une action anti-oxydante. Elle intervient dans la respiration cellulaire et dans la lutte contre la formation des radicaux libres.

La vitamine F

Elle se compose d'acides gras essentiels comme l'acide linoléique et l'acide arachidonique.

Sources alimentaires
Dans toutes les huiles, les corps gras, le foie, la cervelle, le germe de blé.

Action
Elle a notamment un rôle protecteur au niveau de la peau et des phanères.

La vitamine K

Sources alimentaires
Choux, choux-fleurs, épinards, tomates, pommes de terre, jaune d'œuf, huile de soja, foies d'animaux.

Action
Elle intervient dans la coagulation.
Action antihémorragique.
Sa carence provoque des hémorragies.

2. LES VITAMINES HYDROSOLUBLES

Le groupe des vitamines B

Sources alimentaires
Levure de bière, germe de blé, amandes, haricots blancs, carottes, oignons, pommes de terre, cacahuètes, choux de Bruxelles, asperges, fromages, saumon, maquereaux.

La vitamine B_1 (thiamine ou aneurine)
Indispensable à l'équilibre des cellules nerveuses.
Sa carence provoque le béribéri.

La vitamine B_2 (riboflavine)
Intervient dans la respiration cellulaire. Indispensable au bon équilibre du métabolisme.
Sa carence provoque la cheilite, la perlèche.

La vitamine B_3 ou PP
Intervient dans la respiration cellulaire.
Elle est impliquée dans toutes les réactions d'oxydoréduction de l'organisme. Sa carence provoque la pellagre.

La vitamine B_5 (acide pantothénique)
Elle entre dans la composition du coenzyme A et participe à tous les grands métabolismes de l'organisme. Elle est un facteur de cicatrisation.

La vitamine B_6 (pyridoxine)
Action : elle est impliquée dans le métabolisme des acides aminés.
Sa carence provoque des nausées, des vomissements, de l'anémie.

La vitamine B_7 (meso-inositol)
Action : notamment dans la croissance des cheveux.

La vitamine B_8 (vitamine H ou biotine)
Action : elle agit sur le métabolisme cutané.
Sa carence provoque des alopécies, des dermites.

La vitamine B_9 (acide folique)
Nécessaire à la moelle osseuse pour la formation des hématies.
Action : antianémique.

La vitamine B_{12} (cyanocobalamine)
Elle est nécessaire à la formation des hématies.
Sa carence provoque des anémies.

La vitamine C (acide ascorbique)

Sources alimentaires
Agrumes, légumes, fruits, persil, kiwi, choux de Bruxelles, asperges... presque tous les végétaux frais en contiennent.

Action
La vitamine C intervient dans le transport de l'hydrgène.
C'est un anti-oxydant et un anti-infectieux.
Elle intervient dans la lutte contre les radicaux libres.
Sa carence provoque le scorbut.

21. L'APPAREIL RESPIRATOIRE

L'appareil respiratoire comprend :

LES VOIES AÉRIENNES SUPÉRIEURES

1. LES FOSSES NASALES

Ce sont deux cavités osseuses, s'ouvrant au dehors par les narines.

Dans les fosses nasales s'ouvrent les sinus et les conduits lacrymaux venant des glandes lacrymales.

Les parois des fosses nasales sont tapissées d'une muqueuse, la muqueuse pituitaire, qui contient :

- des cils vibratiles et des poils pour filtrer les poussières ;
- des glandes à mucus pour humidifier les muqueuses ;
- des cellules olfactives pour l'odorat.

2. LE PHARYNX

C'est un carrefour aéro-digestif qui fait communiquer :
- la voie aérienne avec le larynx ;
- la voie digestive avec l'œsophage.

Au croisement des deux voies il y a, au cours de la déglutition, fermeture de la voie aérienne afin d'empêcher les fausses routes.

3. LE LARYNX

Il constitue la partie supérieure de la voie aérienne ; il conduit l'air du pharynx aux poumons. Il communique donc en haut avec le pharynx et en bas avec la trachée.

Il forme en avant du cou une saillie : « La pomme d'Adam ».

Il est soutenu par des cartilages et son orifice, appelé glotte, surmonté de l'épiglotte, est limité par deux étranglements : les cordes vocales supérieures et inférieures.

4. LA TRACHÉE

C'est un tube maintenu béant par une série d'anneaux cartilagineux. Elle est tapissée d'un épithélium couvert de cils vibratiles et de glandes à mucus, jouant un rôle de protection contre les corps étrangers.

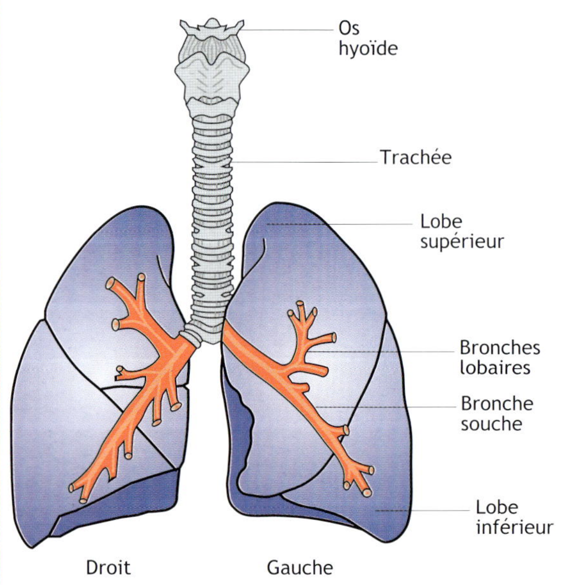

Figure 48
L'appareil respiratoire

5. LES BRONCHES

À la partie supérieure du thorax, la trachée se divise en deux bronches, la bronche droite et la bronche gauche, qui descendent obliquement pour gagner la face interne du poumon. À l'intérieur du poumon, la bronche se ramifie en nombreuses branches.

LES POUMONS

Ce sont deux organes spongieux et élastiques occupant la presque totalité de la cage thoracique. Ils sont entourés d'une membrane : *la plèvre*.

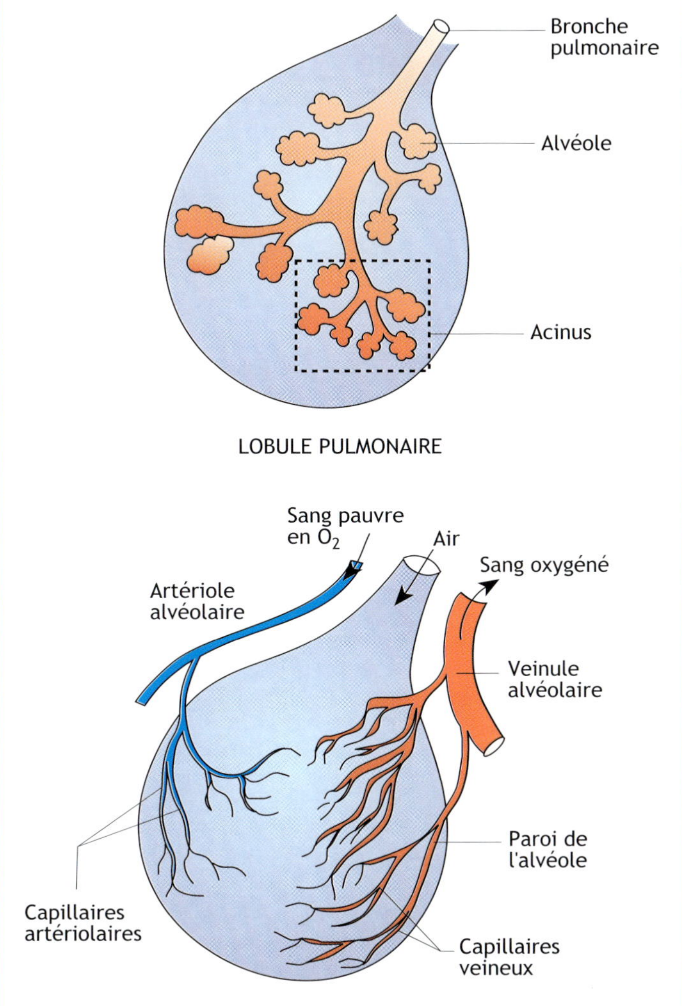

Chaque poumon est divisé en lobes.
- le poumon droit, le plus volumineux possède trois lobes ;
- le poumon gauche moins volumineux possède deux lobes.

Puis, chaque lobe pulmonaire se subdivise en segments, lobules, acini et alvéoles pulmonaires.

Chacune des deux bronches souches, accompagnées de son artère et de ses veines correspondantes, se divise donc en :
- bronches lobaires,
- bronches segmentaires,
- bronches lobulaires,
- bronchioles alvéolaires.

Le poumon est formé d'une multitude d'alvéoles. À chaque alvéole aboutit une bronchiole, une artériole et une veinule alvéolaires.

C'est au niveau de l'alvéole que s'effectuent tous les échanges respiratoires, car la paroi de l'alvéole est très mince.

L'alvéole est donc l'unité anatomique et fonctionnelle du poumon.

PHYSIOLOGIE PULMONAIRE

La ventilation respiratoire est assurée par l'alternance des inspirations (entrées d'air) et des expirations (sorties d'air).

L'inspiration est un phénomène actif nécessitant le jeu des muscles respiratoires (muscle diaphragme - muscles scalènes...).

L'expiration, au contraire, est un phénomène passif, la cage thoracique revenant par simple élasticité à sa position primitive.

Les mouvements respiratoires sont automatiques. La volonté n'intervient que pour les mouvements d'inspiration et d'expiration forcés.

Les centres de commande se trouvent dans la région bulbaire. Ils sont automatiques mais non autonomes ; ils doivent tenir compte de

Figure 49
Alvéole pulmonaire

la volonté, des centres digestifs (il y a arrêt respiratoire pendant la déglutition), des centres psychiques (polypnée de frayeur).
Enfin, les centres bulbaires de la respiration sont également réglés par la teneur respective du sang en oxygène et dioxyde de carbone.
L'oxygène est transporté, combiné aux globules rouges (oxyhémoglobine) ou dissous dans le plasma.
Le dioxyde de carbone est transporté dans le sang sous multiples formes : dissous dans le plasma, sous forme de bicarbonates ou combiné aux protides du plasma ou aux globules rouges (carbohémoglobine).
Le sang qui arrive aux poumons et qui vient des cellules est riche en dioxyde de carbone et pauvre en oxygène.
L'air alvéolaire est riche en oxygène et pauvre en dioxyde de carbone.
C'est à ce niveau que va avoir lieu l'échange : le sang repart enrichi en oxygène et appauvri en dioxyde de carbone.

22. L'APPAREIL URINAIRE

Généralités

L'appareil urinaire comprend les reins qui élaborent l'urine, les canaux excréteurs, un organe réservoir : la vessie où s'accumule l'urine.

L'appareil urinaire joue un rôle double dans le fonctionnement de l'organisme :

- il maintient l'homéostasie, c'est-à-dire la constance du milieu intérieur, pression osmotique, concentration ionique et pH ;
- il élimine les déchets organiques.

L'appareil urinaire comprend :

LES REINS

Ce sont deux organes glandulaires en forme de haricot, situés de part et d'autre de la colonne vertébrale, au niveau des dernières vertèbres dorsales et des premières lombaires.

Leur structure comporte :

1. LA CAVITÉ RÉNALE

Elle comprend :

- les calices collecteurs de l'urine venant du parenchyme rénal ;
- le bassinet où s'ouvrent les calices ;
- l'uretère qui prolonge le bassinet et qui pénètre dans la vessie.

2. LE PARENCHYME RÉNAL

Il représente la portion glandulaire fonctionnelle de l'organe. C'est lui qui produit l'urine et la déverse dans les cavités rénales.

Il est formé par une multitude de petits éléments juxtaposés : les tubes urinifères appelés ***néphrons***.

Le néphron est formé de plusieurs éléments ayant tous un rôle bien précis :

- le glomérule Malpighi ;
- le tube contourné, replié plusieurs fois sur lui-même ; l'anse de Henlé, en forme de U, avec une branche descendante et une branche montante ;
- le tube contourné distal.

LA VESSIE

C'est un réservoir musculo-membraneux destiné à recevoir et à emmagasiner l'urine sécrétée de manière continue par les reins.

Sa capacité est entre 300 et 500 CC.

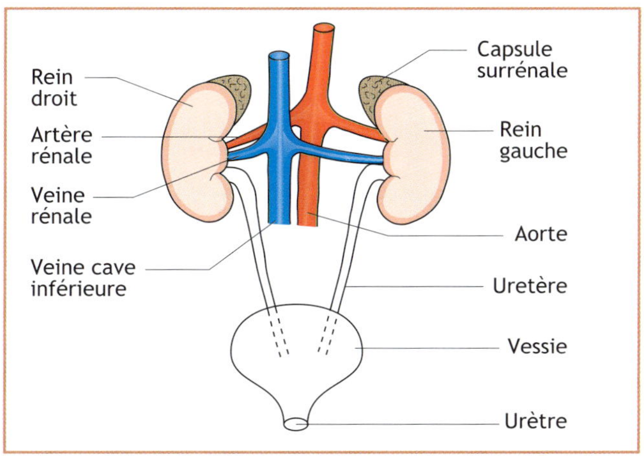

Figure 50
L'appareil urinaire

L'URÈTRE

C'est le canal excréteur de la vessie. Chez l'homme, il traverse la prostate, s'entoure du corps spongieux, organe érectile. Il mesure 16 cm environ et se termine à l'extrémité de la verge par le méat urétral.
Chez la femme, l'urètre est parallèle au vagin ; il ne mesure que 3 cm environ, et s'ouvre en bas, au niveau vulvaire.

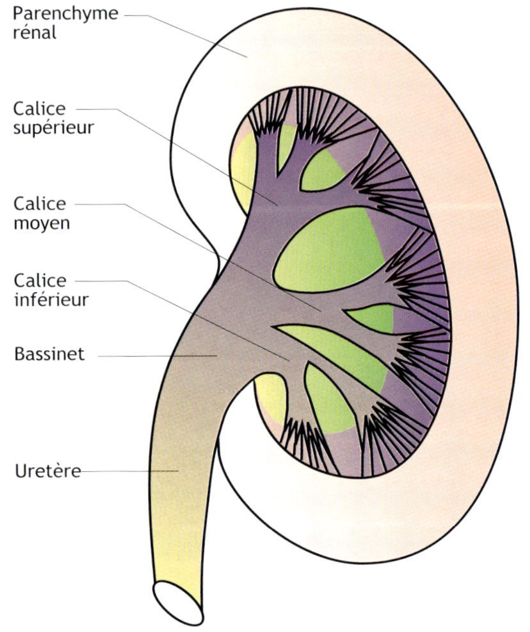

Figure 51
Les cavités rénales

PHYSIOLOGIE RÉNALE

Le rôle du rein consiste à débarrasser le sang qui le traverse (tout le sang de l'organisme traverse le rein) des déchets qui seront éliminés par l'urine. Le mécanisme d'épuration rénale se déroule en plusieurs étapes qui sont les suivantes :

1. LA FILTRATION GLOMÉRULAIRE

Le sang parvient aux capillaires du glomérule de Malpighi. À ce niveau, tous les éléments du plasma sont filtrés passivement et présents dans l'urine glomérulaire, sauf les grosses molécules comme les protides.

2. LA RÉABSORPTION TUBULAIRE

Tous les éléments de l'urine glomérulaire subissent une réabsorption tubulaire c'est-à-dire qu'ils repassent vers la circulation sanguine et qu'ils sont réintégrés dans l'organisme. Cette réabsorption est totale pour le glucose et les bicarbonates. La réabsorption tubulaire est en partie sous le contrôle de certaines hormones comme l'aldostérone pour les ions sodium et potassium, la parathormone pour les phosphates.

3. LA SÉCRÉTION TUBULAIRE

Les cellules tubulaires sont également capables d'élaborer par elles-mêmes certaines substances dont la concentration urinaire est plus élevée que la concentration sanguine. Il en est ainsi des ions H^+ qui assurent l'acidité de l'urine (l'urine est plus acide que le plasma), de l'ammoniaque, des ions K^+ (potassium) qui sont échangés avec les ions Na^+ (sodium) présents dans l'urine tubulaire.
Tous les phénomènes métaboliques actifs ont lieu au niveau du tube distal.

4. L'EXCRÉTION TUBULAIRE

Le tube peut également éliminer de l'organisme certaines substances comme des toxiques.

5. LA RÉABSORPTION DE L'EAU

Plus de 99 % de l'eau constituant l'urine glomérulaire est réabsorbée dans le tube pour aboutir à l'urine définitive.
Cette réabsorption de l'eau et les échanges ioniques qui lui sont liés sont sous la dépendance d'une régulation hormonale : l'aldostérone, qui diminue la réabsorption de l'eau dans le tube et a une action diurétique. L'hormone antidiurétique post-hypophysaire accroît la réabsorption de l'eau au niveau du tube.

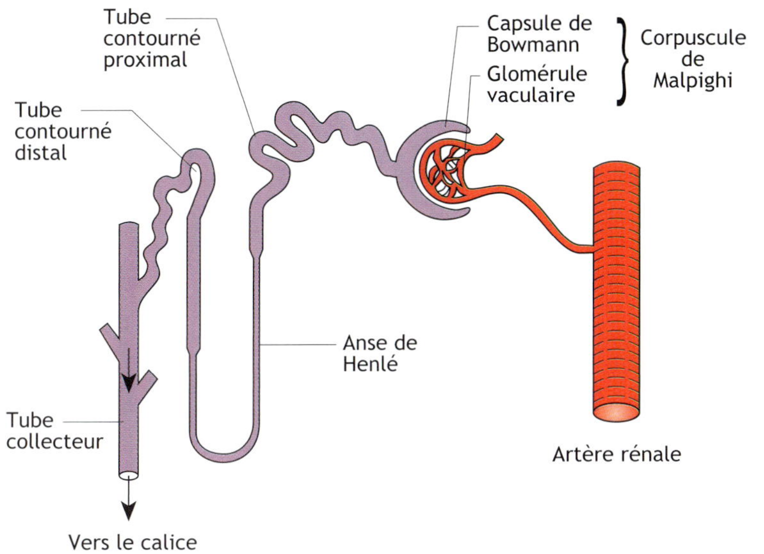

Figure 52
Le néphron

6. DÉCHETS ÉLIMINÉS PAR L'URINE

- L'urée, l'acide urique, la créatinine (déchets azotés) ;
- le glucose, *lorsque le taux dans le sang est supérieur au seuil d'élimination* ;
- le chlorure de sodium dont le taux sanguin est toujours supérieur au seuil d'élimination ;
- l'ammoniaque, l'acide hippurique synthétisé par le rein.

ÉQUILIBRE ACIDO-BASIQUE

En solution, la plupart des substances sont dissociées en ions :

$$ClH > Cl^- + H^+$$
$$NaCl > Cl^- + Na^+$$

Toute substance capable de libérer un ion H^+ est appelée *acide*.
Toute substance capable d'accepter un ion H^+ est appelée *base*.
L'acidité est proportionnelle à la concentration en ions H^+ libres dans la solution. On la mesure en déterminant le *pH* qui est inversement proportionnel à l'acidité : plus l'acidité est élevée, plus le pH est bas.

Substances tampons

Toute substance capable de se combiner rapidement avec un acide ou une base pour les empêcher de modifier la concentration en ions H^+ libres du milieu est appelée substance tampon.
Exemples : les bicarbonates, les phosphates...
Dans l'organisme, l'élimination des ions H^+ qui menacent l'équilibre du pH se fait :
- au niveau des poumons ;
- au niveau des reins.

23. L'APPAREIL REPRODUCTEUR

L'APPAREIL GÉNITAL MASCULIN

Les organes génitaux de l'homme comprennent :

1. LES TESTICULES

Les glandes sexuelles ou testicules sont situées à l'extérieur de l'organisme.
Elles sont soutenues dans une poche fibreuse, le scrotum ou bourse, et reliées à la cavité abdominale par le cordon spermatique qui contient le canal déférent.
Les testicules sont deux glandes ovoïdes dont la fonction est double : production de **spermatozoïdes** et sécrétion d'hormone mâle : la **testostérone**.

2. LES VOIES GÉNITALES

Elles commencent par l'*épididyme*, fin canal pelotonné sur lui-même, qui coiffe le bord supérieur du testicule, collecte le produit de sécrétion testiculaire et se continue par le canal déférent.
Les deux canaux déférents avant de rejoindre l'urètre se renflent en ampoules déférentielles, lieu de stockage des spermatozoïdes. À chaque ampoule déférentielle est annexée la *vésicule séminale* dont la sécrétion améliore le sperme.

3. LA PROSTATE

C'est une masse glandulaire qui entoure la portion terminale des canaux déférents et une partie du l'urètre.
La prostate déverse sa sécrétion (entrant dans la constitution du liquide spermatique) directement dans l'urètre.
Le sperme est constitué par les spermatozoïdes venus des testicules, en suspension dans le liquide spermatique élaboré par les vésicules séminales et la prostate.
À partir de la prostate, les voies génitales et les voies urinaires se trouvent confondues : c'est l'urètre qui assure chez l'homme le passage de l'urine et du sperme.

4. LA VERGE OU PÉNIS

Elle constitue l'organe de copulation. À l'état normal, elle est flaccide. À l'état d'érection, elle augmente de volume, de longueur et de consistance.
L'urètre pénètre dans la verge ou pénis, qui est formé de deux tissus érectiles :
- le corps spongieux médian qui entoure l'urètre ;
- le corps caverneux droit et gauche qui enveloppe les deux tiers supérieurs du corps spongieux.

À l'extrémité du pénis, un renflement du corps spongieux constitue le gland où s'ouvre l'urètre au niveau du méat.
Le prépuce est le repli de la peau mobile qui au niveau du gland doit pouvoir s'effacer pour découvrir le gland, sinon il y a phimosis qui nécessite la circoncision.

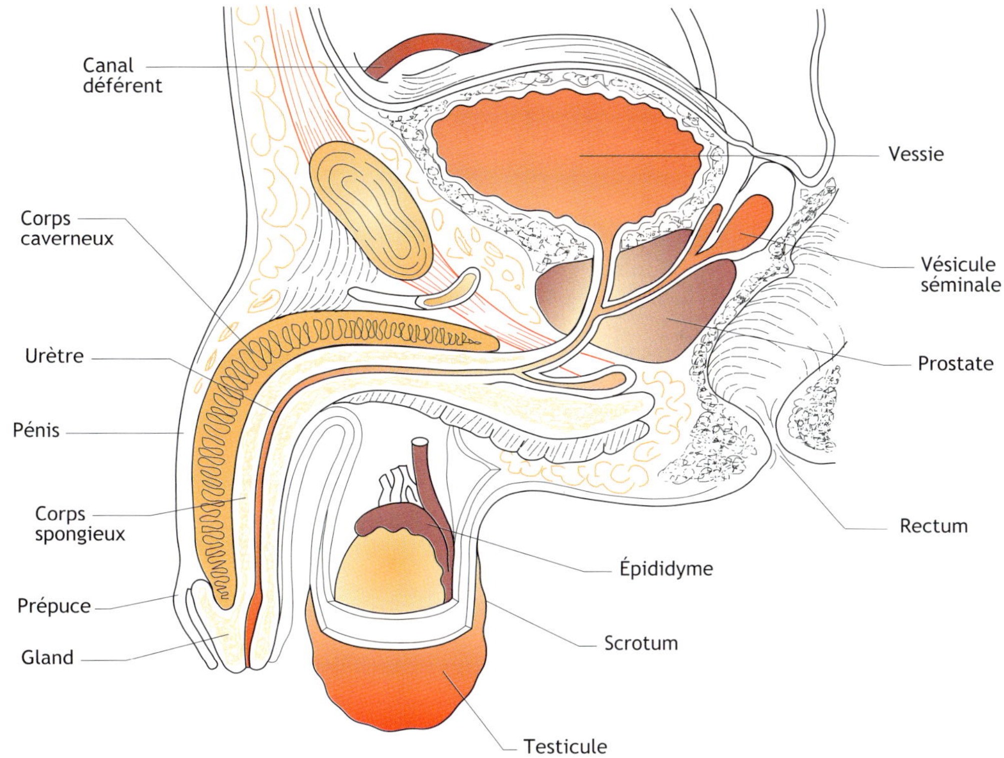

Figure 53
L'appareil génital masculin

5. LES HORMONES MÂLES

La testostérone est l'hormone mâle synthétisée par les testicules. Elle permet la croissance et le développement du système génital, fait apparaître et entretient les caractères sexuels secondaires.
L'androstérone a la même action.

6. PHYSIOLOGIE GÉNITALE DE L'HOMME

La physiologie comprend chez l'homme deux grands mécanismes :
- *l'érection* : elle est due à l'augmentation de volume des organes érectiles. C'est un phénomène vasculo-nerveux.
- *l'éjaculation* : c'est la chasse brutale du liquide spermatique par les vésicules séminales et la prostate dans le conduit urétral.

L'APPAREIL GÉNITAL FÉMININ

1. L'UTÉRUS

C'est un muscle creux qui permet la nidation de l'œuf fécondé, son développement et son expulsion.
Il est situé dans la cavité pelvienne.
On lui distingue trois parties :
- le corps, à la partie supérieure ;
- l'isthme, partie rétrécie ;
- le col, à la partie inférieure.

La paroi utérine comprend trois couches :
- une muqueuse interne, renouvelée lors du cycle menstruel : l'endomètre ;
- une musculaire épaisse formée de fibres lisses : le myomètre ;
- une séreuse superficielle constituée par le péritoine.

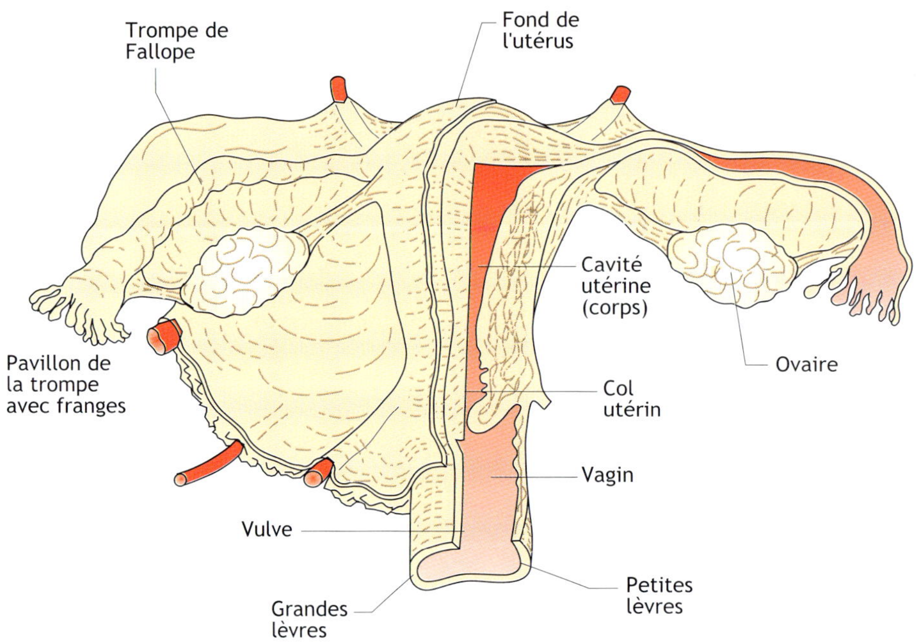

Figure 54 Coupe schématique de l'appareil génital féminin

2. LES OVAIRES

Les ovaires sont deux glandes ovoïdes situées dans la cavité péritonéale.
Ils sont lisses et rosés avant la puberté, parsemés de cicatrices ensuite. Ils renferment les ovocytes dont le stock est constitué avant la naissance.
Dès la puberté, chaque mois, un ovule arrive à maturité et s'échappe de l'ovaire.

3. LES TROMPES DE FALLOPE OU OVIDUCTES

Ce sont deux conduits qui partent du corps utérin jusqu'à l'ovaire.
Dans leur partie terminale se trouve le pavillon, entonnoir à bords frangés qui recueille l'ovule et le fait progresser vers l'utérus.

4. LE VAGIN

Le vagin est un conduit musculo-membraneux qui s'étend du col utérin à la vulve. C'est l'organe de la copulation. Son extrémité inférieure, fermée chez la vierge par l'hymen, s'ouvre vers la vulve.

5. LA VULVE

C'est l'organe génital externe qui comporte de haut en bas :
- le mont de Vénus ou pénil ;
- les grandes lèvres délimitant la fente vulvaire ;
- les petites lèvres en dedans des précédentes dont une partie encapuchonne un organe érectile : le clitoris ;
- les glandes vulvo-vaginales de Bartholin qui ont un rôle de lubrification.

6. PHYSIOLOGIE

La physiologie des organes sexuels féminins est caractérisée essentiellement par le cycle ovarien ou ***cycle menstruel***.
Il est en général de 28 jours chez la femme. Il est lié aux effets des sécrétions hormonales ovariennes et hypophysaires.
Il se divise en quatre parties :

La phase folliculinique

Sous l'influence d'une hormone hypophysaire, la FSH, l'ovaire commence la maturation d'un follicule et secrète des quantités croissantes de folliculine (œstrogène) jusqu'au 12ᵉ-13ᵉ jour du cycle.
Sous l'influence de cette sécrétion :
- la muqueuse utérine se répare : elle avait été érodée lors des règles précédentes ;
- les glandes de la muqueuse utérine sécrètent la glaire cervicale qui favorise l'ascension des spermatozoïdes du vagin vers la cavité utérine.

L'ovulation

Elle survient 14 jours avant le début des règles suivantes sous l'action des hormones hypophysaires (LSH ou FSH). L'ovule est expulsé de l'ovaire vers la trompe. Tout est alors prêt pour la fécondation :
- l'utérus est prêt pour la nidation ;
- la glaire cervicale est au maximum de sa sécrétion.

L'ovule expulsé, le corps jaune apparaît et avec lui la sécrétion de progestérone. Le taux de folliculine s'élève parallèlement à celui de la progestérone.

La phase folliculine-progestative

Sous l'action des hormones hypophysaires, la folliculine et la progestérone sont sécrétées.
La muqueuse utérine est prête pour une éventuelle nidation.

Les règles

En l'absence de fécondation, on assiste à une chute brutale des taux hormonaux vers le 26ᵉ jour, puis à une nécrose de la muqueuse utérine qui entraîne une hémorragie.

LA FÉCONDATION

L'œuf résulte de l'union, au moment de la fécondation des deux cellules sexuelles auxquelles on donne le nom de *gamètes*.
Il existe :
- un gamète mâle ou *spermatozoïde* venu des glandes génitales mâles. C'est une cellule douée d'une grande mobilité ;
- un gamète femelle ou *ovule* venu des glandes génitales femelles ; c'est une cellule volumineuse immobile.

Contrairement à toutes les autres cellules de l'organisme, les cellules sexuelles ne possèdent que la moitié du nombre de chromosomes contenus dans les autres cellules. Il en résulte que la fusion des deux cellules sexuelles mâle et femelle va reconstituer un œuf contenant un nombre normal de chromosomes (46 chromosomes). L'œuf contient donc un patrimoine chromosomial qui lui vient pour moitié du père et pour moitié de la mère.

DÉTERMINATION DU SEXE DE L'EMBRYON

Le sexe de l'embryon est déterminé dès la formation de l'œuf. Chaque gamète est en effet porteur d'un chromosome particulier : le chromosome sexuel.
L'ovule ne possède qu'un chromosome X, le spermatozoïde possède tantôt un X, tantôt un Y. Or, c'est la présence du chromosome Y qui détermine le caractère mâle de l'organisme.

> La fusion des deux gamètes aboutira donc :
> - soit à un œuf porteur de chromosomes XX = œuf femelle ;
> - soit à un œuf porteur de chromosomes XY = œuf mâle.

24. LES GLANDES ENDOCRINES

Définition

Les glandes endocrines sont des glandes qui rejettent directement dans le sang les produits de leur sécrétion renfermant des hormones.
Les hormones sont des substances chimiques sécrétées par les glandes endocrines, puis transportées par voie sanguine vers des organes qui leur sont électivement sensibles et dont elles vont influencer le fonctionnement.

L'HYPOPHYSE

C'est une petite glande située dans une cavité de l'os sphénoïde, la selle turcique. Elle se divise en trois lobes :

1. LE LOBE ANTÉRIEUR OU ANTÉHYPOPHYSE

Il possède deux sortes de sécrétion :

■ **Les stimulines** qui sont destinées à stimuler le fonctionnement des autres glandes endocrines :
- la thyréostimuline (TSH) pour la thyroïde ;
- l'ACTH stimuline de la glande cortico-surrénale ;
- FSH et LSH (Gonadotrophines) pour les glandes sexuelles ;
- la Prolactine pour la sécrétion du lait.

■ **L'hormone de croissance ou hormone somatotrope (STH)** dont le dysfonctionnement produira le nanisme (hypofonctionnement) ou le gigantisme et l'acromégalie (hyperfonctionnement).

2. LE LOBE POSTÉRIEUR OU POSTHYPOPHYSE

Les hormones sécrétées par le lobe postérieur ont cinq actions principales :
- une action hypertensive ;
- une action ocytocique qui provoque des contractions sur l'utérus gravide ;
- une action antidiurétique qui ralentit l'élimination de l'eau par l'urine ;
- une action sur l'allaitement ;
- une action broncho-dilatatrice.

3. LE LOBE INTERMÉDIAIRE

Il sécrète des hormones agissant sur la mélanogénèse : les mélano-stimulines ou MSH.

LA THYROÏDE

Elle est située en avant du cou, devant la trachée. Elle est constituée de deux lobes latéraux reliés par un isthme médian.
L'hormone sécrétée est la ***thyroxine*** qui possède deux types d'action :
- action sur la croissance et le développement, car elle agit sur les cartilages de conjugaison ;
- action sur les métabolismes.

La thyroïde intervient dans la régulation du métabolisme de base et dans celui de l'iode. Elle a une action sur l'activité psychique et intellectuelle.
Le dysfonctionnement de la glande thyroïde entraînera soit un myxœdème (bouffissure de la face) par hypothyroïdie, ou une maladie de Basedow (yeux exorbités, amaigrissement, tachycardie) par hyperthyroïdie.

LES PARATHYROÏDES

Ce sont quatre petites glandes de la taille d'un petit pois situées en arrière des lobes latéraux de la thyroïde. Elles sont indispensables à la vie car elles règlent le métabolisme du phosphore et du calcium. L'hormone produite est la parathormone.
L'hyperfonctionnement provoquera une décalcification du tissu osseux.
L'hypofonctionnement se traduira par des accès de tétanie.

LES GLANDES SURRÉNALES

Ce sont deux petites glandes coiffant le sommet des reins. Elles comprennent deux parties :
- une partie centrale ou médullaire : la médullo-surrénale ;
- une partie périphérique ou corticale : la cortico-surrénale.

1. LA MÉDULLO-SURRÉNALE

Elle sécrète l'adrénaline, hormone de l'adaptation, de la mise en défense de l'organisme qui provoque :
- l'accélération cardiaque ;
- la vasoconstriction...

2. LA CORTICO-SURRÉNALE

Elle est indispensable à la vie. Elle sécrète des hormones que l'on divise en trois groupes :
- les minéralo-corticoïdes qui règlent le métabolisme de l'eau et du chlorure de sodium (NaCl).
  L'aldostérone en est le chef de file ;
- les gluco-corticoïdes. Ils interviennent dans le métabolisme des glucides : ils sont hyperglycémiants. Ils ont un grand pouvoir anti-inflammatoire.
  Ce sont la cortisone et ses dérivés ;
- les 17 ceto-stéroïdes qui ont une action androgène dont le type est l'androstérone.

LE PANCRÉAS

C'est une glande digestive située profondément dans l'abdomen.
C'est une glande mixte, amphicrine qui a :
- une sécrétion exocrine réalisée par les lobules pancréatiques qui assurent la sécrétion du suc pancréatique participant à la digestion ;
- une sécrétion endocrine réalisée par les îlots de Langerhans qui sécrètent l'insuline, hormone hypoglycémiante qui diminue le taux de glucose dans le sang. L'insuffisance en insuline entraînera le diabète avec hyperglycémie (taux de glucose trop élevé dans le sang) et glucose dans les urines.

LES OVAIRES

L'ovaire sécrète deux types d'hormones féminines : les hormones folliculaires ou **œstrogènes** et les hormones progestatives dites lutéiniques qui proviennent du corps jaune.
La sécrétion est cyclique et sous la dépendance des stimulines hypophysaires (FSH-LH...).
Dans la première moitié du cycle, il y a sécrétion de folliculine (œstrogènes).
Dans la seconde partie du cycle, il y a sécrétion de folliculine (œstrogènes) et de progestérone.

LES TESTICULES

Ils secrètent des hormones mâles dont la **testostérone**

25. ANATOMIE DE LA MAIN

LE SQUELETTE (27 OS)

Il comprend 3 parties :

1. LE CARPE

Il forme le poignet. C'est un assemblage de 8 petits os arrondis et superposés.

La première rangée, la plus proche de l'avant-bras, comprend en partant du pouce :

- le scaphoïde ;
- le semi-lunaire ;
- le pyramidal ;
- le pisiforme.

La deuxième rangée comprend :

- le trapèze ;
- le trapézoïde ;
- le grand os ;
- l'os crochu.

2. LE MÉTACARPE

Il forme le corps de la main. Il est constitué de cinq petits os comparables à des baguettes de tambour dont chacun correspond à un doigt.

Ces os sont situés à partir du corps, en gouttière concave sur la paume.

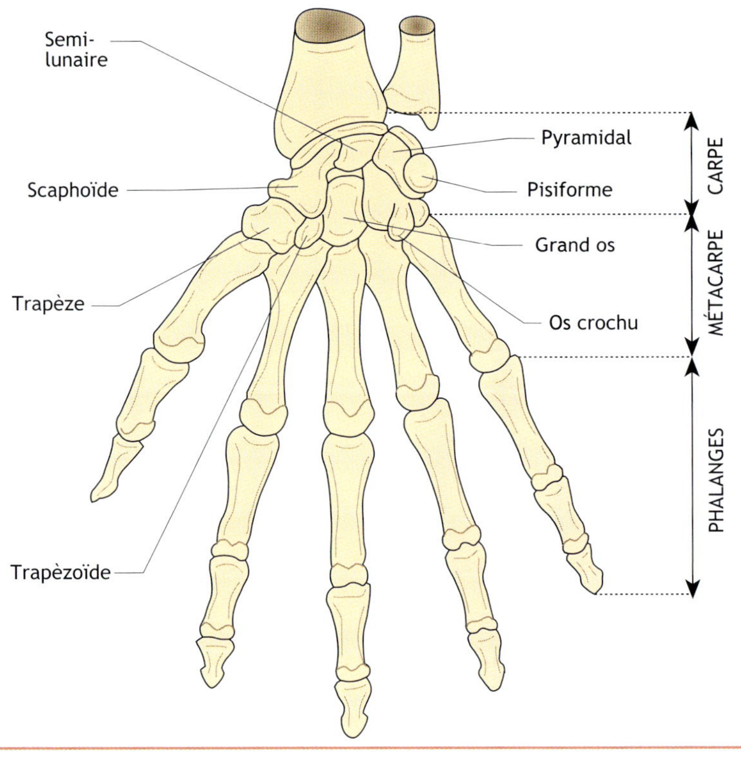

3. LES PHALANGES

Elles forment le squelette des doigts.

Chaque doigt possède trois phalanges, sauf le pouce qui n'en possède que deux. La phalange est près du métacarpe, la phalangine occupe la position du milieu et la phalangette est à l'extrémité du doigt. Le pouce n'a pas de phalangine.

Figure 55
Squelette de la main

LES MUSCLES

1. FACE DORSALE

Sur la face dorsale de la main, passent les tendons des muscles extenseurs, dont nous citerons :

■ **L'extenseur commun des doigts**
Le corps charnu est inséré à l'extrémité inférieure de l'humérus et se termine par quatre tendons destinés à chaque doigt sauf le pouce.

■ **L'extenseur propre à l'index** venant de la face postérieure du cubitus.

■ **Le long et le court extenseur du pouce**

2. FACE PALMAIRE

Sur la face palmaire, cheminent les tendons des muscles fléchisseurs, dont nous citerons :

■ **Le fléchisseur commun superficiel**
Le corps charnu est inséré à l'extrémité inférieure de l'humérus et se termine par quatre tendons.

■ **Le long fléchisseur propre du pouce**
D'autres groupes musculaires constituent deux saillies à la paume de la main.

■ **L'éminence thénar** formée par les muscles de la région externe - tous destinés au pouce :
- le court abducteur du pouce ;
- le court fléchisseur ;
- l'opposant du pouce.

■ **L'éminence hypothénar**, formée par les muscles de la région interne commandant les mouvements des petits doigts :
- l'abducteur du petit doigt ;
- le court fléchisseur du petit doigt ;
- l'opposant du petit doigt.

Entre les éminences thénar et hypothénar se trouvent :
- les muscles lombricaux superficiels ;
- les muscles interosseux palmaires et dorsaux.

VASCULARISATION

Elle est assurée par l'artère radiale et cubitale. Les arcades palmaires sont formées par les anastomoses qui unissent à la paume de la main les artères radiale et cubitale.
Les veines sont au nombre de deux par artère et portent le même nom que l'artère correspondante.

INNERVATION

L'innervation de la main est réalisée par six gros nerfs moteurs et sensitifs dont certains sont mixtes.
L'extrémité des doigts est riche en terminaisons nerveuses spécialisées (sensations thermiques, tactiles et douloureuses).

PATHOLOGIE DE LA MAIN

1. MALFORMATIONS CONGÉNITALES

- *Polydactylie* : présence de doigts en surnombre.
- *Syndactylie* : un ou plusieurs doigts sont soudés l'un à l'autre.
- *Doigts palmés* : des membranes relient les doigts les uns aux autres.
- *Ectrodactylie* : un ou plusieurs doigts manquent.

2. MALADIES ACQUISES

- Nouures articulaires = origine arthritique.
- Affections respiratoires chroniques entraînant parfois l'apparition de doigts hippocratiques.
- Maladie de Dupuytren qui provoque la flexion progressive des doigts.

26. ANATOMIE DU PIED

LE SQUELETTE (26 OS)

Il comprend 3 parties :

1. LE TARSE

C'est un assemblage de sept os courts, en deux rangées.

La rangée postérieure comprend deux os superposés :
- *l'astragale*, dont la face supérieure articulaire est enchâssée entre les deux malléoles : la malléole externe et la malléole interne ;
- *le calcaneum*, le plus volumineux des os du tarse, qui forme la saillie du talon où s'insère le tendon d'Achille.

La rangée antérieure comprend cinq os juxtaposés :
- *le scaphoïde*, du côté interne du pied, contre l'astragale ;
- *le cuboïde*, du côté externe du pied, en avant du calcaneum ;
- *les trois cunéiformes*, en avant du scaphoïde.

2. LE MÉTATARSE

Il représente la plus grande partie du pied. Il est formé par cinq os longs, les métatarsiens que l'on numérote de dedans en dehors, c'est-à-dire du gros orteil au petit.

3. LES PHALANGES

Elles forment le squelette des orteils. On en compte trois par orteil sauf le pouce qui n'en a que deux.

LES MUSCLES

1. FACE DORSALE

Il y passe les tendons des muscles de la jambe qui permettent l'extension et la rotation du pied.

Le pédieux ou court extenseur des orteils, muscle épais, court et charnu, qui s'étend du calcaneum aux quatre premières phalanges des 1er, 2e, 3e et 4e orteils.
Rôle : Il étend les premières phalanges et les incline en dehors.

2. FACE PLANTAIRE

Il y passe les tendons des muscles de la jambe qui permettent la flexion, l'adduction et la rotation du pied.

Les muscles interosseux dorsaux et plantaires occupent les espaces intermétasiens.
Rôle : ils fléchissent la 1re phalange des orteils.

Les muscles lombricaux

Ce sont de petits faisceaux charnus. Ils partent de la région plantaire et se terminent à la 1re phalange des quatre derniers orteils.
Rôle : ils fléchissent la 1re phalange des quatre derniers orteils.

Le long fléchisseur commun des orteils
Chair carrée de Sylvius : muscle court, aplati, il part du calcaneum pour se terminer aux tendons du long fléchisseur commun des orteils.
Action : il corrige la déviation du pied.

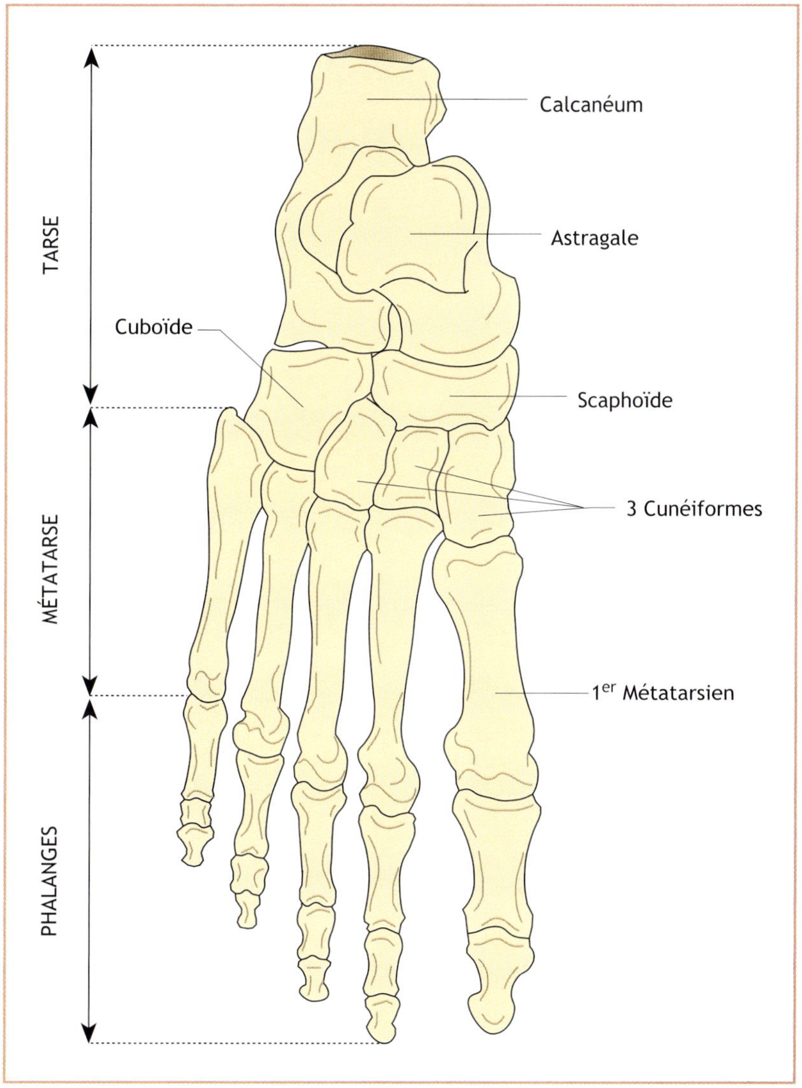

Figure 56
Squelette du pied

VASCULARISATION

Elle est assurée par :
- l'artère pédieuse sur la face dorsale ;
- les deux artères plantaires sur la face plantaire.

Chacune des artères du pied est flanquée de deux veines.

La circulation veineuse se fait par l'arcade veineuse dorsale et l'arcade veineuse plantaire.

INNERVATION

Elle est assurée par :
- le nerf saphène interne, qui innerve le bord interne du pied ;
- le nerf sciatique poplité interne, qui innerve les muscles de la région plantaire ;
- le nerf sciatique poplité externe, nerf moteur de la flexion dorsale du pied et de l'extension des orteils.

PATHOLOGIE DU PIED

1. CONGÉNITALE

- *Ectrodactylie* : orteils incomplets ou absents.
- *Polydactylie* : orteils en surnombre.
- *Syndactylie* : orteils plus ou moins soudés.
- *Pied-bot* : face plantaire déviée en dedans ou en dehors.

2. ACQUISE

- *Hallux valgus* : déformation caractérisée par une déviation en dedans du gros orteil tandis que le 1er métatarsien se porte en dehors.
- *Orteil en marteau* : l'orteil est replié sur lui-même et frotte douloureusement contre la chaussure.
- *Pied plat* : affaissement de la voûte plantaire.
- *Déformation du 5e orteil.*
- *Cor* : épaississement corné de l'épiderme, siégeant sur la face dorsale des orteils.
- *Durillon* : se situe à la plante du pied.
- *Œil de perdrix* : se situe dans les espaces interdigitaux.

27. MAINTIEN DE L'INTÉGRITÉ DE L'ORGANISME

AGENTS DE CONTAMINATION

1. DIFFÉRENTS TYPES DE MICRO-ORGANISMES

Les micro-organismes peuvent se diviser en quatre catégories : les bactéries, les virus, les organismes végétaux, les organismes animaux.

Les bactéries

Ce sont des organismes vivants, unicellulaires dont la taille varie de 0,5 à 0,2 µm de diamètre et de 3 à 10 µm de long (le micromètre est égal à un millième de millimètre). Leur mode de groupement permet de les reconnaître.

- Les *coques ou cocci* sont des bactéries sphériques ou ovalaires.
- *Les bacilles* ont l'aspect de bâtonnets.
- *Les spirochètes* sont des bactéries spiralées.
- *Les myxobactéries* sont des bactéries du sol et de l'eau.
- *Les Rickettsies et les Chlamydiae.*

Structure

Elles sont toutes composées :
- d'un noyau constitué d'une double chaîne d'ADN ;
- d'un cytoplasme ;
- d'une membrane cytoplasmique, qui constitue une protection et lui donne sa forme définitive.
  C'est un élément de reconnaissance. La paroi des bactéries « Gram + » est formée d'une couche homogène, celles des bactéries « Gram – » est double.

Certains *éléments* sont *inconstants* comme :
- les flagelles, qui donnent à la bactérie une grande mobilité ;
- la capsule, coque épaisse qui entoure la bactérie ;
- la spore, qui est une forme de vie ralentie déclenchée par des conditions de vie défavorable.

Métabolisme bactérien

La bactérie prélève dans le milieu où elle se développe les éléments dont elle a besoin.
- *La phototropie* est le mode de nutrition dans lequel l'apport d'énergie est assuré par la lumière.
- *La chimiotropie* est le mode de nutrition dans lequel l'apport d'énergie à une origine chimique.
- *La respiration bactérienne*
  Il y a respiration bactérienne si l'oxydant est d'origine externe au corps cellulaire : l'oxygène pour la respiration aérobie, des composés minéraux pour la respiration anaérobie.
- *La fermentation bactérienne*
  L'oxydant final est issu du métabolisme de la bactérie.
- *La reproduction*
  Les bactéries se reproduisent par bipartition, c'est-à-dire par division en deux.

Pouvoir pathogène des bactéries

Les bactéries sécrètent des substances agressives : enzymes ou toxines.
- Les exotoxines sont celles qui diffusent à l'extérieur de la bactérie.
- Les endotoxines restent à l'intérieur de la bactérie et ne sont libérées qu'à la destruction de celle-ci.

Les virus

Ils possèdent des caractéristiques qui permettent de les distinguer des autres micro-organismes. Ils sont très petits et ne peuvent être observés qu'au microscope électronique.

Structure

- Le génome est le cœur du virus ; il est composé d'acide nucléique, soit de l'ADN, soit de l'ARN, mais jamais les deux à la fois. C'est le génome qui est responsable de la reproduction du virus.
- La capside. Le génome est entouré d'une coque protéinique appelée la capside qui protège l'acide nucléique.

Les virus ne possèdent ni membrane plasmique, ni cytoplasme. Ils possèdent la fonction de réplication à l'intérieur de la cellule-hôte.

Les virus sont des parasites intracellulaires. Les capsides ont des formes très différentes : hélicoïdale, icosaedrale... Chaque forme correspond à un type de virus spécifique.

Métabolisme et pouvoir pathogène des virus

Les virus sont des parasites intracellulaires, incapables de se répliquer en dehors d'une cellule-hôte. Quand ils pénètrent dans la cellule, ils perdent leur capside, s'emparent du noyau de la cellule-hôte et le transforment en « fabrique de virus » qui produiront des copies du virus allant à leur tour infecter d'autres cellules.

Ils sont attirés vers différents types de cellules. Cette attirance spécifique est appelée « tropisme ».

Les rétrovirus

Ce sont des virus à ARN qui possèdent une enzyme particulière, la transcriptase inverse, qui leur permet de réécrire leur propre ARN en ADN, permettant ainsi l'intégration de celui-ci dans le noyau de la cellule hôte.

Ce sont les virus de l'immunodéficience humaine.

Les organismes végétaux

Les végétaux capables de se développer sur l'organisme humain sont exclusivement les champignons inférieurs microscopiques.

Ils se présentent sous deux aspects :

- les levures, unicellulaires ;
- les filaments mycelliens ramifiés, polynucléés.
  Les infections provoquées par les champignons sont les mycoses.

Les organismes animaux

Ce sont les parasites, de forme et de taille différente. Les uns sont unicellulaires, ce sont les protozoaires ; les autres pluricellulaires, ce sont les métazoaires.

2. CONDITIONS DE VIE DES MICRO-ORGANISMES

Le saprophytisme

Les micro-organismes saprophytes vivent à l'état libre dans la nature : eaux ; sols. Ils puisent leur énergie et nutriments sur les déchets animaux ou végétaux. Leur rôle est très important dans le cycle de la vie.

Le parasitisme

Les micro-organismes parasites dépendent pour leur subsistance d'un autre être vivant au contact ou à l'intérieur duquel ils vivent. Seul le parasite tire bénéfice de l'association ; l'hôte parasité réagit le plus souvent par des troubles plus ou moins graves.

Le commensalisme

L'hôte ne tire ni avantages, ni inconvénients de l'association, seul le commensal en profite.

La symbiose

C'est un apport d'avantages réciproques. Chaque espèce ne peut survivre qu'en présence de l'autre.

3. ORIGINE DES CONTAMINATIONS ET VOIES DE PÉNÉTRATION DANS L'ORGANISME

Contamination exogène

C'est le mode habituel de contamination pour les agents pathogènes, responsables des maladies contagieuses et épidémiques, et pour les parasites.

- Le réservoir de germes est l'homme, l'animal ou le sol.
- La transmission peut être directe (homme à homme : toux, contact sexuel, sang...) ou indirecte : poussières, morsure ou piqûre d'insectes.
- La pénétration peut se faire par voie digestive, respiratoire, au travers de la peau, par le sang.

Contamination endogène

Le germe est déjà sur place. Un commensal peut devenir pathogène par rupture d'équilibre. Tout affaiblissement des moyens de défense peut favoriser une telle contamination.

Infection locale

L'agent pathogène peut rester localisé au point de pénétration. Son action peut être uniquement locale ou locale et à distance par sécrétion de toxines.

Infection générale

À l'infection locale succède une infection régionale par envahissement des relais lymphatiques et des tissus voisins, puis c'est l'infection générale avec diffusion dans tout l'organisme et localisation aux organes profonds (cerveau, foie...).
Le passage de l'agent pathogène dans le sang provoque soit une septicémie (s'il s'agit de bactéries), soit une virémie (virus), soit une parasitémie (parasites).

4. POUVOIR PATHOGÈNE DES MICRO-ORGANISMES

Les micro-organismes ont un pouvoir d'agression qui tient à plusieurs facteurs :

■ **Leur armement offensif** comprenant les enzymes à action locale et les toxines à action générale.

■ **Leur armement défensif**
Ils attaquent les défenses de l'organisme grâce à leur virulence.

■ **Leur possibilité d'adaptation**
Apparition de variétés résistant aux médicaments usuels.

■ **Les enzymes**
Certaines sont capables de détruire les tissus de l'hôte : protéases, hyaluronidases...

■ **Les toxines**
Ce sont des poisons solubles élaborés par les micro-organismes.

■ **La virulence**
C'est l'aptitude des micro-organismes à se multiplier dans le corps des animaux.

RÉSISTANCE DE L'ORGANISME À L'INFECTION MICROBIENNE

1. LES MOYENS DE DÉFENSE NON SPÉCIFIQUES

La barrière cutanéo-muqueuse

Elle forme la première ligne de défense. La couche cornée et l'épithélium des muqueuses s'opposent à la pénétration des micro-organismes.
Certains facteurs vont renforcer leurs actions :
- facteurs mécaniques : comme les cils vibratiles de l'épithélium des voies respiratoires ;
- facteurs chimiques et humoraux représentés par les sécrétions qui recouvrent la peau et les muqueuses : sueur, larmes, salive, mucus nasal, suc-gastrique...

Ces sécrétions ont une grande importance dans la défense de l'organisme.

La réaction inflammatoire locale

S'il y a franchissement de la barrière cutanéo-muqueuse, il y a mobilisation des phagocytes. Cela se traduit par rougeur, chaleur, tuméfaction et douleur. Ce processus vise à éliminer l'agent pathogène.
Les cellules à pouvoir phagocytaires sont diverses : polynucléaires (granucolytes) neutrophiles, monocytes, macrophages.

■ **Description de la réaction inflammatoire**
Au point de pénétration de la substance pathogène plusieurs mécanismes vont s'enchaîner.
a. Vasodilatation des vaisseaux capillaires donc rougeur et fuite du plasma vers le tissu lésé.
b. Arrivée des phagocytes par mobilisation des histiocytes tissulaires et diapédèse des leucocytes.
c. Mécanisme de phagocytose qui se déroule en trois temps :
- adhésion du micro-organisme à la surface du phagocyte ;
- ingestion avec formation d'une vacuole de phagocytose ;
- digestion du micro-organisme par les enzymes lysosomiales.

Lors de la phagocytose, il peut y avoir formation de pus qui est composé par les cadavres de polynucléaires.

Le système lymphatique. Le filtre ganglionnaire

C'est la troisième ligne de défense. Les micro-organismes ayant échappé à la réaction inflammatoire arrivent dans le système lymphatique et en particulier dans les ganglions. C'est un filtre d'arrêt pour les micro-organismes.
L'atteinte des vaisseaux lymphatiques se traduit par une lymphangite (cordons sous-cutanés, rouges, douloureux).
L'atteinte des ganglions se traduit par une adénite. Les ganglions sont augmentés de volume, inflammatoires et douloureux.

Généralisation de l'infection

Lorsque l'agent pathogène parvient à franchir toutes les barrières successives, il se retrouve dans le sang. La rate, organe lymphoïde riche en histiocytes macrophages est capable de filtrer et d'arrêter les micro-organismes.

2. LES MOYENS DE DÉFENSE SPÉCIFIQUES

La réponse immunitaire est la mise en jeu de réactions spécifiques adaptées à la nature de l'agent pathogène. Nous allons en définir les différentes étapes.

Les antigènes

Toutes les cellules des êtres vivants ont à leur surface des marqueurs donnant leur identité. Ils sont spécifiques de l'espèce, de la race, de l'individu. Ces marqueurs sont les antigènes. Ils sont capables, introduits dans un organisme étranger, d'induire une réponse immunitaire spécifique. L'espèce humaine possède plusieurs types de marqueurs cellulaires ou antigènes, notamment :
- sur les hématies, les antigènes du groupe ABO ;
- sur les cellules nucléées, les antigènes du système HLA.

Le système de surveillance immunitaire

Les lymphocytes et les macrophages sont chargés de l'immuno-surveillance.

La réponse immunitaire spécifique

La fixation de l'antigène étranger sur les récepteurs du lymphocyte déclenche la réponse immune.
Il y a deux variétés de réponse spécifiques :
- *la réaction immunitaire humorale* aboutit à la sécrétion dans le sang par les lymphocytes B d'anticorps ou immunoglobulines.
  Chaque variété d'antigènes induit la production d'anticorps ;
- *la réaction immunitaire cellulaire* aboutit à la production de cellules (lymphocytes T) agissant directement sur l'agent pathogène en le détruisant, ou indirectement en renforçant les défenses de l'organisme par l'intermédiaire des médiateurs chimiques : les lymphokines.

Selon la nature de l'agent pathogène, il y aura prédominance de l'un ou de l'autre :
- dans la lutte contre les infections, le rôle des anticorps est prépondérant ;
- dans les greffes de tissus ou transplantation d'organes, c'est la réponse cellulaire qui intervient.

L'asepsie est un ensemble de méthodes qui empêchent les germes de pénétrer dans l'organisme : désinfection, stérilisation...

L'antisepsie

Destruction de germes existant à la surface d'organismes vivants à l'aide de substances chimiques : les antiseptiques.

Stérilisation

Destruction totale des micro-organismes vivants. Plusieurs procédés :
- chaleur sèche : étuve, poupinel ;
- chaleur humide : autoclave ;
- rayons X.

Désinfection

Destruction des germes pathogènes.

Décontamination

Permet une importante réduction des micro-organismes sous réduction totale.

Vaccination

C'est un processus actif qui permet à l'organisme d'élaborer des moyens de défense spécifique contre un agent pathogène précis.

L'immunité vaccinale est :

- durable (des mois ou des années) ;
- non immédiate, car un délai est nécessaire à la production d'anticorps dans l'organisme.

Sérothérapie

Elle apporte au sujet malade des anticorps tout prêts, provenant d'un sujet déjà immunisé.

Cette immunité est transitoire (quelques semaines) mais elle est immédiate. Elle est utilisée dans un but thérapeutique ou préventif immédiat.

DEUXIÈME PARTIE

NOTIONS ESSENTIELLES DE DERMATOLOGIE

1. LES LÉSIONS ÉLÉMENTAIRES

- La *dermatologie* est la science qui a pour objet l'étude des maladies de la peau.
- Les *dermatoses* ou affections de la peau sont constituées par un certain nombre de lésions élémentaires qui les caractérisent.
- Les *lésions élémentaires* sont des anomalies ou modifications pathologiques de la peau dues à des altérations histologiques bien définies.

1. LES MACULES

Ce sont des modifications de la couleur de la peau formant des taches sans relief, ni infiltration. Leurs causes sont, soit :

Dilatation des vaisseaux du derme

Exemple : *angiome plan.*

Taches dyschromiques

- Hyperpigmentation : surcharge de mélanine.
  Exemples : *éphélides, chloasma, taches séniles.*
- Dépigmentation ou achromie : diminution ou disparition complète de la mélanine.
  Exemples : *vitiligo, albinisme.*

2. L'ÉRYTHÈME PUR

C'est une rougeur de la peau, localisée ou diffuse, due à une dilatation des artérioles dermiques.
Il peut être localisé :
- *lucites* déclenchées par une exposition solaire ;
- *dermites* artificielles déclenchées par des applications caustiques ;

ou généralisé, et être alors d'origine :
- soit infectieuse.
  Exemples : *rougeole, scarlatine* ;
- soit toxique, due à certains médicaments, sulfamides, barbituriques.

3. L'ÉRYTHÈME ASSOCIÉ À DES SQUAMES

Les squames sont des lamelles cornées plus ou moins minces résultant d'une kératinisation anormale. Leur formation est la conséquence d'une lésion siégeant dans la couche granuleuse.
Exemples : *psoriasis, pityriasis rosé de Gibert, pityriasis versicolor.*

4. LES PAPULES

Ce sont des lésions en relief, rouges, circonscrites, solides, sans contenu liquidien, ni sérosité, ni pus et dont la taille varie de quelques millimètres au centimètre. On distingue :

Les papules épidermiques

Elles résultent d'un épaississement de l'épiderme. Exemple : *les verrues planes.*

Les papules dermiques

Œdémateuses : caractérisées par une extravasation de sérum sanguin dans le derme.
Exemples : *urticaire, prurigo* (papule surmontée d'une vésicule).

Infiltrées : dues à l'infiltration du derme par des cellules inflammatoires.
Exemple : *syphilides papuleuses.*

Parfois les lésions du derme et de l'épiderme sont associées.
Exemple : *lichen plan.*

Les papules folliculaires

Ce sont des papules infiltrées, centrées par un poil. Exemple : *kératose pilaire.*

5. LES VÉSICULES

Ce sont des élevures cutanées de petite taille, translucides, contenant un liquide clair, séreux.
Elles résultent soit :
- *d'un œdème cellulaire.*
  Exemple : *eczéma* ;
- *de lésion des cellules de Malpighi.*
  Exemple : *varicelle, zona, herpès.*

6. LES BULLES OU PHLYCTÈNES

Ce sont de grosses vésicules arrondies de plusieurs centimètres de diamètre, transparentes, dont le contenu est clair, jaune citron ou hémorragique.
Elles peuvent être sous épidermiques ou intra-épidermiques.
Les causes sont variables :
- *origine infectieuse.*
  Exemple : *impétigo bulleux* ;
- *allergique.*
  Exemple : *dermite des prés* ;
- *traumatique* : brûlure, frottement : *ampoules* ;
- *chimique* : iode, etc.

7. LES PUSTULES

Ce sont des lésions en relief dont la taille varie de quelques millimètres au centimètre, de coloration blanc laiteux et dont le contenu est du pus.
On distingue :

Les pustules folliculaires

Secondaires à une infection du follicule pilo-sébacé.
Exemples : *folliculites, furoncles, anthrax, acné pustuleuse.*

Les pustules non folliculaires

- *Virales.*
  Exemple : *variole* ;
- *microbiennes.*
  Exemple : *impétigo* ;
- *amicrobiennes.*
  Exemple : *psoriasis pustuleux.*

8. LES INFILTRATS HYPODERMIQUES

On distingue deux variétés :

Les tubercules

Ce sont des lésions volumineuses, de consistance ferme, caractérisées par un infiltrat cellulaire de siège dermique aboutissant à une destruction du tégument.
Exemples : *lupus tuberculeux, lèpre.*

Les nodosités ou nouures ou nodules

Ce sont des saillies plus ou moins fermes, bien limitées, caractérisées par un infiltrat de siège hypodermique.
Exemple : *érythème noueux.*

9. LE PURPURA

Il traduit une extravasation des globules rouges hors des vaisseaux sanguins dermiques superficiels et se présente sous forme de tache de couleur foncée.
Selon leur dimension et aspect, on distingue :
- *les pétéchies punctiformes* ;
- *les ecchymoses en placards.*

10. LES TÉLANGIECTASIES

Ce sont des dilatations de petits capillaires dermiques avec rupture de leur paroi.

11. AUTRES

L'érosion

C'est une perte de substance concernant l'épiderme.

L'ulcération

C'est une perte de substance concernant le derme et l'hypoderme.

La gangrène

C'est une mortification ou nécrose tissulaire par manque de vascularisation.

L'atrophie

C'est un amincissement du tégument dû à la diminution des éléments constitutifs de la peau, d'où aspect lisse nacré, translucide, et perte d'élasticité.
Exemple : *vergetures.*

Les fissures

Ce sont des érosions linéaires résultant de la déchirure d'un tégument hyperkératosique.

La sclérose

C'est l'induration d'un tissu due à la condensation des éléments constitutifs du derme.
Exemple : *sclérodermie en plaques.*

2. LES TUMEURS CUTANÉES

Les tumeurs cutanées sont des lésions de volume et de consistance variables dues à la formation de tissus pathologiques aux dépens de tissus sains.
On distingue :
- les tumeurs bénignes ;
- les tumeurs malignes ;
- les tumeurs naeviques.

LES TUMEURS BÉNIGNES

1. LES TUMEURS ÉPITHÉLIALES OU ÉPIDERMIQUES

Elles se développent au détriment du tissu épithélial.

Exemples :

Kystes épidermiques ou grains de milium

Ce sont des fines granulations blanches, fermes, situées sur le visage, formées d'amas de kératine.

Kystes sébacés vrais

Ce sont des tumeurs rondes, molles, pourvues généralement d'un orifice central par lequel la pression fait sortir de la matière sébacée. Elles sont situées dans les régions séborrhéiques.

Verrues planes

Ce sont des élevures très peu saillantes, lisses, roses ou grisâtres, siégeant sur la face, le dos des mains.

Verrues vulgaires

Ce sont des élevures saillantes, très bien limitées, rugueuses, de surface irrégulière, situées généralement sur la face dorsale des mains et dues à un virus filtrant.

Verrues séborrhéiques

Ce sont des proliférations épidermiques bien limitées, hyperpigmentées, de couleur jaune grisâtre allant jusqu'au noir. Elles sont comme posées sur la peau et siègent sur le visage, le haut du dos, la partie antérieure du thorax.

2. LES TUMEURS CONJONCTIVES OU DERMIQUES

Elles se développent au détriment du tissu conjonctif.

Exemples :

Lipomes

Ce sont des lésions sous-cutanées, lobulées, molles, constituées de lobules adipeux de taille variable.

Fibromes

Ce sont de petites tumeurs arrondies, fermes, bombées, de couleur rose ou brun clair ; elles siègent principalement sur les membres inférieurs.

Xanthomes plans ou Xanthélasma

Ce sont des nappes jaunes, peu saillantes, bien limitées, localisées aux paupières.
Elles sont constituées de cellules squameuses chargées de lipides.

Molluscum pendulum

Ce sont de petites tumeurs pédiculées, rosées, siégeant au niveau du cou, des aisselles, des aines.

Botryomycomes

Ce sont des tumeurs conjonctives vasculaires, saillantes, étranglées à leur base, de couleur rouge ou bleu noir. Elles se développent en général après un traumatisme et siègent sur le visage, les mains, les oreilles.

Chéloïdes

Ce sont des proliférations du tissu conjonctif jeune. Elles se présentent :

- soit comme de petits nodules saillants, fermes, rosés ;
- soit comme des plaques vastes, irrégulières, rouges, en relief.

Certaines sont spontanées : ce sont les *chéloïdes vraies*. La plupart surviennent après une intervention chirurgicale, une vaccination, une brûlure : ce sont les *cicatrices chéloïdiennes*.

LES TUMEURS MALIGNES

1. LES TUMEURS ÉPITHÉLIALES MALIGNES

Les épithéliomas baso-cellulaires

Ils se développent aux dépens des cellules basales de l'épiderme. Ils siègent principalement sur le visage.

Aspect : au stade initial, ce sont des petites infiltrations superficielles, une simple érosion ou une élevure rosée couverte de quelques télangiectasies. Puis c'est une plaque de forme irrégulière, cicatricielle dont le centre est ulcéré, déprimé, pigmenté. La périphérie est formée de petits soulèvements perlés, blanchâtres, translucides. Certains épithéliomas baso-cellulaires sont bourgeonnants, recouverts de squames.

Les épithéliomas spino-cellulaires

Ils se développent aux dépens des cellules du corps muqueux de Malpighi. Ils siègent sur les zones découvertes, le visage, les oreilles, le dos des mains.

Ils apparaissent le plus souvent sur une lésion cutanée préexistante (telles que kératose sénile ou kératose actinique) ou sur un tégument qui a subi des agressions physiques, chimiques ou mécaniques (radiodermites, cicatrices de brûlure, ulcères de la jambe).

2. LES TUMEURS CONJONCTIVES MALIGNES

Les sarcomes

Ce sont des tumeurs caractérisées par un développement progressif de plaques et de nodules violacés. Elles se développent aux dépens du tissu conjonctif et ont tendance à se généraliser et à récidiver.

Exemple : la maladie de Kaposi.

3. LES NAEVO-CARCINOMES OU MÉLANOMES MALINS

Ils se développent aux dépens des cellules naeviques, pigmentées, le plus souvent.
Ils apparaissent soit :

Sur un naevus pigmentaire existant qui se transforme soit spontanément, soit après un traumatisme.

Les signes de transformation sont :

- extension rapide du naevus ;
- modification de la coloration ;
- apparition d'un halo inflammatoire ;
- apparition de prurit ;
- apparition de petits nodules.

D'emblée

C'est une tumeur bosselée de petite taille, de couleur bleu noir.

Les naevo-carcinomes sont les tumeurs cutanées les plus graves.

4. LA MÉLANOSE DE DUBREUILH

C'est une tache circonscrite de couleur non homogène variant du brun au noir, de surface lisse ou verruqueuse, apparaissant chez les sujets âgés. Elle siège le plus souvent au visage.

LES TUMEURS NAEVIQUES

Un naevus est une anomalie du développement cutané concernant, soit le tissu cutané lui-même, soit le système vasculaire, soit le système pigmentaire. Cette anomalie apparaît soit dès la naissance, soit plus tardivement.

1. LES NAEVI VASCULAIRES OU ANGIOMES

Les angiomes sont des modifications du tégument dues à l'hyperplasie et la dilatation des vaisseaux du derme et de l'hypoderme.

Angiomes plans

Ce sont des taches rosées, rouges ou violacées sans relief et d'étendue variable : ils sont dus à la prolifération des capillaires dermiques anormalement dilatés.

Naevus flammeus

C'est un angiome plan, rose, situé sur le milieu du front, la racine du nez, les paupières supérieures. Il disparaît spontanément vers l'âge de six mois.

Angiomes stellaires

Ce sont des angiomes capillaires caractérisés par des petits points rouges, plus ou moins saillants, entourés d'un réseau fin de capillaires en étoile, situés sur le visage, les mains, la partie supérieure du thorax.

Points rubis

Ce sont de petits angiomes nodulaires, rouge vif, légèrement saillants, fermes, siégeant le plus souvent sur le tronc.

Angiomes tubéreux

Au stade initial, ce sont de petites taches rosées qui augmentent de volume et deviennent des taches rouges, violacées, en relief, de surface irrégulière.

2. LES NAEVI PIGMENTAIRES

Ce sont des tumeurs qui se développent aux dépens des cellules pigmentaires. Les cellules naeviques qui les composent sont la forme tumorale des mélanocytes.
Certaines tumeurs non pigmentées peuvent renfermer des cellules naeviques ne contenant pas de mélanine.

Lentigos

Ce sont des taches lenticulaires bien limitées, planes ou peu saillantes, de couleur variant du jaune au brun foncé, dues à une augmentation de mélanocytes normaux.

Naevi pigmentaires plans

Visibles dès la naissance, ces taches de dimension variable, bien limitées ont une couleur variant du brun clair à l'ocre.

Naevi cellulaires

Ils sont constitués d'amas de mélanocytes ou thèques naeviques.

Naevi de Sutton

Ce sont des naevi lenticulaires entourés d'un halo dépigmenté.

Naevi tubéreux dits verrues molles

Ce sont de petites tumeurs arrondies, saillantes, blanchâtres ou rosées, rarement très pigmentées.

Naevi molluscifformes

Ils ont une taille variable, une surface mamelonnée, une couleur foncée.

Naevi pileux

Ce sont des naevi mélanocytaires avec un ou plusieurs poils.

Naevus bleu

C'est une petite tumeur en dôme, à contour bien limité, de couleur bleu ardoise, siégeant sur le visage, le dos du poignet, l'avant-bras ; c'est une lésion unique.

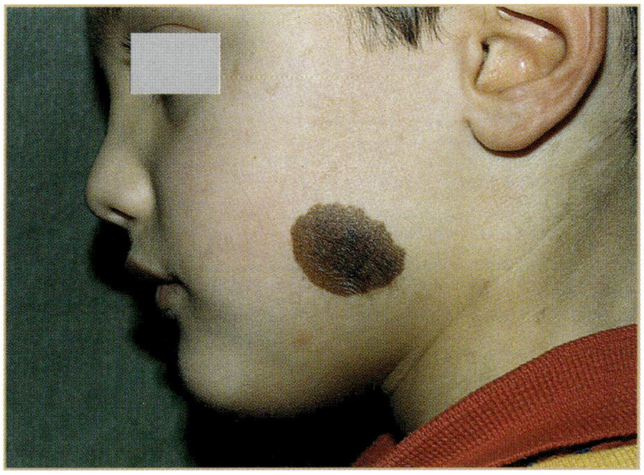

Photo 1
Nævus pigmentaire pileux

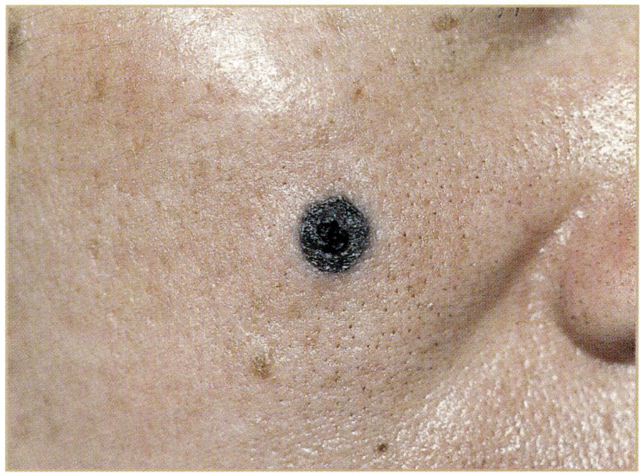

Photo 2
Nævus bleu

3. ÉTUDE LIMITATIVE DES AFFECTIONS CUTANÉES

ANOMALIES VASCULAIRES

Érythèmes

Érythème pur

C'est une rougeur de la peau localisée ou diffuse due à une dilatation des artérioles dermiques.
Il peut être localisé :
- lucites déclenchées par une exposition solaire,
- dermites artificielles : déclenchées par des applications caustiques.

Il peut être généralisé :
- origine infectieuse : rougeole, scarlatine,
- origine toxine due à certains médicaments tels que sulfamides, barbituriques.

Érythème associé à des squames

Les squames sont des lamelles cornées plus ou moins minces résultant d'une kératinisation anormale. Leur formation est la conséquence d'une lésion siégeant dans la couche granuleuse.
Exemple : psoriasis, pityriasis rosé de Gibert, pityriasis versicolor.

Érythrose

C'est une tendance à rougir facilement et fréquemment, provoquée par une stase sanguine passagère.
C'est un érythème vaso-moteur transitoire (« flush ») qui survient lors d'une émotion, au changement de température, en période post-prandiale après l'absorption de boissons alcoolisées, de glutamate, de nitrique, de café...

Télangiectasies ou angiectasies

Ce sont des dilatations de petits capillaires dermiques avec rupture de leur paroi.

Rosacée

C'est une érythrose permanente des joues, du front, des ailes du nez, où apparaissent des papules rouges souvent surmontées d'une pustule.

Couperose

C'est une coloration rouge diffuse du visage, bi-latérale, symétrique, prédominant sur les pommettes, les ailes du nez. Elle est due à une dilatation permanente des petits vaisseaux superficiels dessinant des arborisations (télangiectasies) et à une congestion permanente.
Elle atteint les peaux fines, fragiles dont le tissu conjonctif est de qualité déficiente.

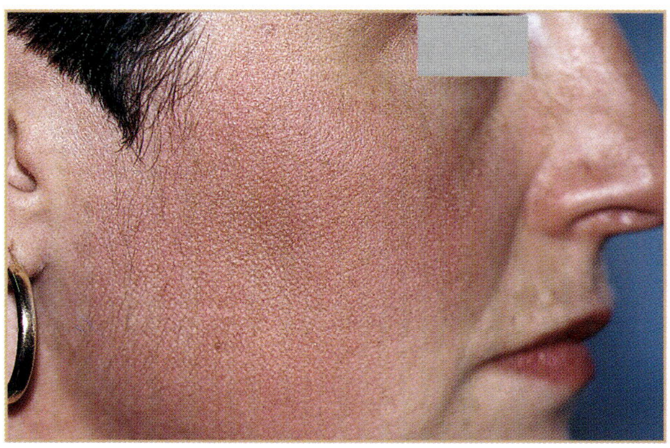

Photo 3
Couperose

Angiomes

Les angiomes sont des modifications du tégument dues à l'hyperplasie et la dilatation des vaisseaux du derme et de l'hypoderme.

Angiomes plans

Ce sont des taches rosées, rouges ou violacées sans relief et d'étendue variable : ils sont dus à la prolifération des capillaires dermiques anormalement dilatés.

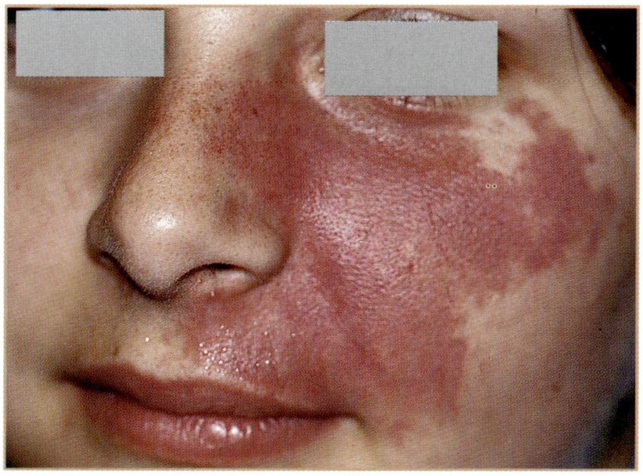

Photo 4
Angiome plan

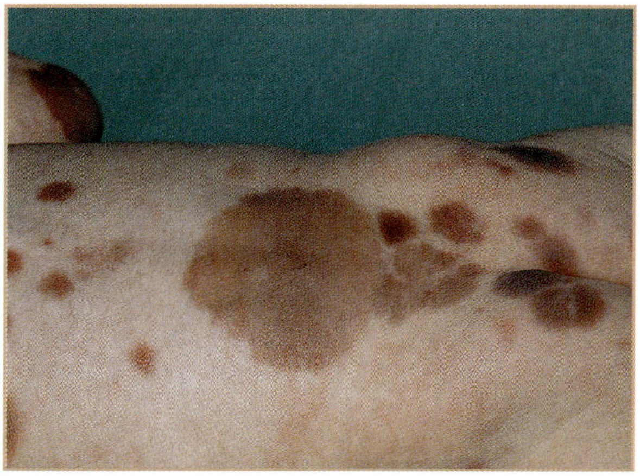

Photo 5
Nævus pigmentaire en plaques multiples

Angiomes tubéreux

Au stade initial, ce sont des petites taches rosées qui augmentent de volume et deviennent des taches rouges, violacées, en relief, de surface irrégulière.

Angiomes stellaires

Ce sont des angiomes capillaires caractérisés par des petits points rouges, plus ou moins saillants, entourés d'un réseau fin de capillaires en étoile, situés sur le visage, les mains, la partie supérieure du thorax.

Points rubis

Ce sont de petits angiomes nodulaires, rouge vif, légèrement saillants, fermes, siégeant le plus souvent sur le tronc.

ANOMALIES PIGMENTAIRES OU DYSCHROMIES

1. HYPERPIGMENTATIONS

Éphélides ou taches de rousseur

Ce sont de petites taches planes, de couleur brun ocre augmentant lors des expositions aux ultra-violets, disséminées sur le visage et les parties découvertes du corps.

Lentigos

Ce sont des taches lenticulaires bien limitées, planes ou peu saillantes, de couleur variant du jaune au brun foncé.

Naevi pigmentaires ou mélanocytaires

Ce sont des tumeurs qui se développent aux dépens des cellules pigmentaires.
Les cellules naeviques qui les composent sont la forme tumorale des mélanocytes.
Certaines tumeurs non pigmentées peuvent renfermer des cellules naeviques ne contenant pas de mélanine.

Chloasma ou masque de grossesse

Il est constitué de taches brunes aux contours irréguliers, siégeant de façon symétrique sur le visage (front, tempes, pommettes) déclenchées par la grossesse ou la prise de contraceptifs oraux.

Mélanose de Riehl

C'est une pigmentation diffuse atteignant les tempes, les joues, le front, le décolleté. Des facteurs cosmétiques, endocriniens, nerveux sont en cause.

Taches ou mélanoses séniles

Ce sont des taches brunâtres, planes, légèrement squameuses, apparaissant chez des sujets âgés.

Kératoses séniles ou actiniques ou mélanoses solaires

Ce sont des taches séniles de couleur variable brune, grise ou noire, kératosiques, squameuses, croûteuses, qui peuvent évoluer vers un carcinome.

Dermite des parfums ou en breloque

Ce sont des taches en coulées aux contours irréguliers, localisées au visage et au décolleté, dues à l'action photosensibilisante de substances contenues dans les parfums et les produits cosmétiques parfumés. L'essence de bergamote en fait partie.

Mélanodermies par photosensibilisation

Ce sont des pigmentations généralisées dues à une photosensibilisation médicamenteuse.

2. DÉPIGMENTATION OU ACHROMIE

Vitiligo

Ce sont des taches dépigmentées, blanches, bien limitées, entourées d'un halo hyperpigmenté, et de dimension variable. Elles siègent au visage, au cou, sur le dos des mains, sur les avant-bras. Elles sont dues à un défaut de multiplication des mélanocytes.

Pityriasis versicolor achromiant

Il est constitué de petites taches blanches, régulières, squameuses ou non, siégeant sur la poitrine et le dos. C'est une affection produite par un champignon.

Pityriasis alba ou dartre achromiante

Ce sont des plaques pâles qui apparaissent sur le visage des enfants et des adolescents et fréquemment chez les sujets à peau pigmentée.

Albinisme

C'est un éclaircissement de la peau, des cheveux, des yeux, dû à un trouble de synthèse de la tyrosinase.

Achromie lenticulaire (hypo-mélanose en gouttes)

C'est une dépigmentation en gouttes, siégeant sur les jambes, les avant-bras et s'accentuant avec l'âge. Elle survient à la suite d'expositions fréquentes au soleil.

Naevus achromique

Il est visible dès la naissance ; cette tache blanche persiste pendant toute la vie du sujet.

ANOMALIES DE LA KÉRATINISATION

On distingue trois types :

- *l'hyperkératose* : épaississement anormal de la couche cornée ;
- *la parakératose* : conservation anormale des noyaux de la couche cornée ;
- *la dyskératose* : kératinisation précoce des cellules isolées du corps muqueux de Malpighi.

1. LES HYPERKÉRATOSES

Hyperkératose réactionnelle

du canal folliculaire dans l'acné.

Photo 6
Nævus achromique

Kératose folliculaire ou kératose pilaire

C'est une dermatose caractérisée par une sécheresse du tégument et par de petites papules folliculaires situées principalement sur les bras, les jambes, la face extérieure des cuisses.

Kératodermies palmo-plantaires

- *Callosités* telles que cor, durillon, œil de perdrix.
- *Verrues*.

2. LES PARAKÉRATOSES

Dermite séborrhéique ou pityrosporose

C'est une dermatose fréquente, caractérisée par des plaques érythémateuses à squames grasses jaunâtres. Elles sont localisées à la lisière du cuir chevelu, aux sourcils, au sillon naso-génien, au sillon rétro-auriculaire, aux conduits auditifs externes et sur la région médio-sternale.

Le pityrosporum, levure lipophile, est toujours présent. La séborrhée ne joue pas un rôle déterminant. Les différents facteurs mis en cause sont d'ordre hormonal, neuropsychique, héréditaire, climatique et nutritionnel.

Psoriasis

C'est une affection caractérisée par des plaques érythémato-squameuses bien limitées, de couleur rose ou rouge masquée par de nombreuses squames blanchâtres, brillantes, sèches, friables. Les éléments du psoriasis siègent sur les coudes, les genoux, les régions sacro-lombaires, le tronc. Ils prédominent sur les parties normalement couvertes, se manifestent rarement sur le visage, mais peuvent atteindre le cuir chevelu et les ongles.

Photo 7
Dermite séborrhéique

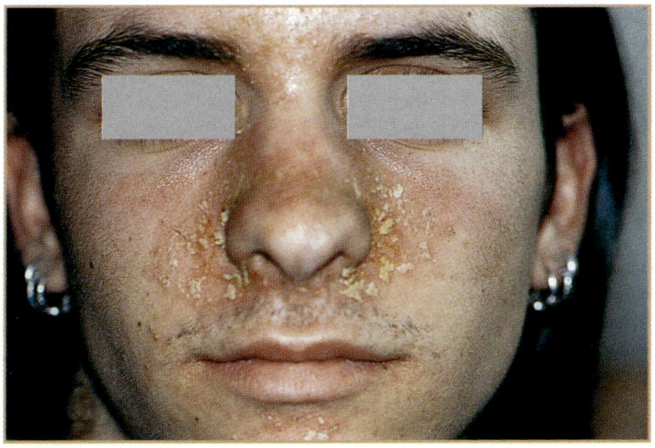

3. LES DYSKÉRATOSES

Maladie de Darier ou dyskératose folliculaire de Darier

C'est une affection héréditaire, chronique, caractérisée par des amas de papules kératosiques grisâtres qui siègent sur le cuir chevelu, les zones séborrhéiques du front, les plis naso-géniens.

DERMATOSES DYSMÉTABOLIQUES

Xanthélasma ou xanthome-plan des paupières

C'est un ensemble de tumeurs cutanées formées de petites taches ou de petites nodosités de couleur blanc jaunâtre, renfermant un ester gras du cholestérol et siégeant sur les paupières. Le xanthélasma est quelquefois en rapport avec un taux de cholestérol élevé mais le plus souvent on ne retrouve pas d'augmentation significative du cholestérol.

LES DERMATOSES D'ORIGINE INFECTIEUSE

Il existe différents agents infectieux :

- *les microbes* qui se divisent en :
  - bactéries,
  - bacilles,
  - coques (streptocoque, staphylocoque) ;
- *les virus* ;
- *les champignons*.

1. INFECTIONS CUTANÉES MICROBIENNES

Folliculites banales

Ce sont des infections superficielles des follicules pileux dues le plus souvent au staphylocoque doré.
Elles se présentent sous forme de papules surmontées de petites pustules. Elles siègent sur le visage, la barbe, la nuque, la poitrine, le dos, les jambes, les fesses.

Furoncles

Ce sont des folliculites profondes, nécrosantes dues au staphylocoque. Ils siègent sur le visage, les épaules, le tronc, les cuisses, les fesses.
On distingue trois stades dans l'évolution :
- une papule douloureuse ;
- une pustule ;
- l'élimination du bourbillon qui est le follicule nécrosé.

Anthrax

C'est une agglomération de furoncles au niveau de la nuque et du dos, le plus souvent.

Érysipèle

C'est une dermatose due au streptocoque, qui se manifeste par un placard rouge tuméfié, chaud, douloureux, qui s'étend, limité par un bourrelet saillant et sur lequel s'ajoutent des vésicules et des croûtes. L'érysipèle peut survenir sur n'importe quel point du tégument, en particulier sur le visage et les membres inférieurs.

Impétigo

C'est une infection cutanée provoquée par le streptocoque, le staphylocoque ou les deux associés.
Il survient chez l'enfant, sur le visage, les membres. Il débute par des bulles puis des petites pustules qui se vident de leur contenu et se couvrent de croûtes brunâtres.

Tuberculose cutanée

Le bacille responsable de la tuberculose cutanée est le bacille de Koch. Les affections se divisent en deux groupes :
- la tuberculose cutanée proprement dite formée de lésions contenant des bacilles de Koch ;
- les tuberculides ne contenant pas ou peu de bacilles mais pouvant avoir un rapport avec la tuberculose.

Nous citerons quelques manifestations de la tuberculose cutanée proprement dite :

Lupus tuberculeux

C'est la forme la plus fréquente de tuberculose cutanée. La lésion élémentaire est un *lipome*, nodule rouge cuivré qui à la vitropression a l'aspect d'un grain translucide de couleur « sucre d'orge » ou « gelée de pomme » . Les lipomes s'agglomèrent et forment un ou plusieurs placards rouge brun qui se cicatrisent par endroits, puis s'ulcèrent, deviennent croûteux, s'étendent à la périphérie. Les lésions aboutissent à des mutilations sur la face (nez-oreilles-paupières) et les membres.

Gommes tuberculeuses

Ce sont des nodosités indolores qui grossissent, se ramollissent, s'ulcèrent, d'où sort une sérosité granuleuse. L'ulcération est limitée par des bords violacés.

Tuberculose verruqueuse

Elle est caractérisée par des placards hyperkératosiques, verruqueux, bien limités, entourés d'un halo rouge foncé. Les lésions s'étendent par la périphérie. Elles siègent au point, soit d'inoculation externe, soit d'auto-inoculation (pouce ou dos de la main) des bacillaires tousseurs.

Syphilis

L'agent responsable de cette maladie transmise presque exclusivement par les rapports sexuels est un tréponème : le *treponema pallidum*. Dans l'évolution de la syphilis, on distingue : la syphilis primaire, la syphilis secondaire, la syphilis tertiaire.
Nous étudierons *uniquement les manifestations cutanées* apparaissant au cours de ces trois phases :

Syphilis primaire

Le chancre

Après une incubation de 15 à 20 jours, apparaît une petite érosion rouge au contour arrondi bien limité ; elle s'ulcère et s'indure.
Son aspect varie selon le siège ; le chancre peut être ulcéreux, croûteux, inflammatoire, vésiculeux (herpétiforme).
Il siège sur les organes génitaux :
- chez l'homme, sur le prépuce ;

- chez la femme, sur les petites, les grandes lèvres, le col utérin et peut être extra-génital : bouche, amygdale, doigt (rare).

Syphilis secondaire

a. La roséole

Elle survient six semaines après le début du chancre. Elle est formée de macules rose pâle, rondes, plates, non prurigineuses qui siègent principalement sur le tronc et respectent le visage. Sur le cou, elles laissent parfois des taches achromiques entourées d'une zone pigmentée formant le collier de Vénus.

b. Les syphilides papuleuses

Elles sont d'apparition plus tardive, trois à six mois après le début de l'infection.
Ce sont des papules, petites, saillantes, arrondies, entourées parfois d'une collerette squameuse, infiltrées et indurées, de couleur rouge sombre. Leur aspect peut varier car elles peuvent être :
- recouvertes de squames grasses ou blanches ;
- formées de papules croûteuses ;
- prendre l'aspect d'une perlèche papuleuse.

Elles siègent sur tout le tégument :
- visage : commissures labiales, sillon naso-génien ;
- thorax, paumes des mains, plantes des pieds ; plis de flexion ; régions ano-génitales.

Syphilis tertiaire

a. Les gommes

Ce sont des nodules dermo-hypodermiques dures qui se ramollissent, s'ulcèrent avec un bord taillé à pic sur un fond nécrotique et siègent sur les muqueuses génitales, sur le larynx.

b. Les syphilides tuberculeuses

Ce sont des lésions infiltrées dermiques de couleur brun rouge cuivré qui se groupent en placards.

2. INFECTIONS CUTANÉES VIRALES

Verrues vulgaires

Ce sont des tumeurs, épidermiques de quelques millimètres d'épaisseur, saillantes, arrondies, rugueuses, grisâtres ou de couleur proche de celle de la normale, recouvertes de saillies cornées. Elles peuvent confluer et sont contagieuses.

Verrues planes

Ce sont de petites élevures à peine saillantes, arrondies, de la couleur de la peau ou légèrement jaunâtres ou roses. Elles sont toujours nombreuses et siègent sur le visage, les paupières, le front, le dos des mains, les avant-bras, les jambes.

Herpès banal

Ce sont des lésions vésiculeuses en bouquet qui apparaissent sur une plaque érythémateuse. Elles sont précédées d'une sensation de cuisson, deviennent croûteuses. La durée de l'affection est d'une à deux semaines.
L'herpès siège sur la face, autour de la bouche, du nez, sur les organes génitaux ou plus rarement sur la cornée, les doigts.
Les facteurs de déclenchement sont le surmenage, les maladies fébriles, les règles, le soleil, le froid.

Varicelle

C'est une maladie bénigne, fébrile, contagieuse, fréquente chez l'enfant. L'éruption est caractérisée par des papules qui se recouvrent d'une vésicule claire. Le liquide devient trouble, la vésicule se déprime, donne une ombilication centrale, se couvre d'une croûte qui tombe en une semaine.
Les lésions siègent sur le visage, derrière les oreilles, le cuir chevelu, les membres, le tronc et s'étendent par poussées successives.

Zona

C'est une affection dont le virus responsable est le même que celui de la varicelle ; elle est caractérisée par des placards érythémateux douloureux, surmontés de vésicules contenant un liquide trouble. Les vésicules laissent une croûte qui tombe au bout d'une à deux semaines faisant place à des cicatrices indélébiles.
La topographie des lésions est unilatérale, le plus souvent suivant un trajet nerveux. Le zona peut siéger sur le thorax, l'abdomen, la nuque, le périnée, l'œil.

Molluscum contagiosum

Il est constitué de papules saillantes, hémisphériques, de quelques millimètres de diamètre, solides, lisses, de couleur gris ou rose pâle, ombiliquées.
Elles siègent sur la face, les régions génitales et peuvent être prurigineuses. Le virus responsable est le poxvirus.

Rougeole

C'est une maladie contagieuse. La période d'incubation est de 10 à 11 jours, puis survient une sensation de malaise, de fatigue, un état fiévreux (39°-40°), une catarrhe oculaire, un larmoiement, une toux incessante.
Quatre à cinq jours après le début de la maladie apparaît l'éruption formée de taches érythémateuses, qui siègent à la racine des cheveux, puis sur le visage, s'étendent sur tout le corps et disparaissent vers le sixième jour.

Rubéole

C'est une maladie bénigne, mais qui provoque des malformations congénitales chez le fœtus. La période d'incubation est de 16 à 18 jours. L'éruption est formée de petites maculo-papules roses, discrètes qui montent des membres supérieurs vers le visage.
Elle se généralise en 24 heures et est accompagnée d'une fièvre légère.

3. INFECTIONS CUTANÉES MYCOSIQUES

Les champignons les plus connus sont :
- le trichophyton qui a une affinité pour les cheveux ;
- l'épidermophyton qui a une affinité pour la peau ;
- le microsporum qui a une affinité pour la peau et les cheveux ;
- le candida albicans de la famille des levures ou moniliases.

Pityriasis versicolor pigmenté

Il est caractérisé par de petites taches jaunes chamois, très peu prurigineuses, légèrement squameuses. Elles siègent sur le cou, le thorax, les membres supérieurs. Le visage est épargné. Le champignon responsable est le microsporon furfur.

Pityriasis versicolor achromiant

Il est formé, soit de taches achromiques, squameuses, soit de taches achromiques non squameuses. Les premières sont contagieuses, les secondes surviennent après une exposition solaire et ne sont pas contagieuses. Les sièges sont les mêmes que ceux du pityriasis versicolor pigmenté.

Herpès circiné

Il est formé d'une ou plusieurs lésions circulaires bien limitées, érythémato-squameuses, s'accroissant lentement. La périphérie présente des petites vésicules. Le centre est couleur chamois. Elles siègent sur n'importe quel point du tégrument et en particulier sur les régions découvertes.

Perlèche

C'est une candidose fréquemment due au candida albicans. Au niveau des commissures labiales, bilatéralement, symétriquement et horizontalement, des fissures inflammatoires croûteuses, suintantes, s'entourent d'un halo érythémato-squameux.

Intertrigos

Selon leur siège, on distingue :
- *les intertrigos des grands plis* (sous-mammaires, axillaires, ombilicaux) ;
- *les intertrigos interdigitaux* ;
- *les intertrigos des orteils (pied d'athlète)*.

Ce sont des lésions érythémateuses, de couleur rouge vineux, souvent suintantes, plus ou moins prurigineuses dont l'évolution est favorisée par la chaleur et la sueur.

4. INFECTIONS CUTANÉES PARASITAIRES

Pédiculoses, phtiriases

Le parasite responsable est le poux dont il existe trois espèces différentes par leur morphologie et leur territoire d'élection.

Pédiculose du cuir chevelu

L'atteinte du cuir chevelu est fréquente chez les enfants d'âge scolaire. Les œufs (lentes) du poux de tête ou pédiculus capitis sont attachés aux cheveux et difficiles à détacher. Les lésions de grattage peuvent entraîner des infections.

Pédiculose du corps

Le poux du corps ou pédiculus corporis pond des œufs dans les vêtements des sujets malpropres. Les lésions de grattage dues au prurit prédominent sur le tronc.
Les poux du corps sont les vecteurs de maladies infectieuses graves comme le typhus.

Pédiculose inguinale ou phtiriase inguinale

La localisation du poux du pubis (« morpion »), Phtirius inguinalis, est principalement pubienne et inguinale, mais la barbe, les sourcils, les cils et les aisselles peuvent être également contaminés. Les lésions provoquées par le prurit intense sont des petites papules rouges.

La gale (scabiose)

Elle est provoquée par un acarien, le sarcopte scabei. Elle se transmet par contact direct ou par la literie et les vêtements. Elle se manifeste par un prurit intense aux fesses, à la ceinture, aux seins, aux organes génitaux et aux poignets.
Le parasite femelle féconde creuse un sillon dans la couche cornée et y dépose ses œufs.
Ce sillon est une strie sinueuse de quelques millimètres de long légèrement squameux et gris.

4. PRINCIPALES AFFECTIONS DES ANNEXES CUTANÉES

LES GLANDES SUDORIPARES

1. TROUBLES DU FONCTIONNEMENT DES GLANDES SUDORIPARES

Hyperhidrose

C'est l'exagération de la sécrétion sudorale. Elle peut être généralisée ou localisée.

■ **Généralisée** : elle est due, soit à un trouble endocrinien, soit à un trouble de la thermo-régulation.

■ **Localisée** : elle s'observe éventuellement aux mains, aux pieds, aux régions axillaires. Elle débute en général à la puberté, est provoquée par des stimuli psychiques, est exagérée par la chaleur.

Anhidrose

C'est l'absence de sécrétion sudorale.

■ **Généralisée** : elle est extrêmement rare.

■ **Localisée** : elle s'observe dans certaines dermatoses comme l'ichtyose et la sclérodermie.

Bromhidrose

Elle est caractérisée par l'odeur fétide de la sueur. Elle va souvent de pair avec l'hyperhidrose.

2. TUMEURS SUDORIPARES

Elles se développent aux dépens des glandes sudoripares.

Hidrocystomes

Ils peuvent se développer aux dépens des glandes eccrines ou aux dépens des glandes apocrines.

■ **Hidrocystome eccrine**
C'est une tumeur bénigne, constituée de petites élevures translucides qui siègent sur le visage.

■ **Hidrocystome apocrine**
C'est une tumeur bénigne, constituée d'un petit kyste unique gris bleuté siégeant sur le visage.

Hidradénomes ou syringomes

Ce sont de petites tumeurs bénignes développées aux dépens des glandes eccrines, de couleur rosée ou jaunâtre, qui siègent sur le visage (paupières inférieures) et le thorax.

Hidrosadénite

C'est une suppuration des glandes apocrines au niveau de la région axillaire et ano-génitale.

Miliaire rouge

C'est une éruption survenant dans les pays tropicaux à la suite de transpirations abondantes. Elle est due à la rétention de la sueur par obstruction des pores. Elle est formée de vésicules très fines de la taille des grains de millet, prurigineuses et rouge vif, qui siègent sur le thorax et l'abdomen.

Maladie de Fox-Fordyce

C'est une éruption papuleuse siégeant dans la région axillaire et pubienne caractérisée par du prurit.

LES FOLLICULES PILO-SÉBACÉS

1. FOLLICULITES

Voir page 150.

2. ANTHRAX

Voir page 150.

3. KÉRATOSES FOLLICULAIRES

Elles sont caractérisées par une hyperkératose de l'infundibulum qui se manifeste par une petite saillie cornée, rose grisâtre, rapeuse avec un poil enroulé en spirale. La forme simple est localisée sur la face postérieure et latérale des cuisses et des bras.
Certaines formes de kératose folliculaire aboutissent à une atrophie du derme ou à une alopécie.
Exemple : la kératose folliculaire des sourcils.

LES GLANDES SÉBACÉES

1. ACNÉ VULGAIRE JUVÉNILE

Définition

C'est une affection qui atteint sélectivement les follicules pilo-sébacés.

Siège

Elle se manifeste sur le visage (les joues, le front, le menton), la partie supérieure du dos, la poitrine.

Évolution

Elle débute à la période pubertaire. L'évolution habituelle s'étend sur une période de trois à cinq ans.

Étude des mécanismes intervenant dans la formation de l'acné juvénile

- La glande sébacée est sensible à la sécrétion d'androgènes ; la testostérone libre est transformée en dihydrotestostérone (DHT) active sous l'influence d'une enzyme, la 5 alpha-réductase.
  Cette hormone augmente la taille des glandes sébacées et leur production de sébum.
  Les androgènes surrénaliens semblent intervenir encore davantage. Ce facteur sébacé est nécessaire mais il n'est pas suffisant ; il existe des hyperséborrhées sans acné.
- Les follicules pilo-sébacés sont envahis par des bactéries lipophiles du type Propionibactérium Acnés, Staphylococcus Epidermidis, Pytirosporum ovale.
- Ces bactéries dégradent les triglycérides du sébum libérant ainsi des acides gras irritants qui provoquent une hyperkératose du canal folliculaire aboutissant à la formation de comédons. Ces comédons sont formés de cornéocytes, sébum, bactéries et poil. On distingue les comédons ouverts vers l'extérieur et les microkystes fermés qui précèdent les lésions inflammatoires.
- La paroi folliculaire distendue se rompt déversant dans le tissu environnant son contenu qui provoque des réactions inflammatoires : papules et pustules.

2. DIFFÉRENTES FORMES D'ACNÉ JUVÉNILE

L'acné juvénile est polymorphe. Selon les lésions, on distingue :

L'acné microkystique et comédonienne

Caractérisée par :
- une séborrhée ;
- des comédons ;
- des microkystes.

L'acné papulo-pustuleuse

Caractérisée par :
- une séborrhée ;
- des comédons ;

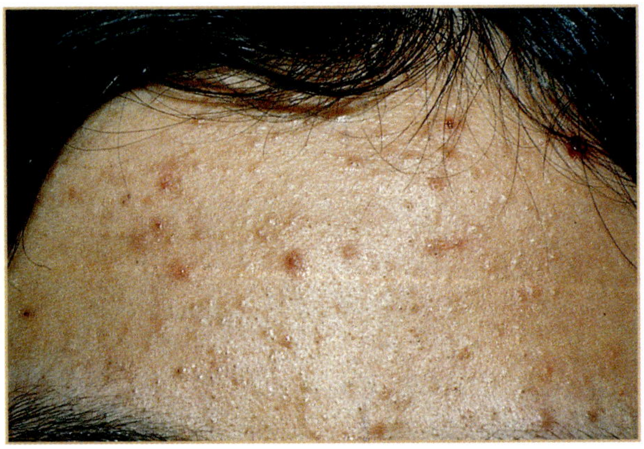

Photo 8
Acné polymorphe juvénile

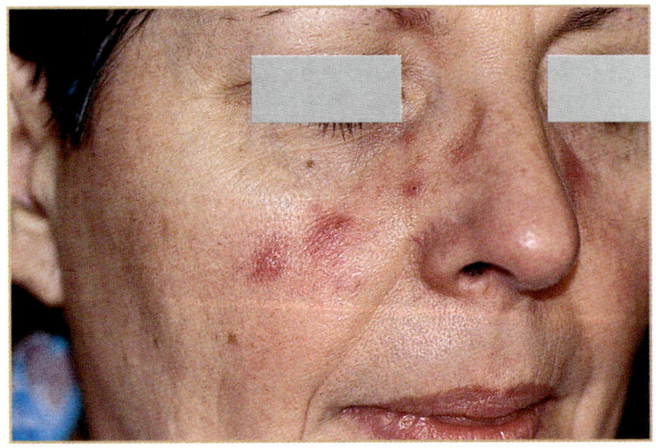

Photo 9
Acné rosacée

- des microkystes ;
- des papules ;
- des pustules.

L'acné tubéreuse ou indurée

Caractérisée par :
- une séborrhée ;
- des comédons ;
- des microkystes ;
- des papulo-pustules ;
- des nodules inflammatoires volumineux.

L'acné cicatricielle

Caractérisée par :
- des petites cicatrices arrondies ;
- des lésions de grattage ;
- des cicatrices déprimées.

3. AUTRES FORMES D'ACNÉ

L'acné conglobata

Caractérisée par de nombreuses folliculites profondes, des plaques suppurées importantes qui siègent sur la nuque, le cuir chevelu, les aisselles, les fesses.
Son évolution est chronique et s'étend sur de nombreuses années.

L'acné nécrotique

Caractérisée par des papulo-pustules qui s'ulcèrent et se recouvrent d'une croûte.

L'évolution entraîne une cicatrice indélébile. Cette infection due au staphylocoque doré survient chez les hommes de 30 à 50 ans et siège sur les joues, la poitrine et le dos.

L'acné médicamenteuse

Déclenchée par :
- la cortisone ;
- l'iode ;
- les barbituriques ;
- la vitamine B 12.

L'acné cosmétique

Déclenchée par l'application de produits comédogènes comme :
- paraffine ;
- vaseline ;
- acide gras ;
- dérivés de la lanoline.

L'acné professionnelle

Déclenchée par la manipulation de :
- goudron ;
- produits chlorés ;
- huiles de graissage.

4. LA ROSACÉE

Caractérisée par :
- une érythrose souvent ancienne du visage, symétrique, siégeant au niveau des pommettes, du nez et devenue permanente ;

- des télangiectasies formant une couperose ;
- des papulo-pustules apparaissant périodiquement. C'est une affection qui atteint généralement les femmes lors de la période préménopausique.

5. LE RHINOPHYMA

Caractérisé par :
- une hypertrophie du nez ;
- des pores exagérément dilatés ;
- un épaississement de la peau ;
- une hypertrophie des glandes sébacées ;
- des télangiectasies ;
- une érythrose.

Cette affection atteint surtout les hommes.

6. ADÉNOMES SÉBACÉS SYMÉTRIQUES DE LA FACE

Ce sont des tumeurs bénignes blanchâtres ou rouges qui siègent sur les régions séborrhéiques, sur le sillon naso-génien.

Elles apparaissent après cinquante ans et sont dues à une hyperplasie des glandes sébacées.

7. KYSTES SÉBACÉS

Ils sont dûs à la rétention de sébum. On distingue :
- les loupes du cuir chevelu ;
- les tannes ou kystes siégeant sur le dos, pourvus d'un orifice central. Le sébum contenu dans ces kystes est pâteux, blanc et d'odeur fétide.

LES POILS

L'hypertrichose

C'est le développement anormal du système pileux. Il peut être congénital ou acquis, généralisé ou localisé. Des facteurs héréditaires, endocriniens, médicamenteux interviennent dans l'hypertrichose.

L'hirsutisme

C'est une hypertrichose féminine due à un excès d'hormones androgènes.

Les naevi pileux

Des touffes de poils se localisent sur des naevi.

1. AFFECTIONS DES CHEVEUX

Trichorrhexie noueuse

C'est une affection, généralement acquise, due à des agressions chimiques (teintures, permanentes). Elle est caractérisée par des petites nodosités de couleur grisâtre sur la tige des cheveux qui deviennent fragiles et ternes.

Monilethrix

C'est une affection congénitale, héréditaire. Les cheveux présentent des étranglements alternés sur toute leur longueur. Ils se cassent aux étranglements, d'où apparence d'alopécie.

Pilitorti

Il s'agit d'un trouble dans le développement des cheveux qui, dès la deuxième ou troisième année, deviennent touffus, noirs et se tordent sur eux-mêmes.

Canitie

C'est la décoloration des poils à partir d'un certain âge. Elle peut survenir très tôt, par mèches ou totalement, comme dans le vitiligo, le piebaldisme, la sclérose tubéreuse.

Teigne faveuse ou favus

Elle est due à un parasite qui forme sur le cuir chevelu des lésions de couleur jaune soufre qui s'étendent et aboutissent à une alopécie en laissant des cicatrices irrégulières, glabres.

Teigne tondante

Elle est caractérisée par des plaques squameuses dépilées dues à une infection mycosique. Les cheveux deviennent ternes et cassants. Elle se rencontre chez l'enfant.

Alopécies

L'alopécie est la chute générale ou partielle des cheveux ou des poils.

Alopécies diffuses

Les causes en sont variables.

Dans les alopécies aiguës où la chute est brutale, on note plusieurs facteurs :

- *endocriniens* :
  - hypothyroïdie ;
  - après l'accouchement ;
- *infectieux* :
  - maladie fébrile ;
  - syphilis secondaire ;
- *médicamenteux* :
  - anticoagulants ;
  - antimitotiques ;
  - ingestion de thallium (pesticide) ;
- *traumatismes* :
  - interventions chirurgicales, radiations ionisantes, choc psychologique, stress.

Ces alopécies sont réversibles et se réparent en quelques mois.

Alopécie séborrhéique

C'est une alopécie chronique. La séborrhée est associée à l'alopécie et l'aggrave.

Deux facteurs entrent en jeu :

- l'action des androgènes ;
- un facteur génétique qui détermine une hypersensibilité du poil aux androgènes.

Elle atteint surtout *les hommes*, débute le plus souvent entre 25 et 35 ans mais parfois avant 20 ans. Elle commence par une chute frontale des cheveux, puis un éclaircissement occipital. Les deux zones alopéciques se rejoignent découvrant le vertex (point le plus élevé de la voûte crânienne) qui est entouré d'une couronne de cheveux pariétale et occipitale. C'est la calvitie hippocratique.

Alopécie séborrhéique de la femme

Elle a pour cause un terrain héréditaire ou une hyperandrogénie qui survient soit après la ménopause, soit à la suite d'un traitement hormonal, soit à la suite de dérèglements surrénaliens ou ovariens.

Alopécies localisées

Non cicatricielles, elles constituent la pelade. Les bulbes pilaires ne présentent pas de lésions irréversibles.

La pelade

Elle est caractérisée par une ou plusieurs petites plaques glabres arrondies ou ovalaires, pâles et lisses qui peuvent confluer. La peau est flaccide.

Les poils et les cheveux situés autour des plaques viennent facilement à la traction. Sur les plaques, ils sont courts et cassés en forme de massue ou points d'exclamation. L'extension des plaques se fait rapidement et se stabilise en quelques semaines : un fin duvet décoloré apparaît, se pigmente et donne des poils et des cheveux normaux.

La pelade est due fréquemment à un choc émotionnel.

Plusieurs formes peuvent s'observer :

a. Pelade décalvante

C'est une pelade banale qui s'étend pour aboutir à une calvitie totale en quelques semaines avec parfois perte des cils, sourcils, poils axillaires et pubiens.

b. Pelade ophiasique

Elle atteint surtout les enfants et siège sur les régions occipitales et frontales en dessinant des courbes.

c. Pelade de la barbe

Elle est formée de petites plaques. Elle est récidivante.

Alopécie localisée traumatique

Les plaques qui les constituent ne sont pas bien limitées.

Elles sont dues à :

- *des frottements*
  - frottement de la tête du nourrisson sur l'oreiller.
- *des arrachages*
  - brossages intempestifs ;
  - tic nerveux : la trichotillomanie consiste à enrouler le cheveu autour du doigt et à l'arracher.

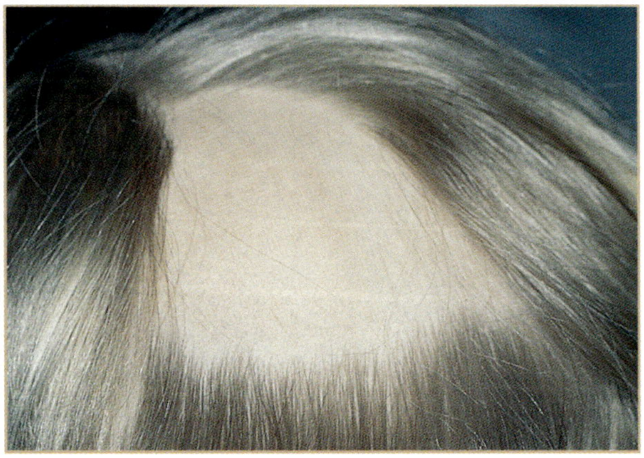

Photo 10
Pelade

Alopécies cicatricielles

Ce sont des alopécies définitives, car les lésions des follicules pileux sont irréversibles.

Elles sont constituées de plaques glabres bien délimitées, lisses, déprimées, atrophiques, dues :

- soit à des affections telles que :
  - lichen plan ;
  - sclérodermie ;
  - lupus érythémateux ;
  - tumeurs du cuir chevelu ;
  - varicelle - zona ;
  - folliculites ;
  - favus ;
- soit à des traumatismes :
  - brûlures ;
  - interventions chirurgicales.

2. AFFECTIONS DES CILS ET DES SOURCILS

Districhiasis

C'est la formation de deux cils à partir d'un même follicule pileux : il en résulte deux rangées de cils.

C'est une anomalie héréditaire, spécifiquement féminine.

Pelade

Elle peut atteindre les cils et les sourcils.

Alopécie

D'origine syphilitique, elle peut atteindre cils et sourcils.

Kératose

La kératose d'un type particulier provoque un érythème, des bouchons cornés localisés aux follicules sur la partie externe des sourcils et destruction de ceux-ci avec l'atrophie dermique des arcades sourcillières.

Trichotillomanie

Ce tic nerveux, cité précédemment, peut se manifester au niveau des cils et des sourcils et en provoque la dépilation.

Favus

Étudié au paragraphe « cheveux », il peut s'étendre jusqu'aux sourcils, laisser des cicatrices et détruire les sourcils.

3. AFFECTIONS DE LA BARBE

Sycosis de la barbe

C'est une infection cutanée profonde d'origine staphylococcique touchant exclusivement l'homme et siégeant sur les régions couvertes de gros poils. Elle se caractérise par des pustules, nodosités et abcès.

Folliculite des poils incarnés

Les poils de la barbe s'incurvent vers la peau où ils déterminent une éruption pustuleuse acnéïforme.

Les sujets noirs sont surtout atteints.

LES ONGLES

1. MODIFICATIONS DES ONGLES

On distingue les modifications de la couleur, de la forme, de la surface.

Couleur

Ongles blancs ou leuconychie

Cette coloration blanche peut être striée ou ponctuée, elle est due à un trouble de la kératinisation de l'ongle. Rarement totale, c'est une anomalie héréditaire.

Ongles verts

Cause : infection mycosique ou microbienne (bacille pyocianique).

Ongles jaunes

Cause : infection mycosique.

Ongles bruns

causes : naevus de la matrice unguéale (une bande longitudinale) ou mélanome malin.

Différentes colorations superficielles

Causes : manipulation de produits cosmétiques (teintures), de produits chimiques.

Forme

Ongles bombés ou ongles hippocratiques

Les ongles sont épaissis, bombés en verre de montre, élargis, associés parfois à des doigts présentant la même déformation.
Causes : affections cardio-vasculaires, broncho-pulmonaires, cancers de l'appareil digestif.

Ongles en creux ou koïlonychie

C'est une dépression de la partie médiane et relèvement des bords en cuillère.
Causes :
- facteurs traumatiques physiques ou chimiques ;
- avitaminoses ;
- troubles endocriniens.

Ongles en griffes ou onychogryphose

C'est une hyperthrophie de l'ongle qui siège surtout sur le gros orteil des vieillards.
Causes : facteurs traumatiques, parasitaires ou mycosiques.

Ongles épais ou pachyonychie

L'épaississement résulte de l'hyperkératose du lit de l'ongle.
Causes :
- infections mycosiques ;
- psoriasis.

Ongles courts ou brachyonychie

C'est une affection congénitale.

Onycholyse

C'est le décollement du lit de l'ongle qui se fait de la partie distale vers la partie proximale.
Causes :
- psoriasis ;
- mycoses ;
- traumatismes d'origine chimique : produits détergents, acétone, vernis ;
- certains antibiotiques.

L'onycholyse s'accompagne souvent d'effritement au niveau de la région distale de la plaque unguéale.

Chute de l'ongle

Elle peut survenir après un traumatisme ou à la suite de maladies infectieuses.

Ongles atrophiés ou onychotrophie

Causes :
- infections diverses ;
- panaris ;
- lichen plan ;
- troubles du système nerveux ;
- traumatisme.

Surface

Lignes longitudinales ou cannelures

Ce sont des lignes parallèles et serrées qui forment des reliefs.
Causes :
- vieillissement ;
- affections circulatoires ;
- lichen plan.

Lignes transversales ou lignes de Beau

Ce sont des sillons transversaux situés soit sur les ongles des deux pouces, soit sur tous les ongles des doigts. Ils apparaissent près de la lunule et progressent vers le bord libre.
Ils traduisent une atteinte de la matrice due à des maladies fébriles, des affections cardiaques, de l'eczéma, du psoriasis.

Ongles ponctués

Ce sont des dépressions en dé à coudre disséminées sur la plaque unguéale.
Causes :
- pelade ;
- eczéma ;
- psoriasis.

Ptérygion

C'est une expansion de la cuticule qui adhère à l'ongle, le fissure et peut le détruire.
Causes :
- troubles vasculaires des extrémités ;
- lichen plan ;
- traumatisme.

L'onychophagie

C'est l'habitude de se ronger les ongles.

L'onychotillomanie

C'est le déchirement maniaque des ongles et de leur pourtour.

2. PRINCIPALES AFFECTIONS UNGUÉALES

Onyxis

C'est une atteinte de l'ongle d'origine inflammatoire.

Infections mycosiques ou onychomycoses

On distingue les infections provoquées par les dermatophytes et celles provoquées par les levures ou moniliases (candida).

a. Onyxis dermatophytiques

Ils siègent sur un ou plusieurs ongles des mains ou des pieds. Les lésions débutent par le bord libre de l'ongle qui est épaissi, soulevé, devient friable, jaune, brun ou noir.

b. Onyxis moniliasiques

Ils sont précédés d'une inflammation des replis périunguéaux qui deviennent rouges, douloureux avec exsudation d'une goutte de pus. L'affection est souvent associée à une moniliase buccale, génitale, interdigitale. Elle débute aux niveaux des bords latéraux de l'ongle qui se décolle, devient friable et jaune-verdâtre.

c. Infections microbiennes

Elles sont dues au staphylocoque, au streptocoque ou au bacille pyocianique et sont secondaires à un impétigo ou un panaris.

Périonyxis

C'est une inflammation douloureuse des replis périunguéaux provoquée par :
- des infections mycosiques, microbiennes ,
- des manipulations de produits détergents ;
- des traumatismes ; et favorisée par la macération.

Psoriasis

Caractérisée par des petites dépressions en dé à coudre, des stries longitudinales, transversales, le décollement, la friabilité, la couleur jaunâtre de l'ongle et l'accumulation de cellules kératinisées sous son bord libre.

Eczéma

Caractérisé par une altération de la matrice, des bosselures, des stries longitudinales et transversales.

Lichen-plan

Il se traduit par une atrophie de la lame unguéale, des ponctuations, des sillons longitudinaux et la chute de l'ongle.

Tumeurs

Tumeurs bénignes

- Verrues ;
- tumeur glomique : tumeur arrondie, lisse, rosée, formée aux dépens des anastomoses artérielles et veineuses.

Tumeurs malignes

- Épithélioma baso-cellulaire ;
- épithélioma spino-cellulaire ;
- mélanome malin.

5. ECZÉMAS, URTICAIRE, PRURIT

ECZÉMAS

L'eczéma est une réaction cutanée, d'origine allergique, inflammatoire et prurigineuse caractérisée par :
- un érythème ;
- des vésicules ;
- un suintement ;
- des croûtes ;
- une desquamation.

L'érythème

Le prurit précède la plaque érythémateuse plus ou moins œdémateuse.

Les vésicules

Elles apparaissent quelques heures après l'érythème. Leur contenu est clair.

Le suintement

Les vésicules, soit spontanément, soit par grattage, se rompent et laissent se répandre leur contenu séreux.

Les croûtes

Le suintement se coagule et forme des croûtes avec les débris épidermiques.

La desquamation

C'est la phase de réparation des tissus. L'épiderme se reconstitue avec un aspect desquamant, puis redevient normal.

Ces diverses lésions caractérisent *l'eczéma aigu* qui peut devenir *chronique* par la persistance des facteurs externes ou internes mis en cause ou *surinfecté* par l'agression de différents germes (staphylocoque, streptocoque).

L'eczéma se présente sous des aspects différents.
- *Eczéma craquelé* : squames roses ou rouges superficielles.
- *Eczéma lichenifié* : fréquent après le grattage - lésions sèches - grises, peau épaissie.
- *Eczéma papulo-vésiculeux* : petites papules surmontées de vésicules isolées ou groupées.
- *Eczéma fissuré et kératosique* : siège sur les mains et les pieds.

1. ECZÉMA CONSTITUTIONNEL OU ATOPIQUE

C'est une affection familiale héréditaire. L'éruption cutanée est souvent associée avec de l'asthme, des migraines, des rhinites, de l'urticaire, des anomalies circulatoires, d'autres dermatoses, genre ichtyose. Il présente des aspects et des localisations différentes selon l'âge, il évolue par poussées et devient chronique.
On distingue :

L'eczéma du nourrisson

Il débute à la fin du troisième mois.
Aspect : plaques érythémateuses, œdémateuses, suintement et prurit.
Localisation : face (pommettes, front - respectant la partie médiane du visage).

L'eczéma de l'enfant

Aspect : plaques érythémateuses, vésiculeuses, qui se lichénifient.
Localisation : plis de flexion, cou, membres, creux poplités, tronc.

L'eczéma de l'adulte

Il s'agit soit de l'eczéma de l'enfant devenu chronique, soit d'un eczéma d'apparition tardive.

Aspect : lésions papuleuses lichénifiées.
Localisation : face (front - paupières), cou, partie supérieure du thorax.

2. ECZÉMAS ACQUIS OU ECZÉMAS DE CONTACT ALLERGIQUE

Ce sont des eczémas dus à une sensibilisation spécifique à des agressions externes telles les substances chimiques.

PRINCIPALES VARIÉTÉS D'ECZÉMAS DE CONTACT

Cosmétologiques

Causes : colorants, parfums, teintures, vernis, déodorants, rouge à lèvres, etc.
Localisation : visage, cuir chevelu, mains, aisselles.

Médicamenteux (usage externe)

Causes : pénicilline, sulfamides, anti-histaminiques, novocaïne, antibiotiques, etc.
Localisation : visage, mains.

Domestiques

Causes : produits d'entretien, détergents, caoutchouc (gants).
Localisation : mains, visage, avant-bras.

Vestimentaires

Causes : teintures, cuirs, tissus élastiques.
Localisation : tout le corps (zones de frottement).

Professionnels

- *Coiffeurs* - causes : shampooings, teintures, produits de permanente.
- *Agriculteurs* - causes : engrais, fongicides, graisses.
- *Ouvriers en bâtiment* - causes : peinture, résine, ciment.

Localisation : visage, mains, membres supérieurs.

3. AUTRES ECZÉMAS

Eczéma des plis ou intertrigos

C'est une sensibilisation à des microbes (staphylocoque) ou à des moniliases.
Aspect : plaques rouges, violacées, suintantes, favorisées par la macération.
Localisation : grands plis, aisselles, aines, régions sous-mammaires.

Eczéma numulaire

C'est un eczéma chronique.
Aspect : placards arrondis, œdémateux, érythémateux et vésiculeux, ou squameux et croûteux, très prurigineux.
Localisation : le plus souvent sur les membres inférieurs et supérieurs.

Eczéma variqueux

Il apparaît sur des sujets atteints de trouble de la circulation veineuse.
Aspect : placard kératosique qui devient vésiculeux, surinfecté et s'étend progressivement.
Localisation : les jambes.

Eczéma séborrhéique

Aspect : plaques érythémateuses, squameuses, parfois suintantes.
Localisation : sur les zones séborrhéiques :
- face (sourcils, ailes du nez) ;
- cuir chevelu ;
- thorax (région sternale).

Dysidrose

C'est un eczéma d'origine microbienne ou mycosique lié parfois à une allergie de contact.
Aspect : grosses vésicules, dures, très prurigineuses qui, dans la forme chronique, deviennent des placards érythémateux accompagnés de desquamation.
Localisation : aux mains, aux pieds, le plus souvent sur les faces latérales des doigts et des orteils.

URTICAIRE

L'urticaire est constituée de papules dermiques œdémateuses, prurigineuses, disséminées, qui confluent par plaques et apparaissent par poussées brutales.

Les poussées aiguës peuvent être, soit uniques et fugaces, soit chroniques, récidivantes ou continues.

Les causes de l'urticaire sont :

- l'exposition aux radiations solaires (urticaire solaire) ;
- la chaleur ;
- le froid ;
- la transpiration excessive après un effort (urticaire cholinergique) ;
- l'ingestion d'aliments (crustacés - œufs - condiments) ;
- les frottements (dermographisme) ;
- l'allergie aux médicaments (antibiotiques, vaccins...) ;
- la sensibilisation aux parasites (parasites intestinaux), aux microbes, aux champignons.

L'œdème de Quinck est une urticaire géante profonde, non prurigineuse, siégeant sur les paupières, les lèvres, la langue.

PRURIT

Le prurit est caractérisé par des démangeaisons d'intensité variable qui provoquent le grattage.

Il peut être *localisé* (prurit anal, génital) ou *généralisé*.

Les causes du prurit sont :

- les parasites tels que poux ou sarcopte de la gale ;
- les piqûres d'insectes tels que moustiques, aoûtats, puces, punaises ;
- l'eczéma ;
- l'urticaire ;
- les maladies telles que : diabète, insuffisance rénale ou hépatique ;
- troubles psychiques (prurit sénile).

6. LA CELLULITE

La cellulite ou *lipodistrophie* est caractérisée par une surcharge graisseuse localisée due, soit à une augmentation du nombre des adipocytes, soit à une hypertrophie de ceux-ci, soit à l'association des deux phénomènes auxquels s'ajoutent une accumulation d'eau, de toxines et une réaction fibreuse du tissu conjonctif environnant.

FACTEURS DÉCLENCHANT LA CELLULITE

1. FACTEUR HORMONAL

Il est déterminé par un déséquilibre folliculine/progestérone aboutissant à une hyperfolliculinie (hormone féminine) en relation avec les différents épisodes de la vie génitale de la femme : puberté, prise de pilules contraceptives, grossesse, ménopause. C'est pourquoi la cellulite, considérée comme un caractère sexuel féminin secondaire, atteint rarement les hommes.

2. FACTEUR HÉRÉDITAIRE

Les facteurs génétiques ont une influence certaine sur le nombre des adipocytes.

3. FACTEUR DIGESTIF

Une assimilation déficiente des lipides, glucides, protides, une constipation engendrent une mauvaise élimination des déchets et toxines.

4. FACTEUR HYGIÉNIQUE

Le manque de sport, de sommeil, les bains trop chauds, une alimentation malsaine, l'abus de l'alcool, du tabac, en un mot, une mauvaise hygiène de vie, provoquent les phénomènes à l'origine de la cellulite.

5. FACTEUR PSYCHOLOGIQUE

Le surmenage et le stress sont aussi impliqués dans le déclenchement de la cellulite.

STADES ÉVOLUTIFS

L'évolution de la cellulite passe par trois stades :

1. STADE CONGESTIF

Les adipocytes s'agglomèrent, les fibres de collagène périphériques sont plus denses mais normales.

2. STADE DE STASE

Les fibres de collagène densifiées compriment les vaisseaux d'où rétention d'eau, de toxines et formation d'œdème.

3. STADE DE SCLÉROSE

L'accumulation de graisses, d'eau, de toxines forme des nodules cellulitiques. Les fibres de collagène dégénèrent, se raréfient, provoquant un vieillissement prématuré du tissu conjonctif. Les faisceaux nerveux sont comprimés entraînant une douleur au pincement.

La peau est granuleuse, irrégulière, a un aspect de peau d'orange. Les lieux d'élection de la cellulite sont le bassin, les hanches, les cuisses, les genoux, les bras, la nuque.

4. EN RÉSUMÉ

Cellulite = surcharge graisseuse → compression vasculaire
→ insuffisance circulatoire
→ accumulation d'eau, toxines, œdème
→ vieillissement du tissu conjonctif.

7. LES VERGETURES

Cette disgrâce esthétique est appelée ainsi, car ses lésions ressemblent à des traces cutanées résultant de coups de verge.
Ce sont des stries fines, planes ou légèrement creuses, parallèles dont la largeur varie de quelques millimètres à un centimètre, la longueur de un à quelques centimètres. Leur couleur évolue du rose clair, rose vif au rouge foncé. Par la suite, leur aspect est blanc nacré brillant.
Bien que les sièges d'élection soient l'abdomen, les seins, la face interne des cuisses, les fesses, elles peuvent apparaître sur tout le corps sauf le visage et les extrémités.
Les facteurs qui interviennent dans la formation des vergetures sont d'ordre :

- mécanique : étirement de la peau ;
- métabolique : trouble de la régulation du glucose ;
- endocrinien : hypersécrétion de la cortico-surrénale.

Les vergetures atteignent les deux sexes, avec une prépondérance féminine, à divers âges de la vie. Les états favorisant leur apparition sont la grossesse, la puberté, les maladies endocriniennes.
Les vergetures caractérisées par une atrophie cutanée (amincissement de l'épiderme, rupture et raréfaction des fibres élastiques, atrophie des fibres collagènes) proviennent d'une anomalie de la biosynthèse des macromolécules de la matrice interstitielle du derme.

8. CONSÉQUENSES POSSIBLES SUR LA PEAU SAINE DE L'APPLICATION DES PRODUITS COSMÉTIQUES

DERMITES D'IRRITATION

Ce sont des réactions cutanées dues au contact d'un agent *nocif*.

Les dermites qui en résultent se caractérisent par :

- une irritation presque immédiate et agressant tous les individus (effet collectif) ;
- une localisation limitée au point de contact ;
- une sensation de cuisson et de brûlure ;
- des lésions érythémateuses, squameuses et bulleuses ;
- une évolution proportionnelle à la concentration et au temps d'application de l'agent irritant ;
- les dermites orthoergiques peuvent éventuellement entraîner des phénomènes de sensibilisation ;
- le mécanisme n'est pas immunologique.

AGENTS IRRITANTS

Les agents chimiques

- Les acides, les bases forts ;
- les alcools ;
- les solvants ;
- le phosphore ;
- certaines huiles ;
- shampooings, savons, crèmes dépilatoires.

Les agents physiques

- Les rayons UV ;
- les radiations ionisantes ;
- la chaleur ;
- le froid ;
- les frictions, les frottements, les grattages répétés.

DERMITES ALLERGIQUES OU ECZÉMA DE CONTACT

L'allergie de contact est une intolérance de la peau vis-à-vis de substances non toxiques. C'est une réaction individuelle et acquise.

Les dermites qui en résultent se caractérisent par :

- une réaction prurigineuse qui n'est pas immédiate ;
- une localisation presque toujours limitée au point de contact ;
- des lésions de type eczéma, urticaire, parfois œdémateuses ;
- l'évolution n'est pas proportionnelle à la concentration ni au temps d'application ;
- le mécanisme de la réaction est immunologique.

1. NOTIONS D'IMMUNOLOGIE CONCERNANT LES RÉACTIONS D'ALLERGIE

Certaines cellules de l'organisme sont spécialisées pour la réponse immunitaire.
Nous citerons :
- *les plasmocytes* (variété de cellule lymphoïde) qui synthétisent et secrètent des anti-corps ou immunoglobines ;
- *les lymphocytes T. Helper*, qui libèrent des produits d'activation ou lymphokines ;
- *les lymphocytes T. Cytotoxiques* qui tuent les cellules cibles.

Les quatre types de réactions allergiques classés par GELL et COMBS relèvent de mécanismes différents.

Type I - Anaphylaxie

C'est la rencontre d'un antigène (substance étrangère à l'organisme) circulant avec l'anti-corps fixé sur la membrane cellulaire des mastocytes (variété d'histiocytes existant normalement dans le tissu conjonctif, dans les ganglions lymphatiques et la moelle osseuse) qui provoque la libération d'histamine et de sérotonine.
Cette réaction est immédiate et rapide. C'est celle du choc anaphylactique.

Type II - Phénomène d'Arthus

Un anticorps forme avec un antigène un complexe immun circulant dans un vaisseau. La précipité formé altère la paroi vasculaire et forme une nécrose vasculaire.

Type III - Réaction cytotoxique

C'est une réaction de destruction cellulaire. Elle se manifeste soit contre des cellules étrangères (rejet de greffe), soit dans la défense anti-virale en agissant contre les cellules infectées par le virus.

Type IV - Hypersensibilité retardée à médiation cellulaire

Elle se manifeste dans la réaction de type tuberculinique et dans l'eczéma de contact.
Prenons l'exemple de ce dernier ; la réaction se déroule de la façon suivante :
- pénétration de l'haptène (substance réactogène) dans la peau ;
- l'haptène s'unit à une protéine cutanée et devient un allergène ;
- au niveau du derme, il rencontre les lymphocytes T qu'il informe et sensibilise ;
- ces lymphocytes T à mémoire sont remis en circulation ;
- lors d'une nouvelle pénétration de l'allergène dans la peau - il sera fixé sur les lymphocytes sensibilisés ;
- libération par ceux-ci de substances qui déclencheront la réaction inflammatoire : les *lymphokines* ;
- la réaction a lieu environ 48 heures après le second contact.

2. RÉACTIONS ALLERGIQUES AUX PRODUITS COSMÉTIQUES ET D'HYGIÈNE CORPORELLE

Elles provoquent des dermites de contact ou dermites d'intolérance.

Rouges à lèvres

Peuvent produire : rougeur, sécheresse, fissure, desquamation des muqueuses labiales, prurit, vésicules péri-labiales. Cette réaction est appelée *cheilite*.

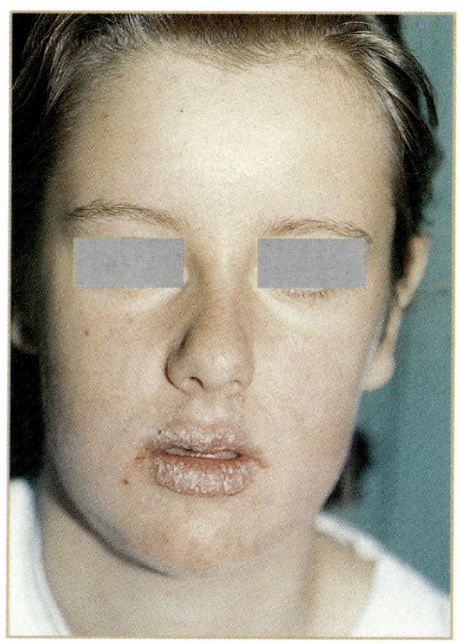

Photo 11
Allergie au rouge à lèvre

Allergènes :
- colorants comme l'éosine, l'érythrosine ;
- parfums ;
- conservateurs ;
- excipients.

Fards à paupières

Peuvent produire un eczéma sur toute la paupière.
Allergènes :
- conservateurs ;
- colorants.

Eye-Liner et mascara

Peuvent produire une dermite le long du bord libre de la paupière.
Allergènes :
- colorants ;
- conservateurs.

Rouges à joues

Peuvent produire une dermite sur les joues.
Allergènes :
- conservateurs ;
- colorants ;
- parfums.

Laits - crèmes - poudres

Réactions sur tout le visage et le cou.
Allergènes :
- parfums ;
- conservateurs ;
- lanoline.

Vernis

Peut provoquer un eczéma à l'angle interne de la paupière, sur la région péri-buccale, sur le sillon naso-génien, sur le menton, sur le cou, toute région en contact avec les ongles, rarement autour des ongles. C'est une réaction à distance.
Allergènes : les résines synthétiques.

Dentifrices

Cheilite buccale et péri-buccale.
Allergènes :
- antiseptiques ;
- parfums.

Produits d'hygiène

- *Savons* - allergènes : antiseptiques et parfums.
- *Dépilatoires* - allergènes : sels d'aluminium.
- *Désodorisants* - allergènes : sulfites d'aluminium.

Les réactions siègent sur les régions du corps en contact avec ces différents produits.

Teintures

Prurit, œdème, eczéma suintant sur le cuir chevelu, le front, les oreilles, le cou, maux de tête.
Allergènes : les dérivés de la paratoluènediamine (test obligatoire 48 heures avant l'application).

Shampooings

Irritation, sécheresse, prurit, rarement eczéma, sur le cuir chevelu.
Allergènes :
- produits détergents ;
- parfums.

Liquides à permanente

Dermite sur la nuque et la région occipitale.
Allergènes : les sulfites, l'ammoniaque, le thioglycolate, le sulfate d'ammonium.

Laques

Réactions eczématiformes sur le visage et les paupières.
Allergènes : les résines naturelles.

Lotions capillaires

Les dermites sont situées sur le cuir chevelu.

Parfums

Réactions érythémateuses qui deviennent pigmentées par photosensibilisation (taches en breloque).
Allergènes : essences aromatiques comme bergamote et lavande.

3. RÉACTIONS PAR PHOTOSENSIBILISATION

Ce sont des lésions érythémateuses à type d'eczéma ou pigmentaires, qui siègent sur les régions mises en contact avec les cosmétiques et exposées à la lumière.

TROISIÈME PARTIE

COSMÉTOLOGIE

1. NOTIONS PHYSICO-CHIMIQUES CONCERNANT LA COSMÉTOLOGIE

STRUCTURE DE LA MATIÈRE

Toute matière est constituée de particules appelées *atomes*. On appelle corps simples des corps formés d'atomes semblables, aux propriétés chimiques identiques et corps composés, des corps formés d'atomes différents.

CONSTITUTION DE L'ATOME

Un atome est composé :

- d'un noyau constitué de particules élémentaires : les nucléons. Il y a deux sortes de nucléons :
  - les protons chargés positivement,
  - les neutrons qui sont neutres c'est-à-dire sans charge ;
- d'électrons, particules élémentaires chargés négativement qui gravitent autour du noyau et forment le nuage électronique.

- *L'atome est électriquement neutre* car il y a toujours autant de protons que d'électrons.
- *Un ion* est un atome qui a perdu ou capté un ou plusieurs électrons.
- Si l'atome perd un électron, il perd une charge négative, et devient un ion positif.
- Si l'atome gagne un électron, il gagne une charge négative, et devient un ion négatif.
- *Une molécule* est un groupement d'atomes reliés entre eux par des liaisons chimiques.

ÉTATS PHYSIQUES DE LA MATIÈRE

La matière existe sous trois états physiques : solide, liquide, gazeux.

L'état solide

Un solide possède une forme propre, son volume ne change pas à température ambiante constante, il est incompressible.
Il est formé de particules (atomes, molécules, ions) fortement liées entre elles et édifiées régulièrement notamment dans les solides cristallisés.

L'état liquide

Un liquide n'a pas de forme propre, sa forme dépend du récipient dans lequel il se trouve. Son volume ne change pas à température constante, il est incompressible.
Il est formé de molécules orientées de façon irrégulières les unes par rapport aux autres.

L'état gazeux

Un gaz n'a pas de forme propre. Sa forme dépend du récipient dans lequel il se trouve.
Il occupe tout le volume de son récipient : il est expansible. Son volume à température constante peut diminuer : il est compressible.
Un gaz est constitué de molécules ou atomes non liés les uns aux autres, espacés et en perpétuel mouvement.

Changements d'état

On appelle changement d'état le passage d'un état physique à un autre. Il y a six changements d'états possibles, deux à deux, inverses l'un de l'autre.

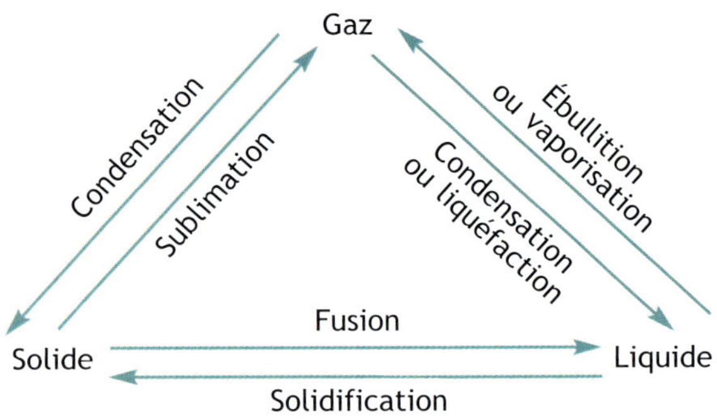

■ **La vaporisation** (ou ébullition) est le passage de l'état liquide à l'état gazeux (vapeur).

■ **La liquéfaction** est le passage à l'état inverse : vapeur (gaz) → liquide

■ **La fusion** est le passage de l'état solide à l'état liquide.

■ **La solidification** est le passage à l'état inverse : liquide → solide

■ **La sublimation** est le passage solide → gaz.

■ **La condensation** est le passage inverse gaz → solide.

- La fusion, l'ébullition et la sublimation nécessitent un apport de chaleur ; on dit que les changements d'états sont ***endothermiques***.
- La solidification, la liquéfaction et la condensation s'accompagnent d'un dégagement de chaleur. On dit que ces changements d'états sont ***exothermiques***.

LES SOLUTIONS

1. DÉFINITION

Une solution est un mélange homogène composé au moins de deux constituants.
Exemple : le sucre dans l'eau.

2. COMPOSANTS D'UNE SOLUTION

Une solution se compose :

■ **D'un soluté**, qui est une substance solide, liquide ou gazeuse dissoute dans un liquide.

■ **D'un solvant**, qui est le liquide dans lequel s'est effectuée la dissolution. Une solution est donc le mélange homogène d'un soluté et d'un solvant. Lorsque le solvant est l'eau, la solution est appelée solution aqueuse.

3. LES SOLUTIONS IONIQUES

Ce sont des solutions dont le soluté se dissocie en ions.
Prenons un exemple :
L'eau pure ne conduit pas le courant électrique. Si l'on dissout le chlorure de sodium dans l'eau, la solution obtenue laisse passer le courant ; que s'est-il passé ?
Dans l'eau, le chlorure de sodium, solide ionique, se sépare en ions Na^+ et Cl^- qui peuvent alors se déplacer librement et donner lieu à un courant électrique. Les ions Na^+ et Cl^- sont donc dissociés en solution aqueuse ; le solvant, en l'occurrence l'eau, a un effet ionisant. Les solutions qui laissent passer le courant électrique sont appelées des électrolytes.

Propriétés des solutions ioniques

- La dissolution dans l'eau du soluté s'accompagne d'un effet thermique.
- Tous les ions s'hydratent en solution aqueuse.
- Les solides cristallins ioniques comme NaCl, NaOH, $CuSO_4$ sont, en solution aqueuse, entièrement dissociés en ions.

$$Na^+ + Cl^-,\ Na^+ + OH^-,\ Cu^{++} + SO_4^{--}$$

- Dans une solution la charge électrique totale doit être nulle. Il y a autant de charges négatives que de charges positives. C'est ce qu'on appelle l'électroneutralité.

■ **Acidité des solutions**
L'acidité d'une solution aqueuse est due à la présence d'ions hydronium H_3O^+.
L'ion H^+, qui caractérise la fonction acide, se fixe sur une molécule d'eau pour former l'ion hydronium H_3O^+.
On mesure l'acidité d'une solution à partir de sa concentration en ions H_3O : c'est le pH (puissance en

hydrogène). Le pH des solutions acides varie de 1 à 7. Plus il est bas, plus la solution est acide.

4. LES SOLUTIONS COLLOÏDALES

Les colloïdes sont très répandus chez les êtres vivants où il jouent un rôle important.
Exemples : l'albumine, les résines, les gommes, le latex du caoutchouc, les colles (gélatine), les savons, les lécithines, les complexes lipo-protéiques, les dérivés des tanins, etc.
Ces substances donnent des solutions opalescentes, troubles ; on les appelle solutions colloïdales car elles ont l'aspect de gelée ou colle.
Ce sont des mélanges d'aspect homogène dans lesquels les particules des solutés sont de taille importante, d'où leur nom de pseudo-solutions.
Selon la taille des particules, les solutions colloïdales se différencient en :
- *forme sol* : particules plus petites, les solutions sont fluides et transparentes ;
- *forme gel* : particules volumineuses, les solutions sont visqueuses.

Propriétés des solutions colloïdales

- Les particules colloïdales sont toujours chargées électriquement. La charge électrique du colloïde varie selon le pH du milieu :
  - *en milieu basique* (pH > 7), seules les particules chargées positivement sont dissociées ;
  - *en milieu acide* (pH < 7), seules les particules chargées négativement sont dissociées.
- La *floculation* est l'agglomération des particules provoquée par l'introduction dans la solution colloïdale d'un colloïde de signe contraire.
- La *coagulation* est la prise en masse homogène des flocons.

5. APPLICATIONS EN COSMÉTOLOGIE

Les solutions ioniques

- Solutions amincissantes pour ionophorèse ;
- solutions à pulvériser sur certains masques dans un but de durcissant (*exemple :* chlorure de calcium sur alginates).

Les solutions colloïdales

- Elles augmentent la viscosité des émulsions, des suspensions ;
- gels solaires, gels amincissants, gels de démaquillage ;
- tensio-actifs (shampooings - gels de douche - lotions de démaquillage) ;
- hydrolysats de protéines ;
- microémulsions.

LES DISPERSIONS

1. DÉFINITION

Une dispersion résulte de la division d'un substance en petites particules au sein d'une autre substance ; ces deux substances ne sont pas miscibles et peuvent se présenter à l'état solide, liquide ou gazeux.

2. CARACTÉRISTIQUES

Une dispersion comporte toujours deux phases :
- une phase dispersée ou *discontinue*,
- une phase dispersante ou *continue*.

Une dispersion est *homogène* quand toutes les particules dispersées sont de même taille.
Une dispersion est *hétérogène* quand les particules dispersées sont de taille différente.

3. DIFFÉRENTS TYPES DE DISPERSION

Il existe plusieurs types de dispersion :
- les émulsions,
- les suspensions,
- les aérosols,
- les mousses.

■ **Une émulsion** est une dispersion constituée de deux liquides, au moins, non miscibles entre eux.

■ **Une mousse** est une dispersion de gaz dans un liquide.

■ **Un aérosol** est une dispersion très fine de liquide ou de solide dans un gaz.

■ **Une suspension** est une dispersion de fines particules solides dans un liquide où elles sont insolubles.

4. STABILISATION D'UNE DISPERSION

Les tensio-actifs ou surfactifs

A. Définition

Ce sont des substances formées d'une partie ***hydrophile*** ou polaire et d'une partie ***lipophile*** ou apolaire.
Ce sont donc des molécules amphiphiles puisqu'elles ont une double polarité.
Leur structure permet de les caractériser : la balance hydrophile/lipophile (HLB) est le rapport entre la partie hydrophile et la partie lipophile. Elle est élevée lorsque la fraction hydrophile est prédominante, faible lorsque la fraction lipophile prédomine.
Les valeurs inférieures à 10 donnent des tensio-actifs lipophiles et celles supérieures à 10 donnent des tensio-actifs hydrophiles.

B. Propriétés

Les tensio-actifs ont des propriétés :
- *mouillantes,* qui augmentent l'étalement d'un liquide sur une surface ;
- *émulsionnantes,* qui facilitent la formation des émulsions. Selon la HLB, elles orientent l'émulsion dans le sens H/L (HLB de 3 à 6) ou L/H (HLB de 8 à 18) ;
- *détergentes,* qui facilitent l'élimination des salissures (HLB supérieure à 18) ;
- *dispersantes,* qui facilitent la mise en suspension ;
- *antiseptiques,* qui agissent sur la membrane plasmique des germes ;
- *moussantes.*

Les proportions de tensio-actifs entrant dans les crèmes de soin sont de 4 à 5 %.

C. Classification

Les tensio-actifs sont regroupée en tensio-actifs d'origine naturelle ou d'origine synthétique :

■ **Tensio-actifs d'origine naturelle**
- Les lécithines présentes naturellement dans le jaune d'œuf et le soja ;
- les stérols dont le principal représentant est le cholestérol (lécithine et cholestérol entrent dans la composition des liposomes) ;
- les saponines, substances moussantes extraites du lierre, de la saponaire, du bois de Panama.

On les utilise dans certains shampooings.

■ **Tensio-actifs d'origine synthétique**
On distingue :

a. Les tensio-actifs anioniques
Ils libèrent un ion négatif (anion) en solution aqueuse. Ils ont une HLB relativement élevée (8 à 18) car ils ont une tendance hydrophile plus marquée. Ils orientent les émulsions dans le sens L/H.
Ceux qui ont une HLB élevée (18) sont surtout utilisés comme détergents.
Exemples de tensio-actifs anioniques :
- les savons de sodium, de potassium ;
- les syndets tels que : les alkylsulfates, les sarcosinates utilisés dans les shampooings doux et les crèmes nettoyantes, les lipoaminoacides utilisés dans les shampooings doux.

b. Les tensio-actifs cationiques
Ils libèrent un ion positif (cation) en solution aqueuse. Ils ont des propriétés bactériostatiques et émulsionnantes. On les utilise dans les déodorants, les après-shampooings, les anti-pelliculaires et dans certaines teintures capillaires. Ils sont irritants pour la muqueuse oculaire.
Exemples de tensio-actifs cationiques :
- les ammoniums quaternaires.

c. Les tensio-actifs amphotères
Suivant le pH du milieu où ils se trouvent, ils libèrent un ion positif ou un ion négatif. En pH alcalin ils se comportent comme des anioniques, en pH acide comme des cationiques.
Ils sont compatibles avec les autres surfactifs.
Les tensio-actifs amphotères ont une HLB élevée ; ils sont donc utilisés comme détergents mais ils sont moins agressifs que les anioniques. Ils sont recommandés pour les peaux fragiles.
Exemples de tensio-actifs amphotères :

- les dérivés de la bétaïne destinés aux shampooings doux, aux produits pour le bain ;
- les dérivés de l'imidazoline qui sont des substances moussantes, bactéricides, émulsionnantes utilisées dans les shampooings pour bébés et dans les démaquillants pour les yeux ;
- les dérivés des amino-acides.

d. Les tensio-actifs non ioniques

Ils ne se dissocient pas en ions dans l'eau. Ils sont doux et possèdent une bonne tolérance. Ils sont compatibles avec les autres tensio-actifs.

Exemples de tensio-actifs non ioniques :
- les spans, les tweens qui sont des émulsionnants L/H, des moussants, des solubilisants ;
- les esters de saccharose, utilisés dans les shampooings pour bébés ;
- les esters de glycérol qui sont des stabilisateurs d'émulsion, des opacifiants et des gélifiants ;
- les éthers de poly-éthylèneglycol qui sont très utilisés dans les émulsions.

e. Les autres stabilisants

Ce sont des substances qui augmentent la viscosité, la stabilité et l'hydratation de l'émulsion.

On distingue :

1. *les épaississants ou gélifiants qui empêchent les gouttelettes dispersées de remonter en surface.*
   Ce sont les gommes, les alginates, les dérivés de la cellulose, la gélatine, la pectine, la gélose ;
2. *les raidisseurs d'interface.*
   Ce sont des particules pulvérulentes qui se placent autour des particules dispersées et les immobilisent.
   Exemples : le talc, la bentonite.

f. Les émulsionnants complexes

Ce sont des émulsionnants qui ont une double activité : tensio-active et gélifiante à la fois.

Il en existe deux types :
- *les auto émulsionnants pour les émulsion L/H.*
  Exemples : les cires de lanette ;
- *les base d'absorption pour les émulsions H/L.*
  Exemples : les graisses minérales, comme la vaseline, auxquelles on ajoute des émulsionnants comme la lanoline ou ses dérivés.

2. PRINCIPALES FONCTIONS CHIMIQUES DES COMPOSÉS ORGANIQUES

FONCTION ACIDE

1. DÉFINITION

Un corps chimique possède la fonction acide lorsque dans sa formule apparaît le groupe COOH (groupe carboxyle).
Les propriétés acides sont dues à la mobilité de l'hydrogène du carboxyle.

2. PROPRIÉTÉS PHYSIQUES

Les acides sont liquides jusqu'à C_{10}, après ils sont solides. Leur solubilité diminue avec le nombre d'atomes de carbone.

3. PROPRIÉTÉS CHIMIQUES

Dissociation électrolytique

En solution aqueuse, les acides carboxyliques se dissocient suivant la réaction :

$$H_2O + R - COOH \leftrightarrows (R.COO)^- + H_3O^+$$

L'ion H_3O^+ est appelé ion hydronium.

Action sur les bases

Un acide agit sur une base en donnant un sel et de l'eau.

Exemple : l'acide éthanoïque agit sur la soude en donnant de l'éthanoate de sodium et de l'eau.

$$CH_3COOH + NaOH \rightarrow CH_3COONa + H_2O$$

Estérification

Un acide agit sur un alcool en donnant un ester et de l'eau.

Exemple : l'acide éthanoïque agit sur l'éthanol en donnant de l'éthanoate d'étyle et de l'eau.

$$CH_2COOH + CH_3CH_2OH \rightarrow CH_3COO\ C_2H_5 + H_2O$$

Saponification

Si à l'ester précédemment formé on ajoute une base comme la soude, on obtient une saponification.

Exemple : éthanoate d'éthyle + NaOH → éthanoate de soude + éthanol.

$$CH_3COO\ C_2H_5 + NaOH \rightarrow CH_3COONa + C_2H_5OH$$

Si on remplace l'éthanoate par un ester d'acide gras, on obtient un savon.

4. NOTIONS DE PH

- L'eau pure est peu conductrice d'électricité car elle contient peu d'ions ; cependant la dissociation de l'eau se fait suivant la réaction :

$$H_2O \leftrightarrows H^+ + OH^-$$

- Le proton H^+ libéré réagit sur une autre molécule d'eau :

$$H^+ + H_2O \rightarrow H_3O^+ + OH^-$$

L'ion H_3O^+ est appelé ion hydronium.
L'ion OH^- est l'ion hydroxyle.

- Dans l'eau pure, la quantité d'ions H_3O^+ est égale à celle d'ion OH^- :

$$[H_3O^+] = [OH^-]$$

- On a mesuré cette quantité : il y a 10^{-7} moles d'ions H_3O^+ et 10^{-7} moles d'ions OH^- par litre d'eau.

  Donc $[H_3O^+] = [OH^-] = 10^{-7}$ moles par litre.
- Pour éviter d'utiliser des puissances négatives on utilise la notion de pH qui est égale à la valeur de l'exposant de la concentration en ions $[H_3O^+]$.
  pH signifiant puissance en hydrogène.
  Si on augmente la concentration en $[H_3O^+]$, celle en $[OH^-]$ diminue.

Exemple :

$[H_3O^+]$	$[OH^-]$	$[H_3O^+] \times [OH^-]$	pH
10^{-1}	10^{-13}	10^{-14}	1
10^{-4}	10^{-10}	10^{-14}	4
10^{-5}	10^{-9}	10^{-14}	5
10^{-7}	10^{-7}	10^{-14}	7
10^{-9}	10^{-5}	10^{-14}	9
10^{-11}	10^{-3}	10^{-14}	11
10^{-13}	10^{-1}	10^{-14}	13

- Pour les pH inférieurs à 7, la concentration en ions $[H_3O^+]$ est plus importante que celle en $[OH^-]$.
- Pour les pH plus grands que 7, c'est la concentration en $[OH^-]$ qui est la plus importante.

- pH < 7 $[H_3O^+] > [OH^-]$ les solutions sont acides.
- pH = 7 $[H_3O^+] = [OH^-]$ les solutions sont neutres.
- pH > 7 $[H_3O^+] < [OH^-]$ les solutions sont alcalines.

- Une solution acide est une solution qui a des ions H_3O^+ en excès.
- Une solution alcaline est une solution qui a des ions OH^- en excès.
- Une solution neutre possède autant d'ions $[H_3O^+]$ que d'$[OH^-]$.

5. MESURES DE PH

On peut mesurer le pH à l'aide d'indicateurs colorés dont la couleur varie en fonction du pH de la solution.

Exemple : l'hélianthine qui est jaune en pH neutre devient rouge en pH acide.
Ces indicateurs de pH sont imprégnés sur des papiers que l'on trempe dans la solution : les variations de couleur permettent de déterminer le pH.

Le pH mètre

C'est un voltmètre permettant de mesurer la différence de potentiel entre deux électrodes qui plongent dans une solution contenant des ions H_3O^+. Cette différence de potentiel est fonction du pH.
L'appareil comprend deux échelles, l'une graduée en millivolts, l'autre en unités de pH.

FONCTION ALCOOL

1. DÉFINITION

Un corps chimique possède la fonction alcool lorsque dans sa formule apparaît le groupement hydroxyle OH fixé sur un atome de carbone.
On distingue trois classes d'alcool selon les ramifications du carbone terminal.

R — CH	Alcool primaire
R, R > CHOH	Alcool secondaire
R, R, R > COH	Alcool tertiaire

Préparation

Les alcools des trois classes se préparent par hydratation d'un alcène.

Exemple : l'éthanol ou alcool éthylique C_2H_5OH se prépare par addition d'eau sur l'éthylène.

$$CH_2 = CH_2 + H_2O \leftrightarrows CH_3 - CH_2OH$$

Propriété physique

La plupart des alcools sont liquides et solubles dans l'eau. Lorsque le nombre d'atomes de carbone augmente, ils deviennent solides et leur solubilité dans l'eau diminue.

2. PROPRIÉTÉS CHIMIQUES

Action de l'oxygène : combustion

En présence d'oxygène, les alcools brûlent en donnant du dioxyde de carbone et de l'eau.

$$CH_3CH_2OH + 3\ O_2 \rightarrow 2\ CO_2 + 3\ H_2O$$

Réaction d'estérification

Les alcools réagissent sur les acides en donnant un ester et de l'eau.

Exemple : l'éthanol réagit avec l'acide éthanoïque pour donner de l'acétate d'éthyle (éthanoate d'éthyle).

$$CH_3COOH + CH_3CH_2OH \rightarrow CH_3COOC_2H_5 + H_2O$$

Hydrolyse de l'ester

C'est la réaction inverse de l'estérification. Si on mélange l'acétate d'éthyle (éthanoate d'éthyle) à une molécule d'eau, il se forme de l'éthanol et de l'acide éthanoïque.

$$CH_3COOC_2H_5 + H_2O \rightarrow CH_3COOH + C_2H_5OH$$

Saponification

En faisnt agir sur l'acétate d'éthyle une base comme la soude, on obtient de l'éthanol et un ester, l'acétate de sodium (éthanoate de sodium). Cette réaction est appelée saponification.

$$CH_3COOC_2H_5 + NaOH$$
$$\rightarrow CH_3CH_2OH + CH_3COONa$$

3. LES VECTEURS OU EXCIPIENTS

Actuellement les vecteurs des produits cosmétiques visent à moduler la distribution des principes actifs vers les cellules cibles de la peau en maîtrisant la vitesse de pénétration et la localisation.

LES SOLUTIONS

Elles résultent, soit de la dissolution d'un ou plusieurs constituants ou solutés (gaz, liquides ou solides) dans un liquide appelé solvant, soit du mélange de plusieurs constituants liquides totalement miscibles.
Les solutions sont des mélanges homogènes ne comportant qu'une seule phase.

LES SUSPENSIONS

Elles résultent de la dispersion de fines particules solides dans un liquide où elles sont insolubles.
Elles comprennent donc :
- une phase liquide continue dispersante,
- une phase solide discontinue dispersée.

LES ÉMULSIONS

1. DÉFINITION

Une émulsion est une dispersion constituée de deux liquides, au moins, non miscibles entre eux.
L'un des liquides est dispersé dans l'autre sous forme de gouttelettes : c'est *la phase dispersée, discontinue ou interne.*
L'autre constitue *la phase dispersante, continue ou externe.*
Exemples d'émulsions naturelles : le lait, le film hydro-lipidique cutané.

2. ASPECT DES ÉMULSIONS

- Émulsions jaunâtres : particules supérieures à 6 microns,
- émulsions blanc-laiteux : particules comprises entre 5 à 1 microns,
- émulsions à reflets bleutés : particules comprises entre 1 à 0,1 micron,
- émulsions transparentes : particules inférieures à 0,1 micron ; il s'agit d'une micro-émulsion.

3. COMPOSITION DES ÉMULSIONS

Les émulsions sont composées d'une phase hydrophile, d'une phase lipophile, de stabilisants (tensioactifs), d'épaississants.

A. Composition de la phase lipophile

Cette phase peut comprendre :
- des huiles végétales, animales, minérales ou synthétiques ;
- des graisses végétales, animales ou minérales ;
- des cires végétales, animales, minérales ou synthétiques.

B. Composition de la phase hydrophile

Cette phase comprend :
- de l'eau purifiée et stérilisée,

- des hydrolats,
- des humectants,
- des conservateurs,
- des colorants,
- des émulsionnants.

4. DIFFÉRENTS TYPES D'ÉMULSIONS

Émulsions eau dans huile (E/H) ou hydrophile-lipophile (H/L)

Dans ce cas, la phase continue est huileuse ou lipophile, la phase dispersée aqueuse ou hydrophile.
On trouve ce type d'émulsion dans des crèmes dites grasses.

- Elles sont solubles dans les lipides, insolubles dans l'eau.
- Elles ne conduisent pas le courant électrique.

Émulsions huile dans eau (H/E) ou lipophile-hydrophile (L/H)

La phase continue est aqueuse ou hydrophile, la phase dispersée est huileuse ou lipophile.

- Elles sont solubles dans l'eau mais insolubles dans les lipides
- Elles conduisent le courant électrique.

Émulsions multiples

Ce sont des émulsions d'émulsions.

- Les émulsions hydrophiles-lipophiles-hydrophiles (H/L/H) où une phase huileuse sépare les phases aqueuse interne et externe
- Les émulsions lipophiles-hydrophiles- lipophiles L/H/L) où une phase aqueuse sépare les phases huileuses.

On les fabrique en réalisant une première émulsion H/L ou L/H que l'on disperse ensuite dans une phase aqueuse ou huileuse selon le cas.
Les phases huileuses sont :

- des huiles végétales (olive, arachide, sésame, noisette, ricin) ;
- des acides gras, des esters d'acides gras comme le myristate ou oléate d'isopropyle ;
- des hydrocarbures raffinés.

La phase aqueuse est le plus souvent de l'eau distillée ou déminéralisée.
Les tensio-actifs utilisés sont non ioniques.

Microémulsions

Elles sont parfois appelées « émulsoïdes » et sont formées d'huile, d'eau et d'une quantité importante de tensio-actifs. Elles sont transparentes, parfois bleutées, à faible viscosité (gouttelettes entre 10 et 15 nm).
Elles sont constituées de quatre composants :

- une phase aqueuse,
- une phase huileuse,
- un tensio-actif,
- un cotensio-actif.

Ces microémulsions sont très stables et favorisent l'absorption cutanée. Elles améliorent instantanément l'aspect et le confort de la peau.
On les utilise beaucoup, notamment dans les huiles pour le bain.
La microémulsion E/H passe à l'état H/E dans l'eau.

Émulsions sans tensio-actifs

Certaines émulsions sont formulées sans tensio-actif pour éviter toute possibilité d'irritation. On utilise dans ce cas des macromolécules qui se gélifient au contact de l'eau, piégeant les gouttelettes d'huile. La tolérance cutanée et oculaire est excellente.

5. STABILITÉ D'UNE ÉMULSION

Une émulsion est stable si elle ne se sépare pas. La rupture de l'émulsion peut se manifester par :

- *le crémage,* qui est la remontée en surface des particules dispersées ;
- *la synérèse,* qui est une exsudation de la phase continue ;
- *la sédimentation,* qui est la chute au fond du récipient des particules dispersées ;
- *la coalescence,* qui provoque la formation d'un amas au sein de l'émulsion ;
- *l'inversion de phase* (une émulsion E/H peut devenir H/E).

LES MOUSSES

Les mousses sont des dispersions de gaz dans un liquide.
Elles sont formées par la juxtaposition de bulles séparées par des lames minces de liquide.

Les émulsion L/H peuvent former des mousses. Les gaz se dispersent dans la phase huileuse de l'émulsion. *Exemples* : les crèmes à raser, les mousses d'épilation (dépilatoirs), les fonds de teint.
Certains tensio-actifs ont un pouvoir moussant important.

LES GELS

Ce sont des préparations transparentes obtenues par gélification d'un produit aqueux ou huileux à l'aide d'une macromolécule hydrophile ou lipophile. Ils sont constitués par des substances gélifiantes et des liquides gélifiés. On distingue deux types de gels :
- les gels hydrophiles ou hydrogels, à base d'eau, de glycérol, de propylène-glycol, de gomme, de dérivés de la cellulose, de silicate ;
- les gels hydrophobes ou oléogels, à base de paraffine liquide, d'huiles.

LES PATCHES

Administrés en spray, directement pulvérisé sur la peau, ils permettent la libération progressive et prolongée de principes actifs.

LES CYCLODEXTRINES

Ce sont des oligosaccharides résultant de la dégradation enzymatique de l'amidon. Grâce à leur structure chimique particulière (hydrophile à l'extérieur et hydrophobe à l'intérieur), les cyclodextrines ont la propriété de pouvoir inclure au sein de leur cavité des molécules peu solubles dans l'eau.
Le principe actif inclus est ainsi totalement encapsulé, ce qui permet d'en modifier l'état physique : des gaz, des liquides peuvent être incorporés dans des cyclodextrines, le produit final étant solide.
Cette propriété d'inclusion permet de stabiliser des molécules fragiles, sensibles à l'action de la lumière, de l'oxygène, telles que les vitamines A, C, E.
L'encapsulation de la molécule active réduit des effets indésirables, comme l'odeur, l'irritation.
On peut utiliser les cyclodextrines vides afin d'éliminer les molécules indésirables de la surface du corps.
Une solution de cyclodextrine permet de complexer les acides gras du sébum, diminuant ainsi l'inflammation cutanée lors de poussées d'acné.
Les cyclodextrines sont utiles dans la formulation des shampooings secs pour éliminer l'excès de sébum, dans les déodorants, dans les dentifrices.

LES LIPOSOMES

Les liposomes sont de petites vésicules constituées d'un nombre variable de feuillets ou lamelles bimoléculaires de phospholipides séparées les unes des autres par des compartiments aqueux.
Cette structure très proche de celle des membranes cellulaires leur permet de fusionner avec elles en libérant le ou les principes actifs qu'ils contiennent, à l'intérieur du cytoplasme.
Dans les liposomes, on peut inclure des principes actifs lipophiles dans la paroi ou hydrophiles dans la cavité centrale.
On classe les liposomes en plusieurs types, selon leur taille et le nombre de compartiments.

Les liposomes multilamellaires ou MLV (*Multilamellar Vesicle*)

Ce sont des vésicules comportant plusieurs parois et plusieurs compartiments concentriques.

Les petits liposomes unilamellaires ou SUV (*Small Unilamellar Vesicle*)

Ce sont des vésicules comportant une seule paroi et une seule cavité aqueuse.

Les gros liposomes unilamellaires ou LUV (*Large Unilamellar Vesicle*)

Ce sont des vésicules plus grosses que les précédentes mais de même type.

Les liposomes ont deux inconvénients majeurs :

- le manque de spécificité pour la cellule-cible ;
- l'oxydation et l'instabilité chimique des phospholipides.

L'industrie cosmétique a mis au point des liposomes non ioniques ou *Niosomes* dont la paroi n'est plus constituée de phospholipides mais de lipides non ioniques.

Avantages et utilisation des Niosomes

- Ils sont très stables,
- leur similitude structurelle avec les lipides intercornéocytaires ou ciment intercellulaire leur permet de restaurer le stratum corneum dans son intégrité et sa cohésion.

BIOVECTEURS SUPRAMOLÉCULAIRES (BVSM)

Ils ont une structure proche des liposomes. Au lieu d'être liquide, le noyau possède une structure polymérique solide de nature polysaccharidique.
Autour de ce noyau, une couche d'acide gras et de phospholipides est déposée.
Les particules obtenues sont donc hydrophiles à l'intérieur et lipophiles à l'extérieur.

LES MICROCAPSULES

Ce sont de petites sphères dont le diamètre est compris entre quelques microns et le millimètre, contenant, au sein d'une enveloppe ou capsule solide, des substances liquides ou solides.
La microencapsulation permet :
- un masquage de goût ;
- la transformation d'un produit liquide en un produit sec (dans les huiles de bains) ;
- d'éviter les incompatibilités au sein d'une préparation (*exemple :* un agent surgraissant dans un shampooing) ;
- de prolonger la durée d'action des principes actifs (*exemple :* dans les déodorants, on peut microencapsuler le parfum et le bactéricide. La dissolution de l'enveloppe se fera en fonction de la quantité de sueur).

LES MICROSPHÈRES

Elles sont de taille identique à celle des microcapsules mais ce sont des produits solides, pleins et sphériques. Les principes actifs y sont dissous ou dispersés.

LES COLLASPHÈRES

Ce sont des sphères creuses à membrane de collagène et de glycosaminoglycane qui permettent de véhiculer des actifs très divers comme : solutions, suspensions hydrophiles, lipophiles, émulsions...

LES NANOCAPSULES, LES NANOPARTICULES

Ce sont des capsules ou des particules sphériques dont le diamètre est inférieur au micromètre. Ils pénètrent à l'intérieur des cellules par endocytose.
Ils sont à base de polymères naturels ou synthétiques et sont plus stables que les liposomes.

LES VECTEURS MAGNÉTIQUES

L'inclusion de particules de magnétite ultrafine à des microsphères, sous l'action d'un champ magnétique externe, pourra permettre d'atteindre des cellules spécifiques.

LES CRISTAUX LIQUIDES

Ce sont des dispersions de formule complexe renfermant plusieurs phases dont certaines sont des cristaux

liquides pouvant être incorporés sous forme de gouttelettes ou de filaments.
Ce système, principe du « mille feuilles », dispense progressivement ses principes actifs à la surface de l'épiderme. Il permet d'introduire des actifs liposolubles et hydrosolubles dans une même formule.
Exemple : les vitamines A et E, toutes deux lipophiles, peuvent être incorporées dans un gel aqueux grâce aux cristaux liquides constitués d'esters de cholestérol lipidiques. Dans la phase aqueuse, on peut ajouter de la caféine et de l'hydroxyproline.
Le cristal liquide n'est donc pas un véhicule de principes actifs en lui-même mais un effet secondaire de la préparation de ceux-ci. Il est du plus bel effet avec ses couleurs irisées, conséquences de la propriété des cristaux liquides de diffracter la lumière.

SYSTÈME TRANSDERMIQUE

Il est constitué d'un certain nombre de couches polymériques :
- la couche de protection située à l'extérieur ;
- le réservoir du principe actif ;
- une membrane contrôlant la libération ;
- une couche adhésive assurant la mise en place du système.

Ce système diffuse des principes actifs, d'une façon progressive et contrôlée, de couche cellulaire en couche cellulaire, jusqu'au derme.
Dans le domaine médical, on l'utilise sous forme de patch que l'on colle sur la peau pour soigner par voie transcutanée. On voit très bien les applications en cosmétologie active.

SYSTÈME OSMO-ACTIF

Il permet de délivrer un principe actif en faisant appel à la pression osmotique. Il se compose de polymères hydrophiles et hydrophobes. Dans un premier temps, il y aura une hydratation optimale de la peau qui conditionnera le passage des principes actifs dans les couches superficielles, puis à partir de là, s'établit un flux osmotique et un transfert des principes actifs dans les couches profondes.

LES AÉROSOLS

1. DÉFINITION

Un aérosol est une dispersion très fine de liquide ou de solide dans un gaz.

2. DESCRIPTION

La dispersion se trouve dans un récipient généralement cylindrique présentant une valve qui assure le bouchage et un diffuseur qui permet d'agir sur le débit.
Le contenu est soit une poudre (shampooing sec, déodorant sec), soit un liquide comme l'alcool (laques, déodorant, parfums...) ou l'eau (eaux minérales, crèmes à raser...).
Les gaz propulseurs sont :
- comprimés, comme l'azote ou le dioxyde de carbone ;
- liquéfiés, comme les hydrocarbures saturés (très inflammables) et les hydrocarbures chlorofluorés (HCF) (destruction de la couche d'ozone).

Avantages du conditionnement en aérosol

- Protection parfaite du produit,
- bonne conservation,
- facilité d'emploi.

Inconvénients

- Prix plus élevé,
- risque d'inflammabilité et d'explosion,
- pollution de la couche d'ozone.

3. LÉGISLATION

- Directive européenne du 20 mai 1975.
- Arrêté du 6 janvier 1978.
- La capacité limite des boîtiers est différente selon leur composition :
  - métal < 1 000 ml,
  - verre plastifié < 220 ml,
  - verre nu < 50 ml.

Le signe « 3 » apposé sur les boîtiers signifie que l'aérosol est conforme aux directives européennes.
Présence sur l'étiquetage des indications suivantes :
- nom et adresse du responsable de la mise sur le marché,
- n° du lot de production,
- poids net et volume net.

Inscriptions obligatoires

- Récipient sous pression à protéger contre les rayons solaires, ne pas exposer à une température supérieure à 50 °C. Ne pas percer ou brûler même après usage ;
- ne pas vaporiser vers une flamme ou un corps incandescent ;
- inflammable, ou le symbole d'une flamme, si le contenu comprend plus de 45 % de composants inflammables ou plus de 250 g de ces composants.

LE LYOPHILISAT

1. DÉFINITION

Il est obtenu par une technique de conservation qui consiste à déshydrater des substances organiques, minérales ou végétales par action du vide et du froid.
La lyophilisation est encore appelée cryodessication ou cryosublimation.
Elle permet d'obtenir des produits solides, fiables, doués d'une grande affinité pour l'eau.

2. TECHNIQUE

La lyophilisation comprend deux phases :
- *une phase de congélation totale et rapide* dans une enceinte où le vide est très poussé ;
- *une phase de déshydratation* qui se divise en deux parties correspondant aux deux formes d'existence de l'eau dans une substance complexe : l'eau libre et l'eau liée.

• ***La sublimation de la glace sous pression réduite***
C'est l'élimination de l'eau libre (la sublimation est le passage d'une substance de l'état solide à l'état gazeux sans passage par l'état liquide).

• ***La dessiccation ou désorption qui concerne l'eau liée***
C'est une déshydratation finale à basse pression et élévation contrôlée de température.

La conservation des substances lyophilisées se fait dans des récipients parfaitement clos à l'abri de l'humidité souvent sous gaz inerte ou sous vide.

3. MODE D'EMPLOI

On réhydrate le lyophilisat en le mélangeant à l'eau ou au soluté en ampoule joint au produit.

4. APPLICATIONS EN COSMÉTOLOGIE

On utilise ce moyen de conservation pour :
- des extraits cellulaires animaux ou végétaux ;
- des liquides biologiques.

5. AVANTAGE

Ce mode de conservation présente l'avantage de ne pas dénaturer les principes actifs, quels qu'ils soient.

4. LES MATIÈRES PREMIÈRES ET LES ACTIFS PRINCIPAUX UTILISÉS EN COSMÉTOLOGIE

L'EAU

L'eau est une des matières premières les plus utilisées en cosmétologie.
Elle doit répondre à certaines normes comme :
- être stérile (absence de germes microbiens et de moisissures) ;
- absence de substances pyrogènes sécrétées par des micro-organismes et pouvant provoquer une intolérance cutanée;
- absence de métaux comme le plomb, le cuivre et le fer qui risqueraient de provoquer des phénomènes d'oxydation au niveau des lipides;
- absence d'électrolytes qui donnent à l'eau de la dureté.

1. MÉTHODES DE PURIFICATION DE L'EAU

À partir d'eau potable, on va procéder à la purification de l'eau.

Distillation dans des appareils à distillation continue

L'eau portée à 100° passe à l'état de vapeur dans l'évaporateur, puis elle se condense dans le condensateur et se refroidit dans le réfrigérant. Toute la quantité d'eau doit passer par la phase vapeur. Il faut surtout éviter le phénomène de primage, c'est-à-dire des gouttelettes d'eau qui ne se vaporisent pas. L'eau ainsi obtenue est stérile, apyrogène et déminéralisée.
Une eau bidistillée est une eau qui a subi une double distillation. Sa stérilité est encore plus grande.

Bipermutation par résines échangeuses d'ions

L'eau passe successivement sur des résines échangeuses de cations et sur des résines échangeuses d'anions. L'eau est ainsi déminéralisée mais ni stérile, ni apyrogène.

Osmose inverse

L'osmose se traduit par un passage d'eau, au travers d'une membrane semi-perméable, de la solution la moins concentrée vers la solution la plus concentrée.
En appliquant sur le compartiment qui contient la solution la plus concentrée une certaine pression on inverse le phénomène et l'eau passe à travers la membrane semi-perméable du milieu concentré vers le milieu dilué : c'est l'osmose inverse. Elle permet la déminéralisation des eaux salines. L'eau ainsi obtenue est stérile, apyrogène et déminéralisée.

Ultrafiltration

C'est une filtration sous pression qui permet de séparer les molécules dissoutes dans l'eau. Elle n'élimine pas les sels minéraux mais les molécules organiques, les micro-organismes et les virus.

Conclusion

Ces méthodes sont complémentaires les unes des autres. Elles sont le plus souvent associées en fonction de la qualité d'eau désirée.

2. UTILISATIONS EN COSMÉTOLOGIE

L'eau entre dans la composition d'un très grand nombre de produits cosmétiques:
- lotions,
- émulsions - suspensions - mousses...,
- hydrogels,
- hydrolats ou eaux distillées de plantes...

LES ALCOOLS ET LES SOLUTIONS ALCOOLIQUES

1. L'ÉTHANOL OU ALCOOL ÉTHYLIQUE - CH_3CH_2OH

C'est un liquide incolore, d'odeur caractéristique, très volatil. Il est miscible à l'eau en toutes proportions. C'est un très bon solvant. Il brûle facilement dans l'oxygène de l'air. Le pourcentage d'alcool dans les solutions définit le degré alcoolique, ou degré Gay-Lussac, qui représente le volume d'alcool contenu dans 100 cc de mélange.

Utilisations en cosmétologie

Il entre dans la composition des produits cosmétiques :
- comme conservateur et antiseptique,
- dans certains déodorants et lotions astringentes.

2 ISOPROPANOL OU ALCOOL ISOPROPYLIQUE - $CH_3CHOH\ CH_3$

C'est un liquide incolore, volatil, obtenu par hydratation du propylène.
Il possède les mêmes propriétés que l'alcool éthylique.

Utilisations en cosmétologie

On l'utilise parfois dans les lotions astringentes comme solvant de filtres solaires et dans les sprays pour les cheveux.

3. SORBITOL

C'est un polyalcool se présentant sous forme d'une poudre blanche microcristalline soluble dans l'eau et dans l'alcool.
D'origine végétales (baies, mûres de Frênes, cerises, poires, pommes et algues), on le prépare industriellement à partir du glucose. Il est très hygroscopique et possède donc des propriétés humectantes.

Utilisations en cosmétologie

Il entre dans la composition de certains produits cosmétiques :
- masques hydratants,
- crèmes hydratantes.

Certains dérivés du sorbitol, comme les esters de sorbitanne (spans) et les polysorbates (tweens), sont très utilisés comme tensio-actifs.

4. PROPYLÈNE-GLYCOL - $CH_3CHOH\ CH_2OH$

C'est un liquide visqueux et incolore de saveur âcre, possédant une double fonction alcool. Il est miscible avec l'eau, l'alcool et l'acétone.
C'est un excellent solvant. Il est hygroscopique et possède donc des propriétés humectantes.

Utilisations en cosmétologie

Il entre dans la composition des produits cosmétologiques :
- crèmes hydratantes,
- masques hydratants,

- conservateur d'extraits végétaux,
- sticks déodorants,
- lotions démaquillantes dont il augmente l'action lubrifiante et nettoyante.

5. GLYCÉROL OU GLYCÉRINE - $CH_2OH–CHOH–CH_2OH$

C'est un liquide sirupeux incolore possédant trois fois la fonction d'alcool. Il est miscible en toutes proportions dans l'eau et dans l'alcool. Il possède un grand pouvoir solvant (celui de l'eau et celui de l'alcool).
Il est obtenu à partir de la saponification des corps gras.
Il est très hygroscopique et a donc des propriétés humectantes.

Utilisations en cosmétologie

La glycérine entre dans la composition des produits cosmétiques:
- masques hydratants,
- crèmes hydratantes,
- spray pour les cheveux,
- savons transparents,
- fixateur de parfum,
- émulsionnant.

LES COMPOSÉS LIPIDIQUES ET LEUR DÉRIVÉS

1. LES ACIDES GRAS

Ils viennent du règne végétal ou animal. Ils sont constitués de chaînes carbonées et leur formule comporte le groupement COOH. On distingue les acides gras saturés et les acides gras insaturés. Les acides gras saturés ont toutes leurs liaisons occupées. Les acides gras insaturés possèdent des liaisons libres qui peuvent encore fixer de l'hydrogène.

Les acides gras saturés

Les acides gras saturés, dont la formule est $CH_3(CH_2)_nCOOH$, sont :
- *l'acide laurique* (12 atomes de carbone),
- *l'acide myristique* (14 atomes de carbone),
- *l'acide palmitique* (16 atomes de carbone),
- *l'acide stéarique* (18 atomes de carbone) ; on le trouve dans la graisse de bœuf et de mouton. Il est employé comme facteur de consistance.

Les acides gras insaturés

Les acides gras mono-insaturés

Ils n'ont qu'une seule double liaison.
- *L'acide oléique* est présent dans les huiles végétales et les huiles de foie de poissons. Il possède 18 atomes de carbone et une double liaison qui peut fixer de l'hydrogène et donner un acide gras saturé : l'acide stéarique. Cette double liaison confère à l'huile une sensibilité à l'oxydation, donc au rancissement.

Les acides gras poly-insaturés (AGPI)

Il y a plusieurs doubles liaisons dans la chaîne.
- *L'acide linoléique* possède 18 atomes de carbone et deux doubles liaisons. On le trouve dans les huiles de foie de poissons, la graisse de porc et dans les huiles végétales.
- *L'acide linolénique* possède 18 atomes de carbone et trois doubles liaisons. On le trouve dans les huiles végétales.
- *L'acide arachidonique* possède 20 atomes de carbone et quatre doubles liaisons.

Les acides gras essentiels (AGE)

Les acides gras essentiels sont un groupe d'acides gras poly-insaturés (AGPI) que l'on trouve dans les lipides végétaux et marins sous forme de triglycérides. Ils sont indispensables à l'homme qui ne peut ni s'en passer ni les synthétiser. Ce sont les acides linoléique, linolénique et arachidonique.
La carence nutritionnelle en AGE peut provoquer la chute des cheveux et des altérations cutanées comme le dessèchement, perte de l'élasticité, hyperkératinisation...
Les deux acides gras essentiels actuellement utilisés en cosmétologie sont l'acide linoléique et l'acide linolénique dont la source la plus courante est l'huile d'onagre, de bourrache, de cassis, d'argan, de rosier Muscat.
On les utilise dans les crèmes, les huiles de massage, les shampooings, les conditionneurs, les savons.

Ils agissent en diminuant les pertes d'eau par incorporation dans les phospholipides épithéliaux.

2. LES ALCOOLS GRAS

Ils correspondent aux acides gras, mais ils n'ont plus dans leur formule la fonction acide COOH mais la fonction alcool OH :
- *l'alcool myristique* (14 atomes de carbone solide),
- *l'alcool cétylique* (16 atomes de carbone),
- *l'alcool stéarylique* (16 atomes de carbone).

Ces différents alcools gras solides interviennent dans la composition des cires autoémulsives (Emulcire, Lanette, etc.).

3. LES ESTERS D'ACIDES GRAS

Le *myristate d'isopropyle* est l'ester de l'acide myristique et de l'alcool isopropylique.
Il se présente sous forme d'un liquide huileux, très fluide. On l'utilise à la place d'huile végétale car il ne rancit pas. Il est bien absorbé par la peau.

4. LES GLYCÉRIDES

Ce sont les esters du glycérol et d'acides gras. Ce sont les composants essentiels des huiles.

Origine végétale

■ **Huile d'amande douce** : obtenue en première pression à froid des amandes douces, elle est adoucissante et onctueuse.

■ **Huile de palme** : extraite du palmier à huile,. elle est orangée car riche en caroténoïdes. Elle renferme de l'acide laurique. Elle est très utilisée en savonnerie.

■ **Huile de noyaux** : obtenue par première pression à froid des amandes d'abricot, pêche, prune et cerise, elle est très adoucissante.

■ **Huile de germe de blé** : très vitaminée.

■ **Huile d'onagre** : elle renferme de l'acide linoléique (acide gras essentiel) très adoucissant.

■ **Huile d'avocat** : très vitaminée, onctueuse, bien tolérée, elle résiste au rancissement.

■ **Huile de ricin** : obtenue par expression à froid des graines de ricin, elle est épaisse, visqueuse et incolore. Elle entre dans la composition des rouges à lèvres, savons...

■ **Huile de Bourrache** : elle renferme de l'acide gras linoléique (acide gras essentiel) très adoucissant.

■ **Huile de coco ou Beurre de Coprah** : matière grasse extraite de la noix de coco, elle se fluidifie aux environs de 25°.

■ **Huile de Rosier Muscat** : obtenue à partir du Cynorrhodon, rose sauvage, elle a une teneur élevée en acides gras linoléique et linolénique et possède une action régénératrice tissulaire.

■ **Beurre de Karité** : il est extrait d'un arbre d'Afrique Équatoriale.

■ **Beurre de cacao** : c'est une graisse solide, extraite par pression des graines du cacaoyer. On l'utilise dans des savons, crèmes, sticks pour les lèvres.

Origine animale

■ **Huiles de foie de poisson** (morue, flétan, requin...) : ce sont des huiles très vitaminées (A et D) et très riches en acides gras polyinsaturés.

■ **Huile de tortue marine** : elle est très onctueuse, très vitaminée.

■ **Huile de vison** : elle est onctueuse et vitaminée.

■ **Les suifs** : ils proviennent des tissus adipeux des bovins, des ovins, des porcs (saindoux). On en extrait la stéarine qui est un mélange d'acides gras saturés que l'on purifie plusieurs fois.

5. LES INSAPONIFIABLES

Il s'agit d'une fraction des huiles végétales que l'on ne peut pas saponifier.
Cette fraction est composée :
- de caroténoïdes ou provitamines A,
- de tocophérols ou vitamine E,

- des stérols (sitostérol, stigmastérol) qui entrent dans la composition des hormones et des vitamines.

En cosmétologie, on utilise les insaponifiables d'huiles de camélia, de jojoba, d'avocat, de soja, de beurre de karité. Ils agissent sur le plan cutané en inhibant l'action des élastases destructrices des fibres d'élastine, et en normalisant les peaux sèches et irritées.

6. LES HUILES HYDROGÉNÉES

L'hydrogénation catalytique d'une huile permet de saturer les doubles liaisons des acides gras, la rendant ainsi moins altérable. On utilise ce procédé sur les huiles végétales ou animales.

7. GLYCÉRIDES POLYOXYÉTHYLÈNES

Les glycérides polyoxyéthylénes (*exemple* « les labrafils ») sont des huiles qui contiennent des esters de polyoxyéthylène-glycol. Ces huiles sont hydrodispersibles. Elles ont un bon pouvoir de pénétration cutanée.

8. GLYCÉRIDES SEMI-SYNTHÉTIQUES SOLIDES

On les obtient à partir d'huiles hydrogénées et du glycérol. Ils sont solides, de couleur blanche et très hydrophiles.

9. LES CIRES

Ce sont des esters d'acides gras et d'alcools gras.

Origine animale

■ **Cire d'abeilles** : elle constitue la paroi des alvéoles dans la ruche.

On l'obtient après fusion et purification.

Il en existe deux variétés:

- la cire jaune à peine purifiée,
- la cire blanche plus pure.

Elle permet d'augmenter la consistance des émulsions.

■ **Cire de propolis** : c'est un ensemble de substances résineuses, gommeuses, balsamiques, recueillies par les abeilles sur les bourgeons et l'écorce de certains arbres. Celles-ci les mélangent à leurs sécrétions, cires et enzymes salivaires, et les utilisent pour les parois de la ruche.

En cosmétologie, la cire de propolis entre dans la composition de produits régénérants car elle contient de nombreux acides gras, acides aminés, vitamines et oligo-éléments.

■ **Lanoline** : elle est élaborée par les glandes pilosébacées du mouton, dont elle enduit la laine (suint). De consistance ferme, elle est jaune et d'odeur particulière. Sa composition est comparable à celle du sébum humain. Elle possède une grande affinité pour l'eau. On l'utilise surtout des dérivés de la lanoline (lanoline hydrogénée).

■ **Cire de cachalot ou blanc de baleine** (cétine ou spermaceti) ; de couleur blanc neigeux, elle est extraite du sinus des cachalots.

Origine végétale

■ **Cire de carnauba** : elle provient des feuilles de palmier du Brésil. On l'utilise pour augmenter la consistance d'émulsions, rouges à lèvres, cires dépilatoires, sticks déodorants...

■ **Cire candellila** : elle provient d'un arbuste du Mexique. Son utilisation est identique à la précédente.

10. LES SAVONS

Les savons sont des sels acides gras obtenus par saponification en faisant agir sur des glycérides d'origine animale (suif) ou végétale (huile de palme, de coprah...), des alcalis comme la soude ou la potasse.

On distingue deux types de savons :

- les savons mous à la potasse,
- les savons durs à la soude.

On les utilise en cosmétologie comme savons de toilette.

Ce sont des savons à la soude préparés à partir d'huiles végétales (huile de palme, de coprah, d'olive, d'amandes douces). Ils peuvent être colorés et parfumés.

■ **Les savons surgraissés** sont des savons sodiques préparés à froid qui contiennent en plus de la glycérine et des glycérides non transformés.

■ **Les savons transparents** sont des savons auxquels on ajoute de la glycérine pour empêcher l'opacification.

■ **Les savons à barbe** sont le plus souvent des mélanges de savons sodiques et potassiques riches en acides gras, de pouvoir moussant élevé.
Les savons de sodium sont moins irritants que les savons de potassium. Les savons ont des propriétés détergentes et tensio-actives.

11. LES PHOSPHOLIPIDES

Ce sont des molécules formées par l'association d'un glycérol à 2 chaînes d'acides gras avec un groupe phosphate.
Ces phospholipides ont un rôle important dans la structure des membranes cellulaires.
En cosmétologie, on les utilise dans l'élaboration des liposomes et parfois comme émulsionnants.

12. LES SPHINGOLIPIDES

Ce sont des lipides complexes qui contiennent dans leur structure une molécule de sphingosine liée à un acide gras donnant lieu à la formation de céramides.
On distingue plusieurs types de sphingolipides :
- les sphyngomyélines, que l'on trouve dans les gaines de myéline ou dans les mitochondries ;
- les cérébrosides, caractérisés par la présence d'une ou plusieurs molécules d'hexoses unies à la sphingosine du céramide.

Ils sont localisés dans les membranes plasmatiques et ils interviennent dans les phénomènes de transfert.
Ils sont très utilisés comme principes actifs dans les crèmes hydratantes.

LES COMPOSÉS GLUCIDIQUES

1. DÉFINITION

Les glucides sont des composés organiques comportant plusieurs fonctions alcools.
On les classe en :

■ **Oses** qui sont des sucres simples comme le fructose, le glucose, etc.

■ **Holosides** qui résultent de l'union d'un petit nombre d'oses.
Exemple : le saccharose est formé par l'association d'une molécule de glucose et d'une molécule de fructose.

■ **Polyholosides ou polysaccharides** qui résultent de l'union d'un grand nombre d'oses. Ce sont des macromolécules qui sont soit des substances de réserve comme l'amidon et le glycogène soit des substances de structure comme la cellulose et la chitine.

■ **Hétérosides** qui résultent de l'union d'oses et de molécules non glucidiques ou aglycones.
Exemple : les saponines, les produits moussants.

2. POLYHOLOSIDES D'ORIGINE VÉGÉTALE UTILISÉS EN COSMÉTOLOGIE

■ **La cellulose microcristalline**
La cellulose, polymère de glucose, est préparée à partir du bois. C'est une poudre blanche insoluble dans l'eau. On l'utilise comme dispersant, stabilisant dans les émulsions, les suspensions et comme agent thixotrope. Elle entre dans la composition de certains antitranspirants et de poudres.

■ **La méthylcellulose**
C'est une poudre granuleuse blanche. On l'utilise dans la préparation des émulsions et des suspensions.
Elle entre dans la composition de certains fards à paupières, de masques et de rouges à joues.

■ **La carboxyméthylcellulose sodique**
C'est une poudre blanche granuleuse, très hygroscopique.
Son emploi est sensiblement analogue à celui de la méthylcellulose. Elle entre dans la composition de certains dentifrices et de shampooings.

■ **L'acétate de cellulose**
On l'utilise dans la fabrication des faux ongles.

■ **La nitrocellulose**
Elle est obtenue après action de l'acide nitrique sur la cellulose. Très inflammable et très explosive, elle n'est

pas d'un emploi aisé. On l'utilise dans la préparation des vernis à ongles et des pansements pour ongles.

Le sorbitol
Poudre microcristalline blanche, on l'utilise comme humectant. Elle est utilisée dans les crèmes hydratantes, les masques, les laits démaquillants, les crèmes pour les mains.

Les amidons
Ce sont des poudres blanches très fines extraites des grains de blé, de maïs, de riz et des tubercules de pomme de terre. Très adoucissantes et émollientes, on les utilise en cosmétologie dans les poudres pour bébés, les antitranspirants et les poudres.

Les gommes
Ce sont des exsudats de plantes. Ils ont la propriété de donner avec l'eau des gels ou des solutions visqueuses.

La gomme arabique
Elle se présente en larmes arrondies. On l'utilise en cosmétologie pour stabiliser les émulsions L/H, dans les mascaras.

La gomme adragante
Elle se présente en fragments. On l'utilise en cosmétologie dans les masques, gels pour les cheveux, mascaras, rouges à joues, pâtes dentifrices.

Les alginates et acide alginique
Ils proviennent des algues marines et ont une structure en chaîne. Ils forment des gels visqueux et ont des propriétés dermo-adoucissantes. Ce sont des stabilisants et épaississants d'émulsions L/H. On les utilise en cosmétologie dans les shampooings, les rouges à joues, les crèmes protectrices, les masques et les dentifrices.

Les carraghénates
Ils proviennent également d'algues marines. Ils forment des gels et ont des propriétés stabilisantes et épaississantes d'émulsions. On les utilise en cosmétologie dans les crèmes adoucissantes, les masques et les dentifrices.

La gélose ou Agar-Agar
Elle provient d'algues marines. Elle forme des gels très adoucissants. On l'utilise en cosmétologie dans des masques, crèmes protectrices, dentifrices et gelées solaires.

Les pectines
Elles sont extraites de l'écorce de citron, de la pomme, de la betterave. Elles ont un grand pouvoir gélifiant. Elles sont utilisées comme stabilisant d'émulsions.

3. GLYCOPROTÉINES DE STRUCTURE

Ce sont des polyholosides complexes et très ramifiés liés à des protéines.
Ils font partie des macromolécules composant la matrice intercellulaire du tissu conjonctif.
La plupart des glycoprotéines de structure, comme la fibronectine et la laminine, assurent l'adhésion des fibroblastes aux macromolécules de la matrice intercellulaire.

4. LES PROTÉOGLYCANES OU MUCOPOLYSACCHARIDES ACIDES

Ils sont composés d'une chaîne protéique sur laquelle sont fixées de longues chaînes polysaccharidiques appelées glycosaminoglycanes (ou GAG) donnant à la molécule l'aspect d'un goupillon.
Ce sont des constituants macromoléculaires de la matrice extracellulaires. L'acide hyaluronique est un GAG au pouvoir d'hydratation important pour le derme.

LES COMPOSÉS AZOTÉS

Les protéines sont des macromolécules résultant de l'enchaînement de très nombreux acides aminés. On les trouve dans le règne animal et végétal.
Seize acides aminés sont dits essentiels; ils sont indispensables à l'organisme qui ne peut les synthétiser. Ils doivent donc être apportés par l'alimentation.
En cosmétologie, on les utilise comme :
- hydratants (sérine, citrulline, alanine, acide glutamique). Ce sont les composants du NMF,
- humectants.

1. LE COLLAGÈNE

Il fait partie des macromolécules formant la *matrice extra-cellulaire* du tissu conjonctif.
La molécule de base est le tropocollagène qui est composé par trois chaînes d'acides aminées enroulés en hélice.
Chaque chaîne renferme environ cent acides aminés. Ces molécules se groupent en fibrilles puis en fibres. Les principaux acides aminés composant les chaînes sont: la proline, l'hydroxyproline et la glycine.
Le collagène a donc un poids moléculaire important.
En cosmétologie, on préférera utiliser certains acides aminés qui le composent, comme la proline et l'hydroxyproline qui en plus de leurs propriétés régénératrices ont un effet tenseur sur l'épiderme.

2. L'ÉLASTINE

Elle fait partie des macromolécules formant la *matrice extra-cellulaire* du tissu conjonctif. La molécule de base est la tropoélastine ou proélastine. Elle est formée d'acides aminés condensés qui formeront la desmosine et l'isodesmosine.
Les fibres d'élastine sont formées d'une charpente de glycoprotéines de structure au milieu desquelles se trouve l'élastine. En cosmétologie, on préférera utiliser la desmosine et l'isodesmosine de poids moléculaire plus bas.
Elles ont, comme le collagène, en plus de leurs propriétés régénératrices, un effet tenseur sur l'épiderme.

3. LES PROTÉOGLYCANES

Elles font partie des macromolécules formant la *matrice extracellulaire* du tissu conjonctif.
Elles sont constituées d'une chaîne d'acides aminés sur laquelle sont branchés des disaccharides particuliers: les glycoaminoglycanes (GAG), anciennement appelés les mucopolysaccharides. Ce sont des molécules très hydratées qui assurent la tonicité de la peau.
En cosmétologie, on utilisera l'acide hyaluronique très hydratant et qui fait partie des GAG.

4. LES TRANSGLYCANES

Ce sont des monomères des protéoglycanes, donc de poids moléculaire plus faible.

5. LES GLYCOPROTÉINES DE STRUCTURE

Elles font partie des macromolécules composant la matrice extracellulaire du tissu conjonctif.
Elles sont composées de molécules glucidiques unies à une chaîne d'acides aminés. Les chaînons glucidiques sont très différents des glycoaminoglycanes. La fibronectine, l'élastonectine sont des glycoprotéines de structure permettant l'adhésion des cellules du tissu conjonctif aux fibres de collagène et d'élastine et aux protéoglycanes. Tous ces constituants dermiques ont tendance à disparaître lors de la sénescence.
La cosmétologie moderne essaiera d'y remédier et de les inclure dans des vecteurs performants.

6. L'ADN (ACIDE DÉSOXYRIBONUCLÉIQUE)

C'est le composant fondamental des cellules. Il transmet l'information génétique.
On utilise l'ADN d'origine animale à partir de la laitance de saumon ou l'ADN végétal extrait du blé. Il agit sur la régénération cellulaire et protège la cellule des radicaux libres.

7. LES KÉRATINES

Ce sont des protéines qui contiennent des atomes de soufre provenant de deux acides aminés : *la cystine* et *la cystéine*.
Les kératines sont présentes dans l'épiderme, les cheveux, les poils et les ongles.
On les utilise dans les lotions et les crèmes pour les ongles et pour les cheveux.

LES HYDROCARBURES

Ce sont des produits obtenus après la distillation sous pression réduite du pétrole brut. On les purifie, puis on les raffine afin d'éliminer les corps irritants.

■ Les vaselines

La vaseline blanche est de consistance onctueuse et translucide. Elle est inerte chimiquement et ne rancit pas.
La vaseline jaune est peu utilisée.

Les huiles de vaseline

Selon leur viscosité, on les appelle :
- la paraffine liquide,
- la paraffine liquide légère.

Ce sont des liquides incolores, inodores et non miscibles à l'eau.

La paraffine

C'est une masse cireuse blanche de structure cristalline dont le point de fusion est compris entre 50° et 60°. Elle permet de « durcir » les crèmes.

L'ozokérite

C'est une cire fossile qui se trouve au voisinage des champs de pétrole.
C'est une cire dure dont la coloration va du brun au blanc.

La céresine

C'est un produit de consistance cireuse considérée comme une ozokérite purifiée.

Utilisation des hydrocarbures d'origine minérale en cosmétologie

Ces hydrocarbures n'ont aucun pouvoir de pénétration. On les emploiera donc dans des produits de surface ou comme produits occlusifs. Ils sont utilisés dans la formulation des :
- crèmes démaquillantes,
- fards à paupières,
- cires à épiler,
- rouges à lèvres,
- gel fixant pour les cheveux,
- mascara,
- fonds de teint compacts.

Origine animale

Le squalène

C'est un hydrocarbure insaturé provenant de l'huile de foie de squales (requin, dauphin, flétan...).
Le sébum humain en contient environ 12 %. C'est une huile jaune, très émolliente, mais qui s'oxyde facilement. On lui préfère donc son produit d'hydrogénation, le squalane.

Le squalane ou perhydrosqualène (cosbiol)

Il se prépare par hydrogénation du squalène ou des huiles de foie de squale.
C'est une huile incolore et inodore qui ne rancit pas. Elle a des propriétés émollientes. On l'utilise dans la formulation des :
- rouges à lèvres,
- crèmes pour les mains,
- crèmes à démaquiller,
- brillantines.

LES COMPOSÉS MACROMOLÉCULAIRES DE SYNTHÈSE

Les macromolécules sont des molécules géantes formées de milliers d'atomes.

SYNTHÈSE DES MACROMOLÉCULES

Il existe de nombreuses substances naturelles macro moléculaires comme la kératine, l'insuline, l'hémoglobine, la cellulose, le caoutchouc...
Les procédés utilisés par les chimistes pour en faire la synthèse constituent à enchaîner les unes aux autres des petites molécules par différentes réactions qui sont :

Réactions de polymérisation

Elles consistent à unir directement des petites molécules ou monomères en ouvrant leurs doubles ou triples liaisons sous l'influence d'un catalyseur approprié.
Exemple : le polyéthylène (*ci-dessous*).

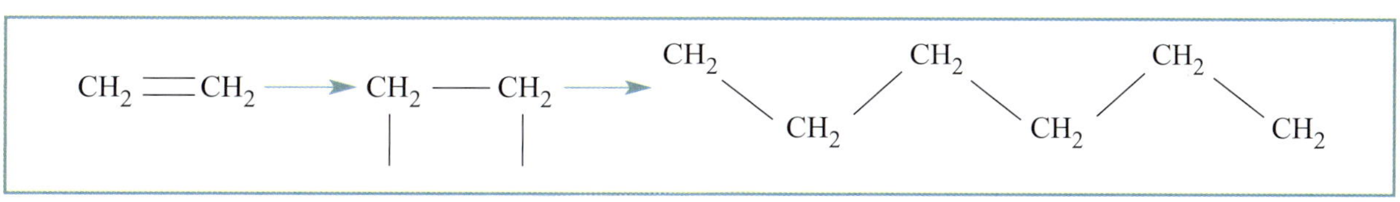

Réactions de copolymérisation

Elles consistent en la polymérisation simultanée de deux ou plusieurs molécules monomères :
chlorure de polyvinyle → polychlorure de vinyle

$$(CH_2 = CHCl)$$

Réactions de polycondensation

Ce sont des réactions classiques de la chimie organique comme l'estérification, l'amidification, favorisant le départ des molécules d'eau.
Exemple : les polyoxyéthylènes glycols.

Réactions de polyaddition

Elles consistent en l'addition répétée d'une molécule monomère.

Polyoxy-éthylène-glycols (PEG)

Ce sont des polymères de condensation de l'oxyde d'éthylène sur une molécule de glycol. Représentée par la formule suivante :

$$HOCH_2 - (CH_2 - OCH_2)_n\ CH_2\ OH$$

n peut varier de 1 à 185.

Les PEG de poids moléculaire inférieur à 600 sont des liquides dont la viscosité croît avec le poids moléculaire et les PEG de poids moléculaire supérieur à 1 000 sont des solides dont la dureté croît avec le degré de polymérisation.
Ils permettent donc d'avoir toute la gamme de consistance voulue. Ils sont tous très solubles dans l'eau et d'une grande inertie chimique.
Ils entrent dans la composition de produits cosmétiques hydrosolubles ; on les utilise comme humectants.
Certains dérivés des PEG sont des surfactifs non ioniques.

Polyéthylène

C'est un polymène de l'éthylène très utilisé dans l'emballage. Il est imputrescible et peut contenir de l'alcool.

Silicones

Ce sont des composés organiques de silicium constitués de chaînes où alternent des atomes de silicium et d'oxygène portant des radicaux organiques.

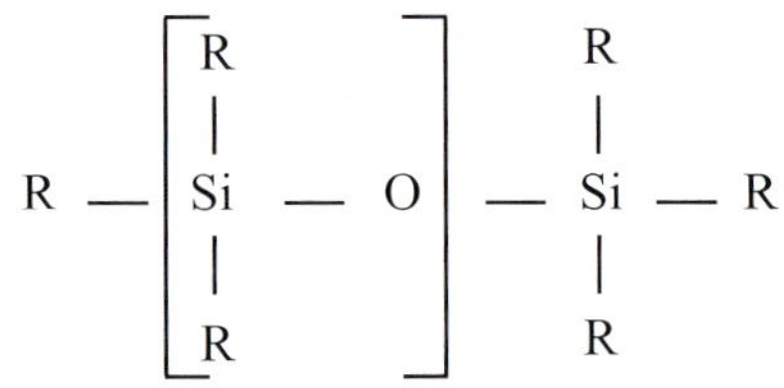

Les caractères des silicones varient suivant leur structure, la nature des radicaux organiques et le degré de polymérisation. Leur hydrophobie donne un toucher non gras et non collant. Elles ont des propriétés liposolvantes et de volatilité rapide.
On distingue :
- les huiles de silicone,
- les résines de silicone,
- les caoutchoucs de silicone.

Elles ont toutes les propriétés suivantes :
- hydrophobie,
- inertie totale aux produits chimiques,
- action filmogène.

On les utilise en cosmétologie :
- dans les produits antitranspirants,
- dans les crèmes protectrices pour les mains,
- dans les produits pour les cheveux,
- dans les mascaras,
- dans les shampooings,
  les crèmes après-shampooing,
- dans les rouges à lèvres,
- dans les crèmes à raser,
- dans les crèmes démaquillantes,
- dans les laits de toilette pour bébé

Polymères vinyliques

Polychlorure de vinyle

Il est obtenu par polymérisation du chlorure de vinyle. C'est une résine.

Polyvinyl-pyrrolidone (PVP)

Il résulte de la polymérisation de la N.vinyl pyrrolidone.
En cosmétologie, on utilise ses dérivés dans :
- les laques pour les cheveux,
- les masques,
- les shampooings.

Acétate de vinyle

Résine utilisée en cosmétologie comme agent filmogène.

■ Alcool de polyvinyle
Utilisé dans les shampooings.

■ Polymères carboxyvinyliques
Utilisés dans les :
- gels hydrophiles,
- gels pour les cheveux,
- shampooings.

Polymères acryliques

■ Polyméthyl méthacrylate
Il est obtenu par polymérisation du monomère, le méthylméthacrylate.
En cosmétologie, on l'utilise dans la composition des faux ongles et des vernis à ongles.

■ Carbopol
C'est un polymère de l'acide acrylique.
En cosmétologie, on l'utilise sous forme de gel.

■ Copolymère d'amide et d'esters acryliques
Utilisé dans les laques.

Polymères d'origine animale

■ Le chitosan
Il est obtenu à partir des coquilles de crustacés. C'est un biopolymère hydrocolloïdale chargé positivement qui réagit en adhérant sur la peau et les cheveux chargés négativement (shampooings, crèmes démêlantes).
Il y forme un film protecteur aux propriétés hydratantes (lait et crèmes hydratantes).
Il a des propriétés thérapeutiques dans le domaine de la cicatrisation et de l'hémostase (lotions « after-shave », savons à barbe, mousses à raser...).
Il augmente la stabilité des liposomes en formant un film protecteur à leur surface.
Il adoucit la consistance des produits cosmétiques renfermant des pigments (fards à paupières, fonds de teint, crèmes teintées).

LES PRODUITS D'ORIGINE MINÉRALE

La silice
En cosmétologie on trouve surtout des silices colloïdales ou gels de silice qui ont un grand pouvoir absorbant et polissant. Ils sont préparés à partir des silices naturelles. On les utilise dans la formulation des gels viscosants, stabilisants et lubrifiants. Ils entrent également dans la composition des poudres pour bébé, vernis à ongles, poudres diverses et dentifrices.

Le silicate de magnésium hydraté ou talc
C'est une poudre blanche onctueuse, glissante grâce à sa structure lamellaire. On l'utilise dans la formulation des :
- poudres pour bébés,
- rouges à joues,
- eye-liners,
- fonds de teint,
- crèmes protectrices,
- crèmes solaires.

Le silicate double d'aluminium ou magnésium (veegum)
C'est une poudre beige qui gonfle en présence d'eau. On l'utilise dans les produits de maquillage.

Les argiles
Elles proviennent de la désintégration du granit. Elles sont formées de silicate d'aluminium mélangé à d'autres métaux ; l'argile rouge est de l'oxyde de fer, l'argile verte est un chlorure ferreux.
Les argiles peuvent fixer de fortes proportions d'eau (gélifiants et épaississants) mais aussi d'huiles et de corps gras (absorbants). Cette dernière propriété est utilisée dans les produits capillaires pour cheveux gras.

Le silicate d'aluminium hydraté ou kaolin
Il est absorbant et matifiant. On l'utilise dans la formulation des :
- poudre pour bébés,
- rouges à joues,
- masques,
- fonds de teint,

- mascaras,
- crèmes protectrices,
- crèmes solaires.

La bentonite - Silicate d'alumine hydraté

C'est une argile colloïdale provenant de Benton (USA). Elle se présente sous forme d'une poudre blanche ou beige très absorbante. Elle stabilise les émulsion et les suspensions. Elle possède des propriétés thixotropiques. On l'utilise dans la formulation des :
- masques,
- produits absorbants pour peaux grasses,
- crèmes protectrices,
- vernis à ongles.

L'oxyde de titane

Poudre blanche opacifiante. On l'utilise dans la formulation des :
- produits de maquillage pour les yeux,
- poudres,
- rouges à lèvres,
- fonds de teint,
- vernis à ongles,
- rouges à joues,
- shampooings.

L'oxyde de zinc

Poudre blanche, absorbante, antiseptique et adoucissante. On l'utilise dans la formulation des :
- fonds de teint,
- déodorants,
- poudres,
- crèmes de protection solaire,
- vernis à ongles blancs,
- rouges à joues.

Le carbonate de magnésie

Poudre blanche très légère ayant un grand pouvoir absorbant. On l'utilise dans la formulation des :
- fonds de teint,
- poudres pour bébés,
- poudres,
- rouges à joues.

Le carbonate de calcium

Poudre blanche microcristalline. On l'utilise dans la formulation des :
- poudres pour bébés,
- poudres,
- dentifrices,
- crèmes de protection solaire.

Le stéarate de zinc - Le stéarate de magnésium - Le stéarate d'aluminium

On les utilise dans la formulation des :
- poudres pour bébés,
- crèmes démaquillantes,
- fonds de teint,
- crèmes pour les mains,
- masques.

Le sulfate double d'aluminium et de potassium (alun)

Il est très astringent et hémostatique. On l'utilise en « pierres après rasage », gel après rasage et dans les anti-transpirants.

LES EXTRAITS D'ORIGINE VÉGÉTALE

Les extraits végétaux sont alcooliques, hydroglycoliques ou huileux. Leur activité dépend des principes actifs qu'ils contiennent.

Quelques exemples

- *Hamamélis :* vasoconstricteur, décongestionnant.
- *Marron d'Inde :* calmant, décongestionnant.
- *Lierre :* décongestionnant.
- *Mauve :* adoucissant.
- *Aloès :* hydratant.
- *Houblon :* régénérant.
- *Bleuet :* décongestionnant.

Pour plus de détails sur les principes actifs d'origine végétale, consulter le chapitre « Les Principes Actifs selon les différents types de peau ».

LES VITAMINES

Définition

Les vitamines sont des substances indispensables à l'organisme, en quantité infinitésimale. Elles lui sont fournies par un apport extérieur, soit sous forme définitive, soit sous forme de provitamine.

1. VITAMINE A (RÉTINOL)

Propriétés et indications
Elle a un rôle de régulation dans la croissance et l'activité des cellules épithéliales.
Elle s'oppose à l'épaississement de la couche cornée.
Elle est essentielle à l'intégrité des ongles et des cheveux.
Elle favorise la synthèse des glycoaminoglycanes (GAG), donc l'hydratation du derme.

2. VITAMINE E (TOCOPHÉROL)

Propriétés et indications
En captant les ***radicaux libres***, elle est un puissant protecteur de la membrane cellulaire.
Elle améliore la microcirculation cutanée.
Elle inhibe la peroxydation des lipides cutanés entraînée notamment par les UVB et augmente la valeur de la dose minimale érythémateuse (DEM). Elle améliore donc l'efficacité des produits solaires.
On l'utilise sous forme :
- d'alpha tocophérol ;
- d'acétate de tocophérol ;
- de linoléate de tocophérol qui présente l'avantage d'associer Vitamine E et Vitamine F.

3. GROUPE DES VITAMINES B

La vitamine B2 (riboflavine)

Propriétés et indications
Elle joue un rôle important dans le catabolisme des acides gras et des acides aminés. On l'utilisera dans la chéilite, la perlèche, la dermite séborrhéique.

La vitamine B3 ou PP (niacine)

Propriétés et indications
Elle participe à toutes les réactions d'oxydo-réduction de l'organisme.
On l'utilise dans les lucites et la pellagre.

La vitamine B5 (acide pantothénique)

Propriétés et indications
Elle participe à la synthèse des acides gras. On l'utilise dans les alopécies, les troubles des phanères et pour améliorer la cicatrisation.

La vitamine B6 - Pyridoxine

Propriétés et indications
Elle intervient dans le métabolisme des acides aminés.
Elle freine la séborrhée et lutte contre la rétention d'eau.

La vitamine B8 (biotine-vitamine H)

Propriétés et indications
Elle intervient dans le métabolisme cellulaire. On l'utilise dans les alopécies.

La vitamine B9 (folates)

Propriétés et indications
Elle participe au métabolisme des acides aminés. Elle joue un rôle dans la multiplication des cellules cutanées.

La vitamine B11 (L. carnitine)

Propriétés et indications
Elle est indispensable pour que l'organisme puisse utiliser les corps gras. On l'incorpore à des gels ou crèmes amincissants.

La vitamine B15 (acide pangamique)

Propriétés et indications
Elle favorise l'oxygénation des tissus et possède des propriétés antiradicaux libres.

4. VITAMINE C OU ACIDE ASCORBIQUE

Propriétés et indications
On l'utilise comme conservateur et acidifiant. Elle favorise la micro-circulation et diminue les réactions cutanées.
C'est le co-facteur indispensable à la fabrication du collagène.
Elle possède également une action antiradicalaire.

5. VITAMINE F OU ACIDES GRAS POLYINSATURÉS

C'est le groupe des acides gras essentiels polyinsaturés comme l'acide linoléique, l'acide Gama linoléique, l'acide eicosapentaénoïque (EPA).

Propriétés et indications
Ils ont un rôle essentiel sur le bon état cutané, les ongles et les cheveux en évitant le dessèchement et la déshydratation.

LES OLIGO-ÉLÉMENTS

Ce sont des éléments présents dans les organismes vivants en quantité infinitésimale mais dont la présence est indispensable à la croissance ou à la vie des animaux et des végétaux.
Ce sont des métalloïdes comme l'arsenic, le bore, le fluor, l'iode ou des métaux comme l'aluminium, le cobalt, le cuivre, l'étain, le fer, le manganèse, le nickel, le plomb, le titane, le zinc, etc.
Ils jouent le rôle de catalyseurs dans les multiples réactions physico-chimiques qui se déroulent dans notre organisme.
En cosmétologie, on introduit certains oligo-éléments pour améliorer le métabolisme cellulaire cutané.

■ Le silicium
Il est utilisé pour son action stimulante sur le fibrocyte et sur l'élasticité cutanée.

■ Le cuivre
Il participe à la synthèse de l'élastine et du collagène.

■ Le manganèse
Il améliore l'hydratation.

■ Le zinc
Il améliore la multiplication cellulaire.

5. LES ADJUVANTS

LES CONSERVATEURS

Ce sont des substances naturelles ou de synthèse ajoutées en faible proportion pour empêcher toute dégradation des produits cosmétiques. Leur utilisation est réglementée par la loi de juillet 1975 et par les directives cosmétiques européennes.
Ils comprennent :

1. LES ANTI-OXYDANTS

Ils empêchent et retardent l'oxydation donc le rancissement des produits. On les utilise à très faibles doses :
- l'acide ascorbique (vitamine C) ou ses sels;
- le tocophérol (vitamine E) ;
- l'acide sorbique et ses sels ;
- le BHA (Butyl Hydroxy Anisol) ;
- le BHT (Butyl Hydroxy Toluène) ;
- l'acide gallique et ses sels.

2. LES ANTISEPTIQUES

Ils protègent les produits cosmétiques des contaminations microbiennes au cours de la fabrication et lors de l'utilisation :
- l'acide salicylique ;
- l'acide benzoïque ;
- l'alcool éthylique ;
- les dérivés phénoliques (Parabens) ;
- les huiles essentielles de plantes (thym - romarin - lavande).

3. LES FONGICIDES

Ils empêchent la prolifération des moisissures ou champignons :
- l'acide déhydroacétique ;
- l'acide undecylénique.

LES COLORANTS

Leur utilisation est également réglementée par la loi de juillet 1975.

1. ORIGINE NATURELLE

Colorants végétaux

- Le rocou, colorant jaune orangé provenant du Rocoyer ;
- le curcuma, colorant jaune qui existe dans le curry ;
- le safran, colorant jaune ;
- le carotène, colorant orangé ;
- le henné, brun-rouge ;
- la chlorophylle, verte ;
- la teinture de rhubarbe ;
- l'indigotine, bleue ;
- le charbon végétal, noir ;
- l'arseille provenant d'une algue rouge violacé.

Colorants animaux

- L'acide carminique, qui provient d'un insecte originaire du Mexique : la cochenille. Il est rouge ;
- la nacre, qui est constituée par les écailles pilées de certains poissons.

Colorants minéraux

- Le talc ;
- le kaolin ;
- les oxydes de fer, qui vont du jaune au brun ;
- les argiles, qui vont du brun au gris.

2. COLORANTS SYNTHÉTIQUES ET SEMI-SYNTHÉTIQUES

Leur emploi est réglementé en cosmétologie depuis la loi de juillet 1975. Ils ont des nuances plus variées, plus vives que celles des colorants naturels. Les plus connus sont :
- l'éosine, l'érythrosine, qui sont rouges ;
- le vert malachite, etc.

On peut utiliser ces colorants sous forme de pigments et de laques qui sont insolubles donc non absorbés par la peau. Les laques ont la particularité d'être fixées sur un support minéral blanc comme l'oxyde de titane.

3. PIGMENTS POUR EFFETS SPÉCIAUX

- Cristaux de mica-titane à reflets orientés ;
- nacre naturelle extraite des écailles de poisson ;
- l'oxychlorure de bismuth (nacre chimique) ;
- poudre d'aluminium.

LES HUMECTANTS

Ce sont des substances qui maintiennent le taux d'humidité des produits cosmétiques et retardent leur dessiccation :
- le glycérol ;
- le propylène-glycol ;
- l'éthylène-glycol ;
- le sorbitol.

LES SUBSTANCES THIXOTROPES

Ce sont des substances fermes et rigides qui deviennent liquides par agitation et s'épaississent à nouveau au repos.
Exemples : la bentonite, ou le gel de bentone, donne au vernis à ongles des qualités thixotropiques.

LES ÉMULSIONNANTS ET LES STABILISANTS

(Se reporter au chapitre « les Dispersions »)

LES MATIÈRES AROMATIQUES

Ce sont des composés formés de molécules volatiles odorantes.

1. ORIGINE VÉGÉTALE

Fleurs : rose jasmin, tubéreuse, jacinthe, géranium, iris, lavande, ylang-ylang, jonquille.

Fruits : citron, bergamote, oranger (la fleur d'oranger donne l'essence de Néroli et le fruit, l'essence de Bigarade), mandarine, pamplemousse.

Feuilles : patchouli, menthe poivrée, géranium, eucalyptus, violette, piment.

Gousses : vanille.

Racines : vétiver, valériane, iris, cactus.

Bois : cèdre, santal, bois de rose.

Écorces : cannelle de Ceylan, bouleau.

Résines et baumes : benjoin, olibanum, baume de Tolu, baume du Pérou, opoponax, myrrhe, encens, galbanum.

Mousses : chêne, hêtre.

2. ORIGINE ANIMALE

Les matières premières d'origine animale sont en même temps des parfumants et des fixateurs.

L'ambre gris : sécrétion intestinale du cachalot.

Le castoreum : sécrétion sébacée du castor (odeur « cuir de Russie »).

La civette : sécrétion d'une glande sébacée périnéale d'un petit mammifère carnassier d'Asie et d'Afrique.

Le musc : sécrétion sébacée génitale du bouquetin d'Asie.

3. ORIGINE SYNTHÉTIQUE

Les produits de synthèse appartiennent aux familles chimiques suivantes :
- les aldéhydes : citral, citronnelal, vanilline ;
- les alcools aromatiques ;
- les cétones : muscone, civettone.

MODE D'OBTENTION DES HUILES ESSENTIELLES

Les huiles essentielles peuvent être extraites de différentes manières :

1. PAR DISTILLATION À LA VAPEUR D'EAU

On introduit les plantes dans un alambic et les principes volatils sont entraînés par la vapeur d'eau.
On obtient ainsi une substance aqueuse parfumée, ou hydrolat, et une substance huileuse, ou huile essentielle.
Cette méthode est utilisée pour les plantes dont les essences ne sont pas modifiées par la température. On l'utilise pour : la rose, la fleur d'oranger, la lavande, le vétiver, la menthe.

2. PAR EXPRESSION

On écrase l'écorce, on extrait ainsi le suc par des procédés mécaniques et on obtient un extrait concentré très odorant.
Cette méthode est utilisée pour les écorces de fruits : citron, orange, bergamote.

3. PAR ENFLEURAGE

On étale les fleurs sur des plaques de verre, recouvertes d'une pommade à base de graisses comme l'axonge, le suif, la vaseline, etc.
Ces fleurs sont renouvelées vingt à trente fois. On obtient ainsi « l'Absolue de Pommade ». Les fleurs sont encore épuisées par l'éther de pétrole et la pommade, par l'alcool : on obtient ainsi « l'Absolue de Châssis ».
Ce procédé trop onéreux n'est plus utilisé que pour les fleurs les plus nobles : jasmin, tubéreuse, fleur d'oranger et rose.

4. PAR EXTRACTION AVEC DES SOLVANTS VOLATILS

Après un bain dans des solvants volatils tels que l'éther de pétrole, l'hexane, et après évaporation, on obtient des « concrètes » ou des « résinoïdes ».
Par action de l'alcool, et après filtration et évaporation on obtient les « absolues ».

6. LES PRINCIPES ACTIFS SELON LES DIFFÉRENTS TYPES DE PEAU

LES ACTIFS ANTI-ÂGE

OBJECTIFS

Le vieillissement est un phénomène physiologique inéluctable, certes, mais la cosmétologie dispose de produits de plus en plus performants qui préviennent, atténuent et même retardent les marques de la sénescence.

Leurs actions sont les suivantes :
- ils protègent la peau du rayonnement solaire grâce aux filtres qu'ils contiennent ;
- ils éclaircissent le teint ;
- ils reconstituent le film hydrolipidique de surface déficient ;
- ils maintiennent l'hydratation cutanée ;
- ils luttent contre les radicaux libres ;
- ils stimulent la croissance cellulaire ;
- ils activent la microcirculation cutanée ;
- ils stimulent la production de cytokines impliquées dans la réparation cutanée ;
- ils agissent sur la synthèse de la matrice extra-cellulaire en luttant contre les méfaits des enzymes protéolytiques et contre les phénomènes de glycation.

PRINCIPES ACTIFS

La vitamine A et ses dérivés

■ La vitamine A acide ou acide rétinoïque

Elle traverse facilement la membrane cellulaire et agit sur le noyau cellulaire. Elle lutte contre l'amincissement épidermique, relance l'activité de fibroblastes, accélère le renouvellement cellulaire, active la microcirculation cutanée et possède une action kératorégulatrice. *Elle fait partie du domaine médical.*

■ Les dérivés de la vitamine A (La vitamine A alcool ou rétinol, la vitamine A aldéhyde ou rétinaldéhyde)

Ce sont des formes instables qui peuvent se transformer en acide rétinoïque selon les besoins cutanés.
Elles atténuent les rides, les taches et améliorent le teint.

■ Les esters de vitamine A (acétate, palmitate, propionate, myristate)

Ils ont une action de surface réparatrice et cicatrisante.

Les hydroxy-acides alpha et béta

■ Les alpha-hydroxy acides se trouvent pour la plupart dans les fruits, d'où leur nom « *acides de fruit* ».
- *L'acide glycolique* se trouve dans la canne à sucre.
- *L'acide mandélique* dans l'amande amère.
- *L'acide citrique* dans les agrumes.
- *L'acide malique,* dans le jus de raisin, les pommes vertes.
- *L'acide lactique,* présent dans la peau, se trouve dans le petit lait des yaourts.

Ils ont une action lissante, kératorégulatrice, éclaircissante, hydratante et agissent sur la synthèse des fibroblastes.

■ Les bêta-hydroxy acides, dont le chef de file est l'acide salicylique, ont des effets similaires.

Les antiradicalaires

Les radicaux libres sont des molécules dont les atomes possèdent un électron libre (célibataire) sur leur couche externe ou orbitale externe.
Cet état est instable car le radical libre cherche à récupérer en permanence un électron d'une molécule voisine, provoquant ainsi des réactions de dégradation en chaîne.
Les radicaux libres, ou formes activées de l'oxygène, sont produits normalement en quantité très faible au cours de la vie cellulaire et sont rapidement éliminés afin de ne pas l'altérer.
Pour cela, les cellules sont équipées de systèmes enzymatiques et de petites molécules comme les vitamines C et E antioxydantes.
Lorsque ces systèmes sont débordés, les radicaux libres entrent en réaction avec les constituants cellulaires et les dégradent.
Leurs cibles privilégiées sont :
- *les acides gras insaturés,* qui entrent dans la composition des phospholipides membranaires. Attaqués par les radicaux libres, ils désorganisent la membrane cellulaire qui ne joue plus son rôle de barrière et d'échange avec le milieu extérieur ;
- *les enzymes,* qui perdent leur activité ;
- *les acides nucléiques,* qui sont particulièrement sensibles à l'action dénaturante des radicaux libres ; ce qui entraîne des altérations biochimiques responsables du vieillissement cellulaire.

On utilisera donc en cosmétologie des inhibiteurs de radicaux libres tels que :
- les vitamines C et E ;
- les béta-carotènes ou provitamine A ;
- des enzymes (super oxyde dismutase, super oxyde catalase) ;
- des flavonoïdes (rutine, hespéridine, gingkobiloba) ;
- des oligo-éléments (sélénium) ;
- le thé vert ;
- les pycnogénols de pépin de raisin.

Les réactivateurs des médiateurs cellulaires

La production d'**Interleukine 6** (IL6), médiateur cellulaire qui joue un rôle important dans le renouvellement épidermique et dans l'activité des fibroblastes, diminue avec l'âge.
Le principe actif est un inducteur physiologique d'IL6 qui agit sur les rides et la fermeté cutanée.

Les inhibiteurs des enzymes destructrices (collagénases, élastases, etc.)

- Le mélibiose,
- les peptides d'élastine,
- les flavonoïdes,
- les anthocyanosides

freinent la dégradation de la matrice extracellulaire.

Les complexes anti-glycation

Ils ont pour but d'empêcher les phénomènes de glycation ou réaction de Maillard. C'est une réaction entre un sucre et une protéine qui provoque la rigidification du tissu conjonctif.
Parmi ces complexes, le silicium organique associé à des anti-radicalaires agit sur la souplesse du derme.

Les tenseurs

- Les protéines végétales (soja, germe de blé),
- les polymères de synthèse

ont un effet immédiat sur la surface cutanée.

Les « Estrogènes-Like »

Ce sont des substances dont les effets sur la peau sont voisins de ceux des estrogènes.
- Les hormones végétales (extraits de soja riches en isoflavones).
- La cytonacre, extraite de la nacre d'une huître perlière. Il s'agit d'un biocristal activé d'aragonite riche en cytokines et en facteurs de croissance analogues à ceux de la peau humaine.
- La chitine, extraite des carapaces de crustacés

Les restructurants épidermiques

- Les céramides,
- les acides gras essentiels des huiles végétales (soja, tournesol, argan, onagre...)

restaurent la barrière épidermique.

Les stimulants cellulaires

- La pervenche de Madagascar ou Vincaline.
- La centella asiatica.
- L'huile de rosier Muscat.
- Le tépescohuite.
- Le ginseng.

Les hydratants

- Le collagène.
- L'acide hyaluronique.
- Les insaponifiables d'huile végétale (soja, avocat, jojoba).
- Les phospholipides.
- Les céramides.

LE CONTOUR DES YEUX

Le contour des yeux se caractérise par une peau plus fine que celle du reste du visage, donc par une plus grande fragilité.
Tout s'y inscrit : le rire, les larmes, le stress, la fatigue et les années.
Les ridules, rides, « poches », cernes sont les problèmes de cette zone sensible, la première menacée par le vieillissement. Sa fragilité impose l'utilisation de produits spécialement formulés et dotés de la plus parfaite innocuité.
Les actifs utilisés hydratent, raffermissent la peau et améliorent la microcirculation cutanée.

PRINCIPES ACTIFS

Anti-âge

- Acides de fruit.
- Sucres anti-élastases.
- Anti radicaux libres (vitamine E, vitamine C, silicium, bioflavonoïdes, super oxyde dismutase).
- Hydrolysat de protéines.
- Acide hyaluronique.
- Protéines de blé.
- Huiles d'onagre, de jojoba.
- NMF.

Anti-poches

- Caféine.
- Plancton thermal.
- Alchemille.
- Lierre.
- Prêle.

Anti-cernes

- Ruscus.
- Escine.
- Hamamélis.
- Arnica.

LE CONTOUR DES LÈVRES

Le contour des lèvres est une zone très mobile dont la peau est particulièrement mince, ce qui provoque l'apparition de rides et de rictus inesthétiques. Le vieillissement péri buccal est un problème spécifiquement féminin car il rend difficile le maquillage des lèvres, le rouge à lèvres diffusant dans les lèvres.

PRINCIPES ACTIFS

- Insaponifiables de soja et d'avocat.
- Collagène.
- Acide hyaluronique.
- Aloe vera.
- Beurre de karité.
- Chitine.

LE COU ET LA NUQUE

PRINCIPES ACTIFS

Ce sont principalement des antirides, des hydratants, des tenseurs.

- Acides gras essentiels.
- Phospholipides.
- Alpha-hydroxy-acides.
- Vitamine A et ses dérivés.

PRODUITS ANTI-TACHES

Les taches situées sur le visage, le décolleté et le dos des mains ont pour origine une modification du métabolisme des cellules pigmentaires appelées mélanocytes.
Leur dérèglement provoque l'apparition de taches hyperpigmentées au niveau des zones cutanées exposées au soleil. Elles sont un des premiers signes du vieillissement.

Les produits dépigmentants ne sont efficaces qu'à la condition de respecter la durée de la cure précisée sur leur mode d'emploi.

PRINCIPES ACTIFS

A. Éclaircissants

- Hydroquinone.
- Acide kojique.
- Acide ascorbique.

B. Kératolytiques

- AHA (acides de fruits).

LES COMPLÉMENTS NUTRITIONNELS ANTI-ÂGE

Si l'usage des produits cosmétiques est devenu une pratique quotidienne améliorant visiblement l'état de la peau, ces résultats peuvent être optimisés par un apport complémentaire oral en vitamines, oligo-éléments, acides gras essentiels, sels minéraux qui ralentissent le vieillissement cutané.

PRINCIPES ACTIFS

- Huile de bourrache, d'onagre, de germe de blé.
- Huile de foie de poisson.
- Céramides végétales.
- Procyanidols (pépins de raisin).
- Vitamines E, C, B6, B1.
- Oligo-éléments (zinc, sélénium, cuivre).
- Béta-carotène, lycopène.

LES MAINS ET LES ONGLES

Les mains accusent très tôt les signes du vieillissement car la peau y est fine, fragile et contient peu de glandes sébacées ; le film hydrolipidique de surface est donc pauvre en sébum.
Les manipulations fréquentes de l'eau et de détergents, le froid, aggravent la déshydratation, le soleil provoque des hyperpigmentations, le vieillissement réduit le coussin graisseux protecteur.

CONSEILS

A. Produits cosmétiques

- Éviter les savons trop alcalins, préférer des savons surgras.
- Utiliser, l'hiver, des crèmes type cold cream après chaque lavage, l'été, des crèmes hydratantes contenant des filtres UV.

Pour prévenir la fragilité unguéale (friabilité, stries, dédoublement, cassure) utiliser des crèmes à base d'huiles végétales riches en **acides gras essentiels**.

B. Compléments nutritionnels

PRINCIPES ACTIFS

- Acides aminés (cystine, cystéine, méthionine).
- Levure de bière.
- Huiles de bourrache, d'onagre.
- Oligo-éléments (Cu, Zn, Se).
- Vitamines A, C, E.

Les actifs pour les peaux sensibles

OBJECTIFS

Il faut apaiser et protéger les peaux sensibles, les nettoyer en douceur, éviter les savons et les gommages.
Utiliser des eaux thermales en brumisateur, des sprays calmants, des eaux florales sans alcool.
Appliquer des produits cosmétiques contenant des actifs calmants, protecteurs, hydratants qui améliorent la microcirculation cutanée et augmentent le seuil de tolérance.
La photoprotection totale est de rigueur.

PRINCIPES ACTIFS APAISANTS

- Mimosa tenuiflora (tépescohuite).
- Aloe vera.
- Alpha bisabolol.
- Acide glycerhétinique (réglisse).
- Biolisat hafnia.
- Calendula.
- Millepertuis.
- Avoine.
- Camomille.
- Tilleul.
- Gamma orizanol.
- Guimauve.
- Mauve.

PRINCIPES ACTIFS VASO-TONIQUES

- Ginkgo biloba.
- Esculine (extrait du marron d'Inde).
- Mélilot .
- Vigne rouge.
- Ruscogénine (extrait du fragon dit petit houx).
- Procyanidol (extrait des pépins de raisin).

COMPLÉMENTS NUTRITIONNELS

- Huile de bourrache.
- Huile de germe de blé.

Les actifs pour les peaux grasses

OBJECTIFS

Les soins cosmétiques sont d'autant plus efficaces qu'ils sont précoces.

Ce qu'il faut faire

1. Avoir une hygiène rigoureuse : nettoyage du visage matin et soir avec des produits adaptés.
2. Utiliser pour le confort quotidien une crème non grasse, protectrice, matifiante, contenant des actifs anti-inflammatoires, anti-septiques, assainissants, hydratants, sébo-régulateurs, non comédogènes.

Ce qu'il ne faut pas faire

1. Décaper la peau avec des produits détergents, des savons classiques irritants. Dégraisser inconsidérément entraîne une **séborrhée réactionnelle** (recrudescence de sébum).
2. Brutaliser la peau par des manœuvres intempestives, par exemple, presser les points noirs, ce qui entraîne une irritation plus ou moins importante, un processus inflammatoire aboutissant à la formation de boutons qui risquent de laisser des cicatrices.
3. Utiliser des maquillages trop épais qui bouchent les orifices pilo-sébacés et favorisent la formation de comédons.
4. S'exposer de manière prolongée au soleil. Le soleil est un faux ami de l'acné ; s'il semble améliorer les lésions, il provoque par la suite une aggravation.

PRINCIPES ACTIFS SÉBO-RÉGULATEURS

- Cucurbita pepo.
- Dérivés du zinc (gluconate, pidolate, cystéate).
- Kaolin.

PRINCIPES ACTIFS ANTISEPTIQUES, BACTÉRICIDES

- Camphre.
- Thym.
- Bardane.
- Chlorexidine.
- Triclosan.
- Bardane.
- Levure de bière.

PRINCIPES ACTIFS APAISANTS, ANTI-INFLAMMATOIRES

- Centella asiatica.
- Camomille.
- Biolysat hafnia.
- Phlorogine.
- Acide glycyrrhétinique.
- Allantoïne.
- Millepertuis.

PRINCIPES ACTIFS KÉRATOLITYQUES ET KÉRATORÉGULATEURS

- Alpha-hydroxy acides (acide glycolique, lactique, mandélique).
- Béta-hydroxy acides (acide salicylique).

Les actifs anti-froid

Le froid provoque des réactions physiologiques au niveau de la peau.
La déshydratation, conséquence d'un déséquilibre entre l'évaporation, l'apport d'eau ambiante et l'altération des facteurs de protection naturelle, entraîne un dysfonctionnement de la kératinisation.
Le sébum et le film hydrolipidique ne remplissent plus leur rôle de barrière.
La peau devient sèche, rugueuse, prurigineuse et desquame. Les lèvres sont gercées, les ongles sont friables.
La microcirculation cutanée est perturbée, ce qui se manifeste par des rougeurs localisées au nez et aux pommettes.
Pour pallier ces inconvénients les cosmétiques anti-froid contiennent des actifs protecteurs, hydratants, restructurants, anti-rougeurs.

Principes actifs protecteurs ou filmogènes

- Vaseline.
- Huiles végétales : (jojoba, germe de blé, onagre, avocat, carthame, sésame, macadamia, bourrache).
- Cire d'abeille.
- Beurre de karité.
- Squalènes.
- Acides gras essentiels.
- Alcool gras (alcool cétylique, stéarylique).
- Huile de poisson.

Principes actifs hydratants

- Acides aminés.
- Glycérol.
- Sorbitol.
- Acide hyaluronique.
- Acide pyrrolidone carboxylique.

Principes actifs restructurants

- Céramides.
- Acides gras essentiels.

Principes actifs apaisants et anti-rougeurs

- Extrait de ruscus.
- Extrait de mélilot.
- Extrait de calendula.
- Extrait de ginkgo biloba.
- Sulfate de dextran.
- Aloe vera.
- Allantoïne.
- Alpha bisabolol.

Compléments nutritionnels anti-froid

- Huile de bourrache.
- Huile d'onagre.
- Cécamides.
- Cystine.
- Méthionine.

LES ACTIFS POUR LES PEAUX SÈCHES ET DÉSHYDRATÉES

OBJECTIFS

Il faut rétablir :
- le taux de NMF insuffisant et l'intégrité des membranes cellulaires
- le ciment intercellulaire
- le film hydrolipidique de surface, en reconstituant les phases lipidiques et aqueuses.

PRINCIPES ACTIFS HUMECTANTS

Ils ont le pouvoir de fixer l'eau.

A. Les polyols

- Glycérol.
- Sorbitol.
- Propylène glycol.

B. Les composants du NMF

Ils sont hygroscopiques et humectants.
- Acide pyrrolydone et ses dérivés.
- Urée (à une concentration égale ou inférieure à 10 %, elle possède une action hydratante ; à une concentration supérieure à 10 %, elle est kératolytique).
- Acides aminés (sérine, citrulline, alanine). On les utilise sous forme d'hydrolisats de protéines.
- Sucres (glucose, lactose, thréalose).

PRINCIPES ACTIFS FILMOGÈNES

Ils forment un film adhérent à la surface cutanée. Ils ont en plus un effet tenseur.
- Acide hyaluronique.
- Chondroïtine-sulfate.
- Collagène.
- Élastine.
- Chitine.
- Chitosane.

PRINCIPES ACTIFS OCCLUSIFS

Ils s'opposent à l'évaporation de l'eau cutanée.
- Vaseline.
- Huile de vaseline.
- Cires animales (cire d'abeille, lanoline, blanc de baleine).
- Cires végétales (cire de carnauba, de candelilla).
- Cires synthétiques (à partir d'huile de ricin ou de coprah).
- Huile de silicone.
- Alcools gras (alcool cétylique).
- Lipides épidermiques. Ce sont des substances lipophiles susceptibles de s'incorporer au ciment intercellulaire et de reconstituer le film hydrolipidique de surface ; Elles comprennent :
  - les céramides. Ils s'incorporent au ciment intercellulaire, ralentissant ainsi la déshydratation ;
  - les phospholipides. Ils renforcent les membranes cellulaires ;
  - les acides gras essentiels (acide linoleique, acide gamma linolénique). Ils s'intègrent aux phospholipides membranaires et agissent sur la fonction barrière de la peau.

EXTRAITS DE PLANTES

- Aloes.
- Cassis.
- Bourrache.
- Cactus.
- Concombre.
- Guimauve.

ALPHA-HYDROXY-ACIDES OU AHA

Ils agissent comme hydratants, kératorégulateurs. Ils augmentent le taux de céramides et favorisent le renouvellement épidermique.
- Acide glycolique.
- Acide lactique.
- Acide malique.

LES EXCIPIENTS

Ils ont un rôle important dans les préparations hydratantes.
- Liposomes, niosomes, dont la structure lamellaire a une affinité particulière avec la couche cornée.
- Cristaux liquides, qui s'intègrent au ciment intercellulaire.
- Émulsions multiples (E/H/E ou H/E/H), dont la phase interne sert de réservoir au principe actif.

COMPLÉMENTS ALIMENTAIRES

- Huile de bourrache.
- Huile d'onagre.
- Huile de saumon.

7. LES PRODUITS COSMÉTIQUES ET D'HYGIÈNE CORPORELLE

COMPOSITION GÉNÉRALE D'UN PRODUIT COSMÉTIQUE

Un produit se compose de différentes substances :

■ **Un excipient ou vecteur** qui permet la distribution des principes actifs vers les cellules cibles de la peau.

■ **Un ou plusieurs principes actifs** qui déterminent la nature et l'action du produit.

■ **Des adjuvants** qui comprennent :
- des stabilisants (tensio-actifs et autres) dont le but est de stabiliser l'émulsion ;
- des colorants (autorisés par la législation) ;
- des conservateurs (autorisés par la législation) dont le but est d'empêcher toute dégradations des produits ;
- des humectants dont le but est de maintenir le taux d'humidité des produits ;
- des parfums (éventuellement).

Les produits nettoyants et démaquillants

Définition et qualités requises

Les produits nettoyants et démaquillants sont des préparations cosmétiques, destinés à éliminer les impuretés poussiéreuses, les cellules mortes, la sueur, le sébum et éventuellement les traces de maquillage.
Ils n'ont pas de pouvoir de pénétration. Ils ne doivent pas être trop détergents et doivent respecter le pH cutané.

1. LES SAVONS

Ce sont des sels d'acides gras, obtenus par saponification en faisant agir une base minérale, soude ou potasse, sur un mélange d'esters d'acides gras (triglycérides) d'origine animale (suif) ou d'originalité végétale (huile d'olive, de palme, de coprah, d'amandes douces).
Les savons de toilette sont en général préparés à partir d'un mélange d'environ 80 % de suif et 20 % d'huiles végétales.
On y a joute des adjuvants comme :
- des surgraissants (dérivés de la lanoline, huile d'amandes douces, de maïs, amides de Coprah) ;
- des adoucissants : lait d'avoine, huile de calendula, polysaccharides ;
- des humectants : glycérine ;
- des opacifiants : talc, oxyde de titane ;
- des antioxydants : dérivé de tocophérol ;
- des antiseptiques : acide sorbique.

Propriétés

Ce sont des tensio-actifs anioniques au pouvoir moussant élevé sauf en eau dure où ils précipitent les sels de calcium et de magnésium.
Ils sont donc très détergents et peuvent délipider excessivement l'épiderme. Ils sont alcalins et peuvent provoquer des irritations cutanées.
Ils sont à éviter sur le visage.
Les savons dits surgras sont enrichis en sébum, lanoline, huile d'amandes douces.

2. LES SAVONS LIQUIDES

Leur appellation est impropre car la plupart d'entre eux ne renferme pas le savon mais des tensio-actifs synthétiques. Ils se présentent sous forme d'émulsions moussantes contenant des tensio-actifs, des surgraissants, des stabilisateurs de mousse. On peut les utiliser sur le visage et sur le corps.

3. LES PAINS DERMATOLOGIQUES OU SYNDETS

Syndet signifie synthétic détergent.
Ils sont composés de tensio-actifs anioniques du type alkylsulfate ou glycéride sulfates très détergents et de tensio-actifs amphotères moins agressifs.
Les adjuvants améliorent les qualités physiques du produit comme :
- des plastifiants (huile de ricin hydrogénée, alcools gras éthoxylés) ;
- des stabilisateurs de mousse (amides de coprah) ;
- des surgraissants ;
- des adoucissants ;
- des acidifiants : acide lactique ou tartrique.

Propriétés

- Ils ne précipitent pas en eau dure.
- Leur pH peut être adapté au pH cutané.
- Ils sont moins détergents, donc moins desséchants. On peut les utiliser sur le visage.

4. LE LAIT DE TOILETTE

Ce sont des émulsions de faible viscosité qui sont d'utilisation aisée, de faible détergence et qui respectent l'équilibre hydrolipidique.
Ce sont des émulsions destinées à être rincées, donc le plus souvent du type L/H. La phase hydrophile la plus importante comprend généralement un hydrolat, des

humectants. La phase lipophile peut être à base d'huiles végétales (amandes douces, noyaux...) ou synthétiques, des esters d'acides gras (myristate ou palmitate d'isopropyle), des cires (lanoline...) des alcools gras (cétylique...).
Les émulsionnants sont des tensio-actifs soit anioniques (ils risquent de piquer les yeux), soit non ioniques mieux tolérés par la peau.
Le lait peut être utilisé sur le visage et sur le cou. On l'élimine ensuite par rinçage à l'aide d'un coton imbibé d'eau ou de lotion.

5. LES CRÈMES NETTOYANTES

Ce sont des émulsions à viscosité élevée renfermant des tensio-actifs anioniques ou amphotères.

6. LES COMPACTS NETTOYANTS

Ce sont des émulsions déshydratées que l'on utilisera avec un coton ou un gant humide, ce qui reconstituera la phase aqueuse. On peut les utiliser sur des peux sensibles.

7. LES CRÈMES DE DÉMAQUILLAGE

Émulsion H/L

Ces crèmes très grasses conviennent plus particulièrement pour les maquillages du soir, de composition, de théâtre.
Ce sont des émulsions H/L du type cold-cream.
La phase huileuse est à base de cire d'abeilles, blanc de baleine, huile d'amande douce, huile de vaseline...
La phase hydrophile contient de l'eau de rose...

Émulsion L/H

La formulation est identique à celle d'un lait de type L/H mais la viscosité est plus élevée. Le pourcentage en huile est également plus élevé pour améliorer le nettoyage.
Ce type de crème convient aux peaux sensibles et sèches.

8. LES MOUSSES

Ce sont des émulsions de type L/H présentées en conditionnement pressurisé.

9. LES GELS

Ils sont constitués d'un tensio-actif gélifié par un dérivé vinylique ou acrylique, d'un émulsif nettoyant, d'un filmogène surgraissant comme l'huile de ricin, d'eau, de conservateur. Le produit mousse légèrement avec l'eau. Il faut le rincer soigneusement.

10. LES HUILES

Ce sont des mélanges d'huiles végétales, minérales ou synthétiques très fines auxquelles on ajoute un solubilisant (émulsif à HLB élevé : ester de sorbitanne polyoxy-éthylénique) qui permettra l'élimination du produit à l'aide d'eau ou de lotion.

11. LES LOTIONS FACIALES

Ce sont des solutions destinées à parfaire le démaquillage.

Composition

Les lotions sont le plus souvent à base :
- d'eaux distillées de plantes ou hydrolats comme les eaux de rose, d'hamamélis, de sauge ;
- d'humectants (glycérol, sorbitol), qui rendent la peau lisse ;
- de viscosants, qui améliorent l'adhérence à la peau ;
- de tensio-actifs, qui permettent une meilleure élimination du lait démaquillant ;
- d'alcool à faible degré alcoolique pour tonifier, rafraîchir et aseptiser ;
- d'adoucissants, comme l'allantoïne, l'azulène ;
- d'astringents, comme l'alun, le tanin, l'acide tartrique.

12. LES DÉMAQUILLANTS POUR LES CILS ET LES PAUPIÈRES

Ces produits ne doivent pas irriter la muqueuse oculaire, ni déshydrater les paupières, ni les faire gonfler.

Ils doivent avoir un pH voisin de celui des larmes et être isotoniques.
On les trouve sous forme de :
- *lotions :* à base d'hydrolats et de tensio-actifs doux ;
- *gels :* à base de lotions gélifiées par des dérivés vinyliques ou cellulosiques ;
- *huiles :* elles dissolvent bien les produits de maquillage, même ceux résistants à l'eau. On y ajoute un solubilisant (ester de sorbitanne ou de polyoxyéthylène) qui permet de rincer plus facilement.
  On peut imprégner des disques de tissu d'huile démaquillante.
  On peut gélifier par exemple les huiles avec des silicates d'alumine ;
- *laits :* on utilise des matières premières non irritantes.

Ce sont des émulsions du type L/H renfermant des tensio-actifs non ioniques et des substances lipidiques sans acides gras libres.

13. LES DÉMAQUILLANTS SANS RINÇAGE

Ils se présentent sous forme de crème, lait, lotion et ne nécessitent pas de rinçage. On les conseille pour les peaux sensibles qui ne supportent pas le contact de l'eau.
Ils sont à base d'esters d'acides gras, d'extraits de tilleul, ne renferment ni de tensio-actif, ni de savon.
Certains servent également de démaquillant pour les yeux
Ce sont les démaquillants « 2 en 1 ».

14. LES EAUX THERMALES

Elles se présentent sous forme de brumisateurs.
Ce sont des très bons compléments des produits nettoyants.
Riches en sels minéraux et en oligo-éléments, ils font bénéficier la peau des bienfaits de l'eau thermale et provoquent un micro-massage du fait de la pulvérisation :

Avène
Eau bicarbonatée très riche en oligo-éléments variés.
Actions : cicatrisante, anti-irritante, apaisante.

Évian
Eau bicarbonatée, calcique, magnésienne, très riche en oligo-éléments, en sulfates, en silice.
Actions : hydratante, tonifiante, rafraîchissante, anti-irritante.

La Roche Posay
Eau bicarbonatée très riche en zinc, sélénium, cuivre, silicium.
Actions : antiseptique, anti radicalaire, apaisante, décongestionnante.

Uriage
Eau parfaitement isotonique au sérum humain.
Très riche en oligo-éléments et en sels minéraux.
Actions : antiradicalaire, apaisante, filmogène, antiseptique.

Vichy
Eau bicarbonatée très concentrée en chlorures, sodium, potassium, fluor, calcium, magnésium, fer.
Actions : détoxifiante, décongestionnante, rafraîchissante.

LES PRODUITS DE GOMMAGE

Définitions

Ce sont des préparations cosmétiques qui accélèrent la *desquamation* naturelle des cellules cornées ou cornéocytes et stimulent les couches profondes de l'épiderme. On les trouve sous forme de lotion, gel, crème, poudre ou granulé à dissoudre dans une lotion appropriée.
Les produits de gommage ont deux types d'action qui conditionnent leur composition.

1. Une action mécanique ou abrasive

Ils agissent par frottement.

Composition :
- poudre de noyaux finement pulvérisés ;
- pierre ponce finement pulvérisée ;
- gomme polyvinylique qui gomme la peau en éliminant les cellules résiduelles de la couche cornée ;
- microbilles de cire de polyéthylène.

2. Une action chimique ou lytique

Ils agissent en détruisant la kératine des cornéocytes de surface.

Composition :
- pepsine – papaïne – pancréatine, qui sont des enzymes kératolytiques ;
- acide salicylique.

Indications

Les produits de gommage peuvent être utilisés sur des peaux grasses, sur la partie médiane des peaux dites « mixtes » et sur les peaux sénescentes.
On les utilise de plus en plus sur le corps : décolleté, dos, bras, jambes, pieds et mains.

Contre-indications

Ils sont contre-indiqués sur les peaux fragiles, irritables, ayant des problèmes vasculaires.

Les masques

Définition

Ce sont des préparations cosmétiques de consistances variées pouvant s'appliquer sur le visage, le cou, le décolleté, le dos, les mains, et les pieds.

MASQUES APPLIQUÉS À FROID

On les étend au doigt, au pinceau ou à la spatule.

1. MASQUES CRÈMES

Ce sont soit des émulsions L/H ou H/L, soit des suspensions stabilisées dans une émulsion.
On y incorpore des principes actifs tels que :
- des poudres absorbantes comme l'argile, le kaolin, le carbonate de calcium, etc.
- des humectants : glycérol, propylène-glycol,
- des gélifiants : résines acryliques, alginates...,
- des adoucissants : talc, oxyde de titane, amidon,
- des astringents : alun, tanin...,
- des extraits de plantes,
- des oligo-éléments,
- des huiles essentielles,
- du collagène, de l'élastine.

Ces masques sont appliqués en couche épaisse. Ils peuvent sécher complètement en durcissant ou conserver une certaine onctuosité.
On les élimine à l'aide d'éponges, ou de cotons humides.
Actuellement, certains de ces masques crèmes se posent une dizaine de minutes, le surplus est absorbé sur des « kleenex », le reste constitue la base de maquillage.

2. MASQUES GELS

Ce sont des préparations transparentes ou semi-transparentes à base de substances gélifiantes telles que :
- gomme adragante, gomme arabique,
- caraghénates,
- résines acryliques,
- polyvinyl pyrrolidone,
- gélatine...

et de principes actifs divers comme :
- extraits tissulaires,
- levures de bière,
- extraits de sucs végétaux, etc.

La pose et le retrait sont identiques à ceux des masques précédents.
Certains masques gels à base d'alginates durcissent après pulvérisation d'une solution coagulante.
Ils se posent sur le visage avec une gaze et se retirent par décollement.

3. MASQUES POUDRES

Ils sont constitués par des mélanges de poudres absorbantes :
- d'origine minérale : kaolin, bentonite, boues thermales, argile ;
- d'origine végétale : poudre de plantes sèches, algues micronisées.

et d'autres composants comme :
- des astringents : alun, tanins,
- des adoucissants : talc,
- des assainissants : levure de bière, camphre, menthol,
- des régulateurs de flux séborrhéique : extrait végétal de bouleau blanc, oligo-éléments, vitamine B6.

Ces masques se présentent soit en poudre à mélanger extemporanément à des hydrolats ou des huiles végétales, soit tout prêts à l'emploi.
Leur action est absorbante, nettoyante, et astringente.
Ils sont donc destinés à des peaux grasses.
La pose se fait au doigt ou au pinceau, le retrait à l'éponge ou au coton humide.

4. MASQUES EN FILM OU EN PELLICULE

Ce sont des masques que l'on applique en couche mince (doigt ou pinceau) et qui forment un film transparent continu et élastique.

Après un séchage rapide, on les retire directement par décollement. Ils permettent une mise en beauté rapide. Ils sont composés :

- de substances filmogènes comme les polymères acryliques, la polyvinyl pyzzolidone, la carboxyméthyl-cellulose, les gommes, etc.,
- d'opacifiants : kaolin, argiles,
- de tenseurs cutanés comme l'albumine.

5. MASQUES AMPOULES

Le terme de masque est impropre, car il s'agit en fait d'ampoules renfermant des principes actifs qui ont un effet tenseur momentané sur la peau, comme les albumines animales ou des hydrolysats de protéines...
Ils possèdent une action antiride passagère et permettent le maquillage immédiat (ampoules « Coup d'éclat »). Ces ampoules s'appliquent au doigt par tapotements légers.

6. MASQUES AU PLÂTRE

Le plâtre additionné d'eau durcit en dégageant de la chaleur. Pour lui donner de la consistance, on lui ajoute des fibres végétales.
On l'applique au pinceau sur le visage enduit d'une crème contenant des principes actifs adaptés au type de peau. La chaleur provoque une vasodilatation facilitant la pénétration des principes actifs. On le retire par décollement.

7. MASQUES POUR LE CONTOUR DES YEUX ET DES PAUPIÈRES

Ils doivent réhydrater la peau flétrie du contour de l'œil et des paupières, la lisser et la détendre, tout en respectant cet épiderme mince et fragile.
Ils se présentent le plus souvent sous forme de gels et d'émulsions légères compatibles avec le pH lacrymal.
Les principes actifs auront :

- une action décongestionnante : extraits végétaux,
- une action « lissante » : extraits protéiniques, collagène, élastine,
- une action hydratante : extraits d'algues, polyols, acide hyaluronique.

MASQUES APPLIQUÉS À CHAUD

Ils se présentent sous un aspect solide ; on les étend au pinceau après chauffage au bain-marie. On pratique au préalable une touche d'essai sur la face interne du poignet. Ces masques se posent parfois sur une gaze et se retirent par décollement.

Composition

Ce sont des mélanges de :

- caoutchouc,
- cires microcristallines,
- paraffine,
- huiles minérales,

auxquels on peut ajouter :

- de l'oxyde de zinc, de titane,
- de l'argile.

Les principes actifs sont du type :

- boues thermales,
- oligo-éléments,
- azulène.

Ces masques sèchent et durcissent par refroidissement. Leur action occlusive favorise la perspiration, donc l'humidification de la couche cornée. On les applique tièdes, ce qui entraîne une légère vasodilatation favorable à la pénétration des principes actifs qui peuvent être appliqués au préalable sur la peau sous forme de crèmes, ampoules, etc.
Ces masques possèdent également une action remodelante et relaxante due à l'immobilisation momentanée du visage.

Conclusion

D'une façon générale, les masques s'utilisent une fois par semaine en moyenne. Leur durée d'application varie de dix à vingt minutes, voire vingt-cinq minutes. Les effets déjà cités dépendent donc des principes actifs qui sont choisis selon le type de peau ; nous les résumerons donc :

- action nettoyante, obtenue par la présence de produits absorbants et désincrustants qui éliminent les cellules mortes et autres impuretés ;
- action normalisatrice des sécrétions séborrhéiques, par absorption et rétablissement de l'équilibre acido-basique ;
- action hydratante, obtenue par la présence d'humectants et de principes actifs hydratants ;

- action stimulante et raffermissante. L'effet occlusif génère une vasodilatation qui stimule les fonctions métaboliques de la peau et améliorc la pénétration des principes actifs ;
- action lissante et remodelante, due à l'effet tenseur immédiat de certains principes actifs.

LES CRÈMES DE SOINS ESTHÉTIQUES DU VISAGE ET DU COU

On distingue les crèmes dites « *base de maquillage* » et les crèmes de soins esthétiques « *spécifiques* ».

1. LES CRÈMES DE BASE DE MAQUILLAGE

Elles ont pour objectif de protéger la peau des agressions climatiques, de la pollution et d'hydrater ou de conserver l'hydratation de la peau.
Elles sont à base d'émulsions légères, d'émulsions multiples, de microémulsions, de liposomes, de cristaux liquides qui ne doivent pas former un film gras après application. Leurs actifs varient selon les types de peau.

2. LES CRÈMES SPÉCIFIQUES

Les crèmes spécifiques ont pour objectif général de rétablir l'équilibre physiologique cutané modifié.
Ce sont des émulsions L/H ou H/L dont les principes actifs diffèrent selon les types de peau auxquels ils s'adressent et selon la localisation à laquelle ils sont destinés.
(Se reporter au chapitre « Principes actifs selon les différents types de peau »).

Les ampoules

Ce conditionnement permet une meilleure conservation et une meilleure concentration des extraits biologiques et végétaux qui se présentent sous forme liquide du lyophilisée.

On trouve des :
- ampoules à l'élastine,
- ampoules au collagène,
- ampoules aux extraits de tissu conjonctif,
- ampoules aux huiles essentielles de plantes,
- ampoules aux sucs végétaux, etc.
- ampoules « coup d'éclat » à base de tenseur comme le sérum physiologique, l'albumine.

LES PRODUITS DE MAQUILLAGE

FONDS DE TEINT

1. DÉFINITION

Ce sont des produits colorés à base de pigments insolubles destinés à unifier le teint, modifier la carnation, masquer les imperfections cutanés, accentuer ou estomper les reliefs du visage.

2. QUALITÉS REQUISES

Les fonds de teint doivent s'étaler facilement, avoir du « glissant », un bon pouvoir couvrant et donner à la peau un aspect mat durable.

3. COMPOSITION

Les fonds du teint sont des émulsions contenant :
- des pigments insolubles ;
- du talc (pour « le glissant ») ;
- de l'oxyde de titane, du zinc, du kaolin (pour le pouvoir couvrant) ;
- du stéarate de zinc ou de magnésium, pour permettre une bonne adhérence ;
- du carbonate de magnésium, pour la matité ;
- des agents nacrants (cristaux de micatitane) ;
- des agents hydratants (acide hyaluronique, composants du NMF) ;
- des antiradicaux libres ;
- des filtres UVA et UVB ;
- des silicones, qui augmentent la tenue du maquillage ;
- des polymères filmogènes antidéshydratants et adoucissants ;
- des agents matifiants, sous forme de microsphères de polyamide.

4. LES DIFFÉRENTS FONDS DE TEINT

On distingue plusieurs catégories de fond de teint :

Fonds de teint fluides

Ce sont le plus souvent des émulsions L/H permettant un maquillage léger.
Ce type de fond de teint peut être projeté en mousse fine sous conditionnement pressurisé (spray).

Fonds de teint gels

Ils sont composés de substances gélifiantes et d'une lotion hydroalcoolique colorée. Cette forme est surtout utilisée pour le corps ou par les hommes comme produit coloré après rasage (« gel bonne mine »).

Fonds de teint crèmes

Ce sont des émulsions L/H ou H/L ; ils sont plus couvrants que les précédents.
Selon les excipients utilisés, ils sont indiqués pour un type de peau précis.

Fonds de teint compacts

Ils se présentent en stick ou en boîte. Certains sont à base d'émulsion déshydratée et de colorants, d'autres sont simplement des mélanges de corps gras (cires) et de colorants.
Selon le degré de matité désiré, on y incorpore plus ou moins de substances pulvérulentes ; dans ce cas, on parlera de poudre, crème ou de crème-poudre ;
Ce type de fond de teint s'applique à l'éponge humide.

LA POUDRE LIBRE

Elle peut être conditionnée sous forme d'aérosol.

1. DÉFINITION

La poudre est un mélange de substances pulvérulentes utilisées pour unifier le teint, masquer les imperfections cutanées et donner de la matité.

2. QUALITÉS REQUISES

La poudre doit avoir un bon pouvoir couvrant, présenter un pouvoir d'étalement suffisant pour éviter les « plaques », être suffisamment adhérente pour tenir sur le visage plusieurs heures, absorber les sécrétions cutanées (aqueuses et huileuses) et ne produire aucune irritation.

3. COMPOSITION

Le pouvoir couvrant

Il est lié à l'indice de réfraction de la lumière. Par ordre d'opacité décroissante, nous citerons :

- Le bioxyde de titane TIO_2. Il possède un bon pouvoir couvrant, mais si la concentration est trop élevée dans une poudre, il la rend lourde et peu glissante.
- L'oxyde de zinc. Son pouvoir couvrant est un peu moins élevé ; il possède des propriétés antiseptiques ; néanmoins il peut dessécher la peau car il est astringent. On l'utilise très souvent mélangé au bioxyde de titane.
- Le kaolin colloïdal (silicate d'alumine).
- Le carbonate de calcium.
- Le stéarate de magnésium.

Le pouvoir d'étalement

Il permet une bonne application.

- Le talc (silicate de magnésium hydraté). Il possède des propriétés lubrifiantes dues à la structure lamellaire.
- Les stéarates de magnésium, calcium, aluminium.

Le pouvoir d'adhérence

- Il permet à la poudre de rester sur le visage sans faire de plaques.
- Les stéarates de magnésium et de zinc donnent une grande adhérence mais trop de stéarates enlèvent le pouvoir glissant.
- Le kaolin adhère bien.
- L'amidon adhère très bien mais on l'utilise peu car il fermente facilement (c'est un bon milieu de culture pour les bactéries).

On peut encore améliorer l'adhérence en ajoutant des substances comme les alcools stéarylique ou cétylique.

Le pouvoir d'absorption

Cette propriété absorbante ne doit pas occasionner une déshydratation de la peau. On utilise :

- le kaolin,
- le silice finement pulvérisée,
- les carbonates de calcium et magnésium,
- la soie en poudre fabriquée à partir de la fibroïne qui est très absorbante mais très desséchante.

Le velouté

Il apporte la finition esthétique.

Le carbonate de calcium permet un équilibre entre l'adhérence et l'étalement, le pouvoir couvrant et la transparence.

La coloration

Les colorants sont :

- d'origine minérale : oxyde de fer, terres naturelles (ocre, terre de sienne...),
- d'origine synthétique : colorants azoïques, phtaline... sous forme de pigments et de laques.

Les pigments pour effets spéciaux

Les poudres ont parfois un aspect nacré, irisé, doré, argenté. On utilise les cristaux de mica-titane à reflets orientés.

Les parfums

Ils doivent être très légers et hypoallergique, car il faut éviter le plus possible les réactions cutanées provoquées par la superposition parfum et poudre.

LA POUDRE COMPACTE

Ce sont des poudres colorées, agglomérées par des esters d'acides gras, des mucilages, des gels, des gommes, des microsphérules de polyamide.

Elles s'étalent à l'éponge ou au pinceau.

POUDRES DIVERSES

Poudres correctrices de la carnation
Ce sont des poudres libres, compactes ou moulées (à la fois libres et compactes) de couleur blanche, verte ou mauve.

Poudres dites « Terres de Soleil » (Terracottas)
Ce sont des poudres libres, compactes ou moulées destinées à donner un aspect hâlé.

FARDS À JOUES

Ce sont des produits cosmétiques destinés à éclairer le maquillage et souligner la pommette.
On distingue :

Fards à joues compacts
Ce sont des mélanges de poudre (talc, stéarate de zinc, carbonate de magnésie) agglomérés ou comprimés avec des colorants insolubles.

Fards à joues gras, ou crèmes
Ils sont composés de corps gras (cires, vaseline, paraffine) et de colorants insolubles.

Fards à joues fluides
Ils sont à base d'émulsions légères et de colorants insolubles.

Gels modeleurs (en stick)
Ce sont des mélanges solidifiés de gel, d'émulsion et de colorants.

FARDS À PAUPIÈRES

Ils sont destinés au maquillage des paupières. Ils permettent d'harmoniser le maquillage d'ensemble, de corriger la taille, la forme de l'œil.
Ils doivent renfermer des substances rigoureusement sélectionnées, afin de n'être ni allergisants, ni irritants.
Ils doivent être faciles à étaler et avoir une bonne adhérence.
Ils se présentent sous forme de :

1. POUDRES COMPACTES

C'est la forme la plus utilisée. Ce sont alors des poudres micronisées fortement pigmentées et agglomérées. Elles peuvent être mates ou irisées. On les applique à l'aide d'un pinceau ou d'un applicateur mousse.

Composition

Les principaux constituants sont :

- **Des poudres d'origine minérale** qui ont un pouvoir couvrant et absorbant, comme : le talc (silicate de magnésie-hydraté), le kaolin (silicate d'aluminium hydraté), l'oxyde de zinc, l'oxyde de titane.
- **Des poudres d'origine synthétique** : poudres polyamides au grand pouvoir absorbant.
- **Des produits liants** gras ou légèrement gras comme : l'huile de vaseline, l'huile de ricin, les cires (cire d'abeilles, cires de carnauba...), des phospholipides.
- **Des pigments insolubles** de synthèse associés à des agents nacrés, irisés comme le mica-titane ou les poudres d'aluminium.
- **Des conservateurs** type organo-mercuriels.

2. POUDRES LIBRES

La composition est identique à la précédente mais les poudres ne sont pas agglomérées.

3. FARDS À PAUPIÈRES LIQUIDES

Ils sont à base d'émulsions non grasses et de colorants. On y ajoute parfois un fluide volatil aux silicones qui facilite l'étalement et donne un touché « velouté ».

4. FARDS GRAS

Ce sont des mélanges de corps gras (cires, vaseline...) et de colorants, qui peuvent être coulés en boîtiers ou en sticks.

EYE-LINER

Il est destiné à souligner la paupière supérieure et inférieure au ras des cils. Ils permettent d'intensifier le maquillage, de corriger et modifier la forme de l'œil. On l'applique au pinceau.

- **Eye-liner liquide** : à base d'émulsion non grasse, de colorants et d'agents filmogènes.

- **Eye-liner compact** : à base de poudres pressées et de colorants. On l'applique au pinceau humide.

CRAYONS DE MAQUILLAGE

Ils sont à base de cires, de paraffine et de colorants protégés par un étui en bois. Leur mine est plus ou moins tendre, selon l'effet recherché.
On distingue plusieurs types :
- crayons à paupières, crayons à sourcils,
- crayons contour des lèvres,
- crayon khôl,
- crayon kajal.

COSMÉTIQUES POUR LES CILS

Ils servent à faire paraître les cils plus longs, plus fournis, plus soyeux, plus épais.
Ils se présentent sous forme de tablettes compactes, de crèmes ou de liquides et s'appliquent sur les cils à l'aide d'une petite brosse pour les épaissir et les allonger.

Ils sont à base de cires, résines polymères, d'hydrolisat de kératine. On peut y ajouter des vitamines : vitamine B5 qui stimule la pousse, vitamine F nourrissante.

1. TABLETTES COMPACTES

On les utilise avec une brosse humectée d'eau.

2. LES MASCARAS CRÈMES

Ils sont à base d'émulsion épaisse et de pigments dispersés.

3. LES MASCARAS LIQUIDES

Ce sont des suspensions de pigments noirs, bruns, verts, bleus, dans une émulsion L/H fluide. On les trouve dans des applicateurs munis d'une petite brosse circulaire permettant l'emploi direct. Le solvant s'évapore après l'application.
Parfois, les mascaras sont rendus imperméables à l'eau (« *Water Proof* »), en ajoutant une résine à base de silicone. Pour faire paraître les cils plus fournis certains fabricants introduisent des petits fils de soie ou synthétiques.

4. LES TEINTURES POUR LES CILS ET LES SOURCILS

Elles se présentent sous forme de crème. La législation européenne autorise actuellement le nitrate d'argent à 4 %.

PRODUITS DE PIGMENTATION POUR MAQUILLAGE PERMANENT

Les colorants utilisés sont des colorants minéraux stériles (oxyde de fer) agréés selon les directives de la

CEE 1962. Ils permettent de redessiner les sourcils et certaines lignes du visage tels le contour des yeux, le contour des lèvres.
Le matériel utilisé consiste en différents applicateurs, dont l'usage est unique, et stérilisés par rayon gamma. Les applicateurs contiennent des aiguilles stérilisées à usage unique. La pointe de ces aiguilles est très courte, ce qui permet, lors de leur introduction dans la peau, de ne pas aller au-delà de la couche germinative basale. Le pigment est ainsi déposé dans l'épiderme par petite quantité.
La durée de la pigmentation varie de deux à trois ans. La technique de pigmentation doit être précédée d'un tracé au crayon qui guidera l'application.
L'eye-liner (contour des yeux) doit être réalisé en milieu hospitalier, sous anesthésie locale, par un chirurgien spécialiste.

ANTI-CERNE

Ce produit a pour but de « combler » la dépression sous-palpébrale et d'en masquer la coloration foncée.
Il peut se présenter sous forme fluide ou sous forme solidifiée en « stick » ou crayon.
Il est à base de poudre ayant un grand pouvoir couvrant comme le kaolin, le talc, l'oxyde de titane et de substances colorantes.

ROUGES À LÈVRES

Ce sont des produits de maquillage destinés à donner aux lèvres une couleur attrayante et pouvant en modifier la forme et le volume.

1. QUALITÉS EXIGÉES

- Il ne doit pas irriter la muqueuse labiale.
- Il ne doit pas rancir.
- Il doit être de consistance stable malgré les variations de température auxquelles il peut être soumis.
- Il doit être d'un tracé facile et laisser un film souple et brillant qui adhère aux lèvres.
- Il peut avoir un rôle de protection.

2. COMPOSITION

Le rouge à lèvres est composé d'un mélange de différents excipients qui doivent lui donner les qualités requises.

Les cires

Elles donnent de la dureté et de l'adhérence :
- cire d'abeilles,
- cire de carnauba,
- cire de candellila,
- lanoline,
- ozokérite.

Les huiles

Elles lui donnent son brillant :
- huile de vaseline, paraffine,
- huile de ricin, de jojoba, de rosier muscat,
- myristate ou palmitate d'isopropyle (donne du « glissant »),
- huile de silicone.

Les conservateurs du type anti-oxydants (BHA) et des fongicides

Les adoucissants

- allantoïne
- extraits huileux de calendula, de camomille ou de calophyllum,
- hydrolysats de protéines, etc.,
- poudre polyamide.

Les colorants

Ils doivent être inscrits sur la liste des colorants autorisé
- les laques sont inertes et ne peuvent être absorbées par la peau. Elles ne tachent pas les lèvres ;
- les couleurs laquées ont un support coloré ;
- les pigments minéraux (oxydes de fer) ;
- les colorants à base d'éosine.

Agents nacrants

Du type mica-titane à reflets orientés, cristaux de guanine...

Parfum

Doit être léger et hypo-allergique.

Filtre solaire
Peut être ajouté.

Poudres à lèvres pressées
Les poudres, les huiles, les pigments sont mélangés et pressés suffisamment pour ne pas être friables et pour couvrir convenablement. Elles s'appliquent à l'aide d'un pinceau.

BRILLANTS À LÈVRES

Aux corps gras, habituellement présents dans les rouges à lèvres, on ajoute des gommes et des résines.
Ils sont incolores ou colorés.
Ils se présentent soit :
- en boîtier,
- en « stylo » avec applicateur mousse,
- en stick.

Produits pour la beauté des mains et des pieds

PRODUITS POUR LA BEAUTÉ DES MAINS

Ces produits comprennent :

1. LE DISSOLVANT

Définition

C'est un liquide qui sert à démaquiller l'ongle.

Composition

Il est à base de solvants légers comme :
- l'acétate de méthyle ;
- l'acétate de butyle ;
- l'acétate d'amyle ;
- l'acétate d'éthyle.

On y ajoute des surgraissants (pour reconstituer le film hydrolipidique), tels que :
- huile de ricin,
- acide oléique,
- dérivés de la lanoline.

Parfois, on y trouve des additifs comme :
- vitamines,
- huile de vison,
- parfum léger.

2. L'EAU ÉMOLLIENTE, POUR REPOUSSER LA CUTICULE

On appelle cuticule le prolongement du bourrelet qui adhère à la surface de l'ongle :

Composition

Cette eau émolliente est à base de solution aqueuse de potasse, de soude et de triéthanolamine.
On y ajoute parfois un élément surgraissant.

Application

Il faut éviter le plus possible le contact avec les bourrelets et, après avoir repoussé les cuticules à l'aide du bâtonnet, procéder à un rinçage soigneux des mains.

3. CRÈME OU HUILE NOURRISSANTE

On l'applique au niveau du bourrelet pour l'assouplir et favoriser la pousse de l'ongle.

Composition

Elle est à base de :
- kératine naturelle ;
- huiles vitaminées (huile de lin, riche en vitamines F) ;
- acides gras non saturés ;
- hydrolysats de protéines ;
- acides aminés soufrés : cystéine, méthionine.

4. BASE DE VERNIS

Elle a pour but de protéger l'ongle des colorants. Elle possède à peu près la même composition que le vernis, mais elle renferme davantage de résines. Elle est incolore.
On y ajoute des produits permettant de durcir la kératine :
- acides aminés soufrés,
- ammonium quaternaire.

5. DURCISSEUR POUR ONGLES

Ils sont à base :
- de solutions de sels métalliques astringents, comme le sulfate d'aluminium ;
- d'alun de potassium, sodium et ammonium ;
- d'acétate de zinc ;
- d'humectants, comme la glycérine et le propylène glycol ;
- de bactéricides, comme le formaldéhyde.

6. VERNIS

Ce sont des produits destinés à donner à l'ongle un brillant et une coloration devant durer plusieurs jours.

Qualités exigées

Un bon vernis doit :
- s'étaler facilement ;
- posséder une bonne adhérence, une bonne tenue ;
- une coloration stable à la lumière ;
- sécher rapidement ;
- ne pas être desséchant pour l'ongle.

Composition des vernis

Éléments filmogènes

Ils assurent un film transparent à la surface de l'ongle. On utilise des esters de la cellulose comme :
- acétyl-cellulose,
- éthyl-cellulose,
- nitro-cellulose (très inflammable et explosive).

Résines

Elles améliorent la brillance et l'adhérence du film :
- résines d'origine naturelle :
  - colophane,
  - copal
  - gomme kouri ;
- résines d'origine synthétique :
  - dérivés glycérophtaliques,
  - dérivés acryliques.

Plastifiants

Ils facilitent l'étalement et rendent le film plus souple :
- phtalates de butyle,
- adipates,
- stéarates,
- camphre naturel ou synthétique

Solvants

Ils déterminent la vitesse d'évaporation, donc le temps de séchage.
Ils dissolvent la cellulose :
- cétones (isobutyl cétone...),
- acétates de butyle...

Diluants

Ils dissolvent la résine, ils sont peu onéreux et permettent de réduire le volume du solvant :
- toluène,
- xylène.

Surgraissants

Les solvants et diluants ayant une action délipidante sur l'ongle, on ajoute des dérivés de la lanoline.

Colorants

- Pigments minéraux : oxydes de fer, de titane ;
- pigments organiques : grand pouvoir colorant ;
- laques.

Particules nacrées

- Guanine des écailles de poisson,
- mica enrobé de titane,
- paillettes d'aluminium...

Parfum léger

Agents thixotropes

Pour éviter la sédimentation des pigments minéraux :
- la bentonite.

7. VERNIS PROTECTEUR

On l'utilise pour protéger le vernis des agressions extérieures. Il est incolore. Sa composition est très semblable à celle du vernis ; il renferme davantage d'éléments filmogènes.

8. POUDRE OU CRÈME À POLIR LES ONGLES

Ces produits sont à base d'oxyde d'étain dilué dans de l'oxyde de titane.

9. ONGLES ARTIFICIELS

La pâte permettant l'obtention de ces ongles artificiels se compose d'un liquide à base de méthyle méta-acrylate et d'un péroxyde, comme catalyseur.

10. CRÈME POUR LES MAINS

Ce sont le plus souvent des émulsions du type L/H renfermant des principes actifs adoucissants (allantoïne), émollients (mauve, guimauve), hydratants (urée, lactates). On ajoute parfois de l'huile de silicone isolante et protectrice et des extraits de citron pour « blanchir ».

PRODUITS POUR LA BEAUTÉ DES PIEDS

1. CRÈMES ADOUCISSANTES

Ce sont des émulsions à base de lanoline et d'essences végétales.

2. PRODUITS ANTITRANSPIRANTS ET DÉODORANTS

Ils sont à base d'extraits végétaux (menthol, lavande), d'alun, de tanin, d'ammonium quaternaire.
On les trouve sous forme de laits, crèmes, lotions ou poudres.

3. CRÈMES DÉFATIGANTES

À base de principes actifs qui accélèrent la circulation sanguine :
- marron d'Inde,
- camphre,
- arnica,
- algues marines.

4. CRÈMES DE GOMMAGE

Contre les callosités.
Elles sont souvent à base d'acide salicylique.

5. SELS

Ils sont très utilisés pour les bains de pieds. Ils ont une action déodorante, calmante et relaxante.
Ce sont les plus souvent des mélanges de sels minéraux libérant de l'oxygène au contact de l'eau :
- carbonate de sodium,
- perborate de sodium,
- bicarbonate de sodium, etc.

Produits solaires

L'objectif d'une photoprotection est double :
- éviter l'érythème solaire et le vieillissement cutané,
- protéger les personnes atteintes de photodermatoses, couperose...

Rappelons que les UVA sont pénétrants et vieillissent prématurément la peau, les UVB sont les plus érythématogènes, donc les plus brûlants et les infra-rouges provoquent vasodilatation et rougeur ; ils potentialisent les effets néfastes des UV.

CHOIX DU PRODUIT

Les produits seront choisis selon les types de peau et les modalités d'exposition.

1. PHOTOTYPE

Tous les individus ne sont pas égaux face au soleil. Plus l'épiderme est pigmenté, plus il va résister à l'agression solaire. La pigmentation dépend du capital génétique de chacun. Le phototype traduit l'aptitude à l'érythème et à la pigmentation.
On distingue 7 phototypes (voir tableau).

2. CONDITIONS D'ENSOLEILLEMENT

Plusieurs facteurs sont à prendre en considération lors des séances de bronzage.

L'altitude

La quantité d'UVB augmente de 4 % tous les 300 m. À 1 500 m, il y a 20 % d'UVB en plus qu'au bord de la mer.

La latitude

Plus on se rapproche des tropiques, plus la quantité d'UVB est importante.

	Phototypes	Cheveux	Carnation	Éphylides	Potentiel d'érythème	Potentiel de bronzages	Coup de soleil	Degré de sensibilité cutanée
Sujets de type causasien	0	Blancs	Albinos	0	Brûle toujours très facilement	Ne bronze jamais	Constant +++	Ultra sensible
	I	Roux	Laiteuse	+++	Brûle toujours facilement	Ne bronze jamais	Constant +++	Sensible
	II	Blonds	Claire	++	Brûle toujours facilement	Bronze très peu hâle léger	Constant +	Sensible
	III A III B	Blonds Châtains	Claire Mate	+ 0	Brûle Modérement	Bronze Graduellement hâle clair ou foncé	Fréquent	Sensible Normale
Sujets de type mongoloïde (Méditerranéens foncés, Asiatiques, Arabes)	IV	Brun clair	Mate	0	Brûle très peu	Bronze toujours bien	Rare	Normale
	V	Brun foncé	Mate	0	Brûle rarement	Bronze abondamment	Exceptionnel	Insensible
Sujets négroïdes	VI	Noirs	Noire	0	Ne brûle pas	Fortement pigmenté	Jamais	Insensible

La réflexion

Elle varie selon la nature du sol : 85 % pour la neige, 5 à 25 % pour le sable, 3 % pour l'herbe, 5 % pour l'eau.

L'heure

Le maximum d'UV se situe entre 11 h et 15 h.

Les nuages

Ils absorbent les IR, ce qui permet une exposition plus longue.

Les filtres à « spectre étroit » n'absorbent que dans la zone des UVB érythématogènes :
- les cinnamates,
- le benzylidène-camphre et ses dérivés,
- les benzimidazoles,
- les salicylates,
- le PABA et ses esters.

Les filtres à « large spectre » sont plus photoprotecteurs que les précédents puisqu'ils absorbent à la fois UVA et UVB. Ils entrent dans la composition des produits de haute protection :
- les benzophénones,
- les dérivés du benzoylméthane.

PHOTOPROTECTION EXTRÊME

Ces produits assurent une photoprotection *physique* en provoquant la réflexion totale de la lumière solaire. Les écrans renferment :
- de l'oxyde de zinc,
- du dioxyde de titane,
- du sulfate de baryum,
- du talc,
- du kaolin.

Pour éviter une coloration blanche inesthétique, ces pigments sont micronisés afin de paraître transparents sur la peau. Actuellement, on utilise beaucoup le complexe mica-titane transparent à haut pouvoir réfléchissant qui permet d'éliminer les rayons infra-rouges.

PHOTOPROTECTION PARTIELLE

Elle est réalisée par l'utilisation de filtres qui assurent une protection *physico-chimique* par leur capacité d'absorber sélectivement certains photons de longueur d'onde déterminée.

Ces filtres sont des molécules chimiques pour la plupart d'origine synthétique qui, selon leur structure, absorberont une bande plus ou moins large de rayons UV.

COEFFICIENT DE PROTECTION

Les différents filtres sont caractérisés par leur coefficient de protection, calculé selon la méthode de Schültze :
- la dose minimale érythémateuse (DME) est la plus petite dose de rayonnement UVB qui donne un érythème perceptible à la 24e heure ;
- le pouvoir protecteur, ou *indice de protection* (IP) ou *coefficient de protection* (CP), est le rapport de la dose minimale érythémateuse avec photoprotecteur à la dose minimale érythémateuse sans photoprotecteur.

$$CP\ (IP) = \frac{\text{DME avec photoprotecteur}}{\text{DME sans photoprotecteur}}$$

Les valeurs du coefficient de protection sont caractéristiques du filtre solaire utilisé mais peuvent varier en fonction des individus soumis aux tests et en fonction de l'expérimentation. Le choix du coefficient de protection sera fonction essentiellement du risque solaire (se rapporter au phototype).

Actuellement, on utilise quatre classes définies par une plage d'indices :
- protection maximale (CP 15 à 45 et plus),
- protection renforcée (CP 7 à 15),
- protection moyenne (CP 4 à 6),
- protection minimale (CP 2 à 3).

De plus, la plupart des produits ont été testés résistants à l'eau selon les méthodes approuvées par la FDA (bain d'eau salée à 30° pendant 20 minutes, séchage à l'air puis deuxième bain). Les formules sont enrichies en éléments humectants et hydratants pour éviter le dessèchement de l'épiderme, et en vitamines A et E pour combattre le vieillissement prématuré.

PRODUITS BRONZANTS SANS SOLEIL : AUTOBRONZANTS

Ils existent sous forme de lotions, laits, et crèmes.
Ils sont le plus souvent à base de ***dihydroxyacétone*** (DHA) qui se combine avec un acide aminé présent dans la peau, l'arginine, et développe une coloration brune qui dure plusieurs jours.

PRODUITS ACTIVATEURS DE BRONZAGE

Actuellement, on trouve de plus en plus de produits solaires accélérant la mélanogénèse.
Ils sont à base de :

■ **Psoralènes** : substances chimiques d'origine végétale qui sous l'action du soleil renforcent la pigmentation naturelle, car ils stimulent la production de mélanine.
La législation les autorise à condition que leur concentration soit égale aux teneurs normales contenues dans les essences naturelles (arrêté du 18 mai 1980).

■ **Tyrosine** : acide aminé, précurseur de la mélanine.

■ **Cupropeptides** : groupements d'acides aminés renfermant un ion cuivre. On les introduit dans les produits solaires car ils stimulent l'activité des tyrosinases, enzymes indispensables à la formation de mélanine.

PRODUITS PROLONGATEURS DE BRONZAGE

Ces produits, sous forme de laits et crèmes, ont pour but de lutter contre le dessèchement cutané consécutif aux expositions solaires.
Leur action est donc identique à celle des produits après-soleil, mais leur utilisation est de plus longue durée.
Les principes actifs sont presque identiques ;
On peut cependant y ajouter :
- de l'élastine,
- du collagène,
- des insaponifiables,
- des lécithines, qui assurent le transport des vitamines A, E, F, dans tous les tissus.

PRODUITS APRÈS SOLEIL

On les utilise souvent sous forme de crèmes ou de laits. Ils ont pour but d'apaiser la sensation de chaleur ressentie après une exposition solaire, de rétablir l'équilibre hydrique et de fixer le bronzage en évitant le dessèchement cutané.
Les principes actifs sont les suivants :
- les acides gras insaturés (acide oléique, linolénique à action vitaminique) ;
- la vitamine A, pour la souplesse et l'hydratation de la peau ;
- la vitamine E, anti-oxydant naturel, qui bloque la formation de radicaux libres ;
- les extraits huileux de plantes : comme le millepertuis, le calendula, le jojoba, l'avocat, le germe de blé, le beurre de karité ;
- les produits calmants, décongestionnants : allantoïne, bisabolol, tilleul, biolysat hafnia, acide glycyrrhétique.

PRODUITS PERMETTANT UN ÉCLAIRCISSEMENT DES TACHES MÉLANIQUES

Ces produits, sous forme de crèmes ou lotions, renferment :
- eau oxygénée,
- hydroquinone, qui inhibe la synthèse de la mélanine,
- monométhyl éther hydroquinone,
- acide rétinoïque,
- mélanolysine, substance de nature végétale qui possède des propriétés dépigmentantes.

FORMES D'UTILISATION DES PRÉPARATIONS SOLAIRES

1. LES HUILES

Elles peuvent être :

D'origine végétale
- Huile de sésame,
- huile de coco,
- huile de millepertuis,
- huile d'avocat,
- huile d'arachide,
- huile d'olive,
- huile d'œillette.

D'origine diverse
- Huile de paraffine,
- huile de silicone,
- palmitate d'isopropyle.

À ces huiles, on ajoute :
- un filtre solaire,
- un colorant autorisé,
- un parfum léger, non photosensibilisant,
- un conservateur du type antioxydant,
- parfois des substances végétales adoucissantes.

2. LES ÉMULSIONS : CRÈMES ET LAITS

On utilise des émulsions H/L ou L/H plus ou moins fluides, renfermant toujours un filtre solaire à indice de protection plus ou moins élevé, un adoucissant (allantoïne), un parfum léger, un colorant et un conservateur autorisés.

3. LES GELS

À base d'émulsions gélifiées, grasses ou non grasses et d'un filtre solaire.

4. LES MOUSSES ET LOTIONS

On les trouve sous conditionnement pressurisé :
- les mousses sont sous forme d'émulsion aqueuse.
- les lotions sont aqueuses ou hydro-alcooliques.

5. LES STICKS POUR LES LÈVRES

Ils sont à base de cires, paraffines, huile de ricin, avec un filtre solaire.

LES PRODUITS DIVERS POUR LE CORPS

LES PRODUITS D'ÉPILATION

Définition

Ce sont des produits destinés à enlever momentanément les poils superflus. Leur action est soit *mécanique*, par arrachage (cire à épiler), par abrasion (gommes abrasives, pierres ponces), soit *chimique*, par dissolution du poil.

1. LES DÉPILATOIRES CHIMIQUES

Ils se présentent sous forme de crèmes, laits, lotions ou mousses et agissent en détruisant la kératine de la partie libre du poil.
Ils ne doivent être ni irritants, ni allergisants et sont soumis à des précautions d'emploi.

Composition
Ils renferment :
- des dérivés organiques soufrés comme l'acide thyoglycolique et ses sels, l'acide thyolactique, la thyoglycérine. (Voir la législation sur les substances vénéneuses pour la concentration autorisée et l'étiquetage) ;
- un alcalinisant pour amener le pH à 11-12 ;
- un tensio-actif pour éliminer le sébum ;
- des polymères (PVP) pour diminuer le pouvoir irritant ;
- des hydratants (urée, glycérol...).

Précautions d'emploi
- Pratiquer une touche d'essai sur l'avant bras ou le poignet 24 heures auparavant.
- Ne pas laisser plus de 10 minutes.
- Rincer abondamment à l'eau tiède.
- Appliquer un produit adoucissant et hydratant.
- Éviter d'utiliser sur une peau irritée ou écorchée.
- Ne pas s'exposer au soleil avant et après l'épilation.

2. LES CIRES À ÉPILER

Les cires tièdes ou chaudes dites recyclables

Elles se présentent en plaquettes, pastilles ou cubes destinés à être introduits dans des appareils chauffants.
Les cires chaudes s'utilisent vers 40°.
Les cires tièdes s'utilisent vers 35°- 37°.

Qualités requises
- Une adhérence au poil,
- une flexibilité suffisante pour permettre un arrachage de la bande sans rupture,
- une stabilité à la chaleur.

Composition
Elles sont à base de :
- colophane, qui facilite l'adhérence,
- cires, comme la cire d'abeille, la cire de Carnauba, la cire de propolis,
- résines synthétiques (dérivés acryliques),
- cires paraffiniques microcristallines,
- vaseline, cérésine,
- huile de ricin adoucissante,
- azulène, pour calmer l'irritation,
- extraits de bleuet, camomille, calendula, millepertuis adoucissants,
- pigments, pour modifier la couleur.

Précautions d'emploi
- Ne pas pratiquer d'épilation si la peau est irritée, lésée, infectée.
- Appliquer un produit adoucissant après l'épilation.
- Après chaque utilisation, filtrer soigneusement la cire et la stériliser par une succession de chauffes à 65°-70° afin d'éliminer les germes présents.

Les cires à usage unique

Ce sont des cires qui ne peuvent être réutilisées. Elles sont jetées après chaque utilisation ; les risques de contamination microbienne sont donc très réduits. On distingue :

Les cires tièdes

Composition
- Colophane,
- sucres.

Précautions d'emploi

Ce sont les mêmes que pour les cires recyclables.
Elles sont utilisées à des températures comprises entre 35° et 37°.
On peut les retirer avec ou sans bande (cellophane, tissu tissé ou non tissé).

Les cires froides

Elles se présentent sous forme de gel ou de pâte. Elles se fixent au poil à température ambiante.

Composition
- Cire d'abeille,
- colophane,
- dérivés du latex,
- résines synthétiques (dérivés acryliques),
- glucides.

Elles ne présentent aucun risque de brûlure et peuvent être utilisées sur de personnes atteintes de problèmes vasculaires.

3. LES PRODUITS RETARDANT LA REPOUSSE DU POIL

Ils se présentent sous forme de poudre, crème ou gel à appliquer après une épilation, lorsque l'ostium folliculaire est encore dilaté.
Ils sont à base :
- d'enzymes protéolytiques,
- de composés soufrés,
- d'extraits de plants,
- d'urée.

LA PARAFFINE

C'est un hydrocarbure obtenu par raffinage, lors de la distillation du pétrole. Elle se présente comme une matière dure et blanche, semblable à de la bougie. En esthétique, on utilise une paraffine purifiée.
On la chauffe et on l'applique sur la peau, à une température de 40°.
Elle s'émulsionne à l'aide d'un batteur électrique ; dans ce cas, elle se présente sous la forme de mousse.
On peut procéder à des enveloppements localisés (mains, pieds) ou sur le corps entier.

ACTION

Elle provoque une sudation intense, qui entraîne un nettoyage profond de l'épiderme. C'est un complément dans un soin esthétique amincissant.

DÉODORANTS ET ANTI-TRANSPIRANTS

1. DÉODORANTS

Définition

Ce sont des produits destinés à réduire les odeurs corporelles désagréables par :

Une action antimicrobienne

Ils inhibent la prolifération des micro-organismes se trouvant normalement à la surface de la peau, qui dégradent les constituants protéiques de la sueur, provoquant ainsi l'odeur désagréable de la transpiration. Les déodorants agissent donc en limitant le développement des bactéries.

■ **Une action de neutralisation** des odeurs par chélation (séquestrage) des molécules malodorantes.

Composition

- Alcool éthylique ;
- dérivés phénolés (chlorophénol) ;
- dérivés de l'acide citrique ;
- ammoniums quaternaires ;
- acides gras, qui « séquestrent » les acides aminés de la sueur ;
- résines échangeuses d'ions, qui absorbent les acides aminés de la sueur.

2. LES ANTI-TRANSPIRANTS

Définition

Ce sont des produits destinés à limiter la sécrétion sudorale excessive des mains, des aisselles, et des pieds.
Ils ont donc pour rôle de bloquer momentanément la sécrétion sudorale en obstruant l'orifice des canaux excréteurs des glandes sudoripares. Cette obstruction est obtenue par la précipitation des protéines de la surface de la peau.

Composition

Ils renferment des sels d'aluminium (chlorure d'aluminium), de zinc, de zirconium qui précipitent les protéines cutanées et bouchent les pores.

3. FORMES D'UTILISATION

Déodorants et anti-transpirants se présentent sous forme de :
- stick (gel), avec parfois un roulement à bille pour en faciliter l'utilisation ;
- spray, sous forme de lotion ou d'émulsion ;
- « aérosol sec » ; le principe actif est déposé sur la peau après évaporation de l'excipient ;
- savon-déodorant. On incorpore au savon les substances déodorantes précitées. Ils sont parfois allergisants.

LES SAVONS

Ce sont des sels d'acides gras. Ils résultent de la saponification, qui est l'action d'un produit alcalin (soude, potasse, ammoniaque), soit sur un corps gras naturel, soit sur un acide gras.
Dans le cas d'un corps gras naturel, il se forme, en même temps que le savon, de la glycérine.
Selon la base utilisée, on obtient soit des savons durs (soude), soit des savons mous (potasse).
Ils font partie des émulsionnants anioniques.

Composition

- Des corps gras ou huiles : suif, huile de coprah, huile de palme ;
- des acides gras : acide oléique, stéarique, myristique ;
- des alcalis : soude (savon dur) et potasse (savon mou) ;
- des parfums : extraits de plantes : églantine, fougère, œillet, tabac, tilleul, chèvrefeuille ;
- des adjuvants :
  - surgraissants (dérivés de la lanoline, huile d'amande douce, lait d'avoine, amides de coprah),
  - adoucissants (huile de calendula, polysaccharides),
  - humectants (glycérine),
  - opacifiants (talc, oxyde de titane),
  - antioxydants (alpha tocophérol),
  - antiseptiques (acide sorbique).

BAINS MOUSSANTS

Ce sont des mélanges de tensio-actifs anioniques et amphotères auxquels on ajoute des surgraissants, un séquestrant (pour adoucir l'eau) et des huiles essentielles.

GELS POUR DOUCHE

Sous forme gélifiée, on retrouve les mêmes constituants.

SHAMPOOINGS DOUCHE

Ils sont appréciés pour leur polyvalence cheveux-corps (voir shampooings page 254).

HUILES POUR LE BAIN

Ce sont des huiles parfumées, qui pallient les effets desséchants du savon et de l'eau.

SELS DE BAIN

Ce sont des sels solubles de sodium sous forme de cristaux colorés ou non ; ils adoucissent l'eau.

LAITS POUR LE CORPS

Ce sont des émulsions qui permettent d'adoucir et de réhydrater l'épiderme. Elles renferment des principes actifs comme :
- collagène, élastine,
- allantoïne,
- PCA (Acide Pyrrolidone Carboxylique),
- extraits végétaux (laitue, mauve, aubépine),
- AHA,
- urée,
- acide lactique,
- lactate d'ammonium.

HUILES POUR LE CORPS

Elles sont émollientes, adoucissantes, régénératrices de l'épiderme (huile de sésame, onagre, amande douce...).

LES DENTIFRICES

Ce sont des préparations destinées à nettoyer les dents par brossage, pour en éliminer les débris alimentaires et le dépôt de tartre.
Ils ne doivent pas irriter les gencives, ni attaquer l'émail dentaire.
Ils se présentent le plus souvent sous forme de pâtes ou de poudres.

Composition

Ils renferment des :
- agents nettoyants : phosphates de calcium, silice ;
- agents moussants : lauryl-sultate, tensio-actif anioniques ;
- agents viscosants : alginates, carraghénates, dérivés de la cellulose ;
- principes actifs : fluor, bicarbonate, perborate de sodium, formol qui permettent de purifier l'haleine, blanchir les dents, etc. ;
- humectants : glycérol, sorbitol ;
- parfums : essences naturelles de menthe, anis, badiane ;
- colorants : chlorophylle, érythrosine ;
- conservateurs.

EAUX BUCCALES

Elles s'utilisent après le brossage des dents afin de rafraîchir et de parfumer l'haleine. Elles sont à la base de solution hydroalcoolique aromatisée aux essences de plantes (menthe, anis, girofle, etc.).

PRODUITS AMINCISSANTS

Les produits amincissants sont une aide précieuse pour éliminer les îlots de cellulite qui résistent aux meilleurs régimes. La cellulite est une ***lipodystrophie*** localisée chez la femme au niveau du bassin, des hanches, des cuisses, des genoux, des bras (voir page 165).
Les principes actifs sont de plus en plus performants et ont trois priorités : amincir, améliorer la circulation sanguine et raffermir.

1. COMPOSITION

Ils contiennent :

Des liporéducteurs qui facilitent l'amincissement.

■ **La caféine** permet le fractionnement des triglycérides, stockés dans les adipocytes, en acides gras qui seront éliminés dans la circulation. La caféine est facilement absorbée par la peau, car elle est à la fois hydrophile et lipophile.

■ **La théophylline**
Elle agit de façon similaire à la caféine en s'attaquant directement aux triglycérides.

■ **La L. Carnitine**
Elle accroît la consommation des graisses par les mitochondries.

■ **Les mucopolysaccharidases**
Elles entraînent une dépolymérisation des molécules polysaccharidiques qui forment les travées conjonctives fibreuses et épaisses.

■ **Extrait de noix de Cola** : action lipolytique sur les graisses.

Des principes actifs agissant sur la circulation

■ **Les algues micro-éclatées**
Elles favorisent l'amincissement en normalisant la circulation des liquides intracellulaires et elles accroissent l'élimination des déchets.

■ **L'extrait de Ruscus (Fragon)**
Il possède une action tonique sur le système veineux car il augmente la résistance des capillaires et diminuent leur perméabilité.
Il provoque également une régression de l'œdème par amélioration du drainage lymphatique.

■ **L'extrait de lierre**
C'est un tonique veineux avec des propriétés décongestionnantes et désinfiltrantes.

■ **L'extrait de bouleau**
Il est très astringent et permet d'éviter la distension de la peau.

■ **L'extrait de gingko Biloba**
Il est très actif sur la micro-circulation.

■ **L'extrait de thuya**
Il a des propriétés veinotoniques et astringentes.

■ **L'extrait d'arnica**
Il a des propriétés anti-œdémateuses et anti-inflammatoires.

Des raffermissants

Ils doivent rendre à la peau sa tonicité :
- l'élastine,
- la vitamine E,
- les extraits tissulaires,
- les dérivés du silicium organique.

2. DIFFÉRENTS FORMES D'UTILISATION

On les utilise sous forme de gels, laits, crèmes, lotions ou huiles. Les principes actifs sont souvent introduits dans des liposomes ou dans des micro-particules qui opèrent un micro-massage sur les zones traitées. On y ajoute parfois du nicotinate de méthyle (pyridène) qui a un effet chauffant passager favorisant la pénétration des principes actifs.

PRODUITS POUR LES SEINS

Ces produits ont surtout une action préventive sur la tonicité et le raffermissement des seins.
Les principaux principes actifs sont d'origine végétale :

■ **Extrait de Prêle**, qui renferme du silicium organique soluble, des flavonoïdes, des saponosides. Ils ont une action raffermissante.

■ **Extrait de Fucus**, qui renferme des mucilages, des iodures. Ils accélèrent les échanges cellulaires.

■ **Extrait de lierre grimpant**, qui renferme des saponosides et des tanins. Ils sont décongestionnants et agissent sur les fibres musculaires.

■ **Extrait de Tormentille**, qui tonifie et resserre les tissus.

■ **Extrait de Millefeuille**, qui renferme des huiles essentielles, résines, tanins, glucosides, sels minéraux. Ils stimulent et sont astringents.

■ **Extrait de Vigne rouge**, qui renferme des tanins et des flavonoïdes. Ils favorisent la circulation sanguine.

Formes d'utilisation

Crèmes, gels, lotions, ampoules, spray.

Les produits capillaires

LES SHAMPOOINGS

1. DÉFINITION

Ce sont des produits destinés au nettoyage du cheveu et du cuir chevelu.

2. QUALITÉS REQUISES

Les shampooings doivent :
- laisser les cheveux souples et brillants,
- ne pas être trop détergents,
- ne pas modifier le pH acide du cuir chevelu,
- ne pas irriter les yeux.

3. COMPOSITION

On trouve :

Agents nettoyants

Les tensio-actifs anioniques
Ce sont des bons détergents ; ils donnent une mousse abondante, mais leur pH est alcalin : ils altèrent la kératine.
Nous citerons :
- les alkyl sulfates,
- les lauryl sulfates,
- les lauryl ether sulfates (moins irritants).

Les tensio-actifs amphotères
Ils ont un bon pouvoir moussant, ne sont pas irritants (on les utilise dans les shampooings pour bébés), ils ont une bonne compatibilité vis-à-vis de la peau. On potentialise leur pouvoir détergent par l'addition de tensio-actifs anioniques.
Exemples :
- bétaïnes,
- imidazolines,
- lipoaminoacides.

Les tensio-actifs non ioniques
Ils ne moussent pas et ne dénaturent pas le cheveu.
On les mélange souvent à un autre tensio-actif :
Exemples :
- polysorbates,
- esters de glycol.

Épaississants

Un shampooing trop liquide est peu pratique ; il faut qu'il ait une consistance suffisamment ferme.
On y ajoutera donc :
- polysorbates,
- gélifiants,
- dérivés de la cellulose.

Stabilisateurs de mousse

Ils sont dérivés des acides gras de coprah.

Surgraissants

Huile de ricin, lécithine de soja, dérivés de la lanoline.

Agents nacrants

Ils donnent aux préparations un aspect attrayant. Ce sont, en général, des cires ou des préparations à base de cires.

Séquestrants

Ils séquestrent les ions calcium qui rendent les eaux dures. Ils sont à base d'EDTA.

Conservateurs autorisés

Parfums

4. DIFFÉRENTS TYPES DE SHAMPOOINGS

Certains entrent dans la catégorie des shampooings « traitants », qui agissent sur les conséquences inesthétiques d'un cuir chevelu trop gras ou porteur de pellicules ou d'un cheveu sec et cassant.
On a donc toute une catégorie de shampooings renfermant différents principes actifs :

Shampooings pour cheveux secs

Ils possèdent un faible pouvoir détergent. Ils renferment des produits surgraissants comme :
- huile de ricin,
- dérivés de la lanoline,
- lécithine,
- extraits médullaires.

Shampooing pour cheveux gras

Les agents nettoyants ne doivent pas trop délipider le cuir chevelu afin d'éviter une séborrhée réactionnelle. On introduit donc des principes actifs qui tenteront de régulariser le flux séborrhéique.
Exemples :
- acides aminés soufrés : cystine, méthionine ;
- vitamine B6 ;
- essence de cèdre ;
- des solvants du sébum : dipropylène glycol ;
- extrait de bois de panama riche en saponines aux propriétés détergentes mais ne provoquant pas de séborrhée réactionnelle ;
- le rassoul, minerai argileux présentant un pouvoir lavant et absorbant vis-à-vis du sébum.

Shampooings antipelliculaires

Ils ne doivent pas irriter le cuir chevelu ; on utilise donc des agents nettoyants doux et les principes actifs seront les suivants :
- tensio-actifs cationiques : ammonium quaternaire,
- acide undecylénique,
- zinc pyridine thione,
- extrait de grande capucine,
- huile de cade (kératolytique).

Shampooings divers

■ **Shampooing à l'extrait de henné**, pour donner des reflets naturels auburns aux cheveux bruns.

■ **Shampooing à l'extrait de centaurée bleue**, pour éviter le jaunissement des cheveux blancs.

■ **Shampooings pour bébés** ; ils ne doivent pas être irritant pour le cuir chevelu, ni pour les yeux. On emploiera donc des agents nettoyants doux comme les tensio-actifs amphotères.

■ **Shampooings pour lavages fréquents** ; leur action détergente doit être très douce. Ils renferment donc des mélanges de tensio-actifs anioniques, amphotères et non ioniques.

■ **Shampooings secs** ; ils se présentent en poudre. Ils sont parfois en conditionnement pressurisé et sont composés d'une poudre d'origine végétale (amidon, lycopode), minérale (kaolin, talc) ou de dérivés synthétiques de la cellulose.
On ajoute parfois un tensio-actif à la poudre pour augmenter son pouvoir absorbant.

AVANT-SHAMPOOINGS

On les trouve souvent sous forme de crèmes, masques, bains moussants, bains d'huile. Ils ont une action revitalisante, régénérante.
Les constituants sont :
- dérivés de la lanoline ;
- huile de germe ;
- huile d'avocat ;
- acides gras ;
- huile de cade ;
- extraits végétaux.

APRÈS-SHAMPOOINGS

Ils permettent de traiter les imperfections esthétiques et d'effectuer un démêlage plus aisé en :
- rabattant les « écailles » de la couche superficielle du cheveu. Les ammoniums quaternaires, possédant

une grande affinité pour la kératine, ont ce type d'action ;
- formant un vernis protecteur qui « gaine » le cheveu grâce à des composés vinyliques, carboxyliques et à des cires ;
- regraissant le cheveu, par addition de dérivés de la lanoline ou de la lécithine.

On les trouve sous forme de baumes (émulsions légères), de crèmes, de lotions ou de mousses.

LES « PÉTROLES »

Ce sont des préparations composées d'eau ou d'alcool, d'huiles, et parfumées avec des essences de plantes dans du kérosène raffiné et désodorisé. On doit agiter au moment de l'emploi pour émulsionner ces deux phases non miscibles.

On les utilise en frictions quotidiennes pour nettoyer cuir chevelu et cheveux.

LES HUILES NATURELLES

Elles sont hydrodispersibles et très utilisées pour la protection capillaire, contre le dessèchement solaire et balnéaire.

Composition

- Huile de ricin ;
- huile de palme ;
- huile de vison ;
- huile de pin ;
- huile de sésame.

LOTIONS CAPILLAIRES

Ce sont le plus souvent des solutions hydro-alcooliques à base :
- d'extraits végétaux qui peuvent être antipelliculaires (millefeuille, bardane, arnica), antiséborrhéiques (ortie, prêle, romarin), etc. ;
- d'acide pantothénique, permettant une hygiène capillaire quotidienne appropriée à chaque type de chevelure.

LES BRILLANTINES

On distingue les brillantines solides et les brillantines liquides.

1. LES BRILLANTINES LIQUIDES

Elles peuvent être à base :
- d'huiles végétales, comme l'huile de ricin, l'huile de noyaux, l'huile d'avocat ;
- d'huiles minérales : huile de vaseline, kérosène désodorisé ;
- d'un mélange d'huiles végétales et minérales.

2. LES BRILLANTINES SOLIDES (« HUILE DE MACASSAR »)

Mélanges de corps gras solides

À base de vaseline, d'huile de vaseline, cire d'abeille, blanc de baleine, cérésine, paraffine, cire de carnauba, colophane.

La brillantine peut se présenter sous forme de stick.

Crèmes émulsionnées

Gels

Ils ne contiennent pas d'huile, mais des dérivés de la cellulose, des dérivés acryliques et vinyliques et des fixateurs comme la polyvinyl pyrolidone et ses copolymères.

LES PRODUITS DE DÉCOLORATION ET DE COLORATION CAPILLAIRES

La couleur naturelle des cheveux est due à la présence de mélanine, qui est produite par les mélanocytes présents dans le bulbe au niveau de la couche basale germinative.
Elle passe sous forme de granules dans les cellules de l'écorce et de la moelle du cheveu.

1. PRODUITS DÉCOLORANTS

La décoloration consiste en une oxydation de la mélanine qui peut aller jusqu'à son élimination (blond platine).
Les oxydants utilisés :
- *des solutions d'eau oxygénée* auxquelles on ajoute une solution alcaline d'ammoniaque ;
- *crèmes décolorantes :* ce sont des crèmes renfermant 10 à 15 % d'ammoniaque ;
- *des shampooings décolorants :* ce sont des shampooings ammoniacaux auxquels on ajoute au moment de l'emploi de l'eau oxygénée de 20 à 30 volumes.

2. PRODUITS COLORANTS

Ils sont à base d'aminophénols, que l'on mélange au moment de l'emploi à des oxydants, comme l'eau oxygénée.
Cela donne naissance à des pigments artificiels qui se combinent à la kératine du cheveu.
La touche d'essai au pli du coude ou derrière l'oreille 48 heures avant l'application est obligatoire.
La coloration temporaire qui s'utilise pour raviver ou déjaunir la couleur des cheveux et s'éliminer au shampooing suivant est à base de colorants azoïques.

PRODUITS POUR L'ONDULATION DES CHEVEUX

Le cheveu est formé de kératine, qui est une protéine complexe résultant de la condensation d'acides aminés dont certains renferment du soufre : *la cystine et la méthionine.*
Ces acides aminés sont reliés entre eux par des liaisons disulfurées.
Sur le cheveu soumis à une action chimique, les liaisons disulfurées se rompent, entraînant la déformation du cheveu.
Les produits employés sont le plus souvent à base d'acide thioglycolique ou de ses sels.

LES LAQUES SPRAY

Elles sont à base de résines naturelles et synthétiques dissoutes dans des solvants hydro-alcooliques. On leur ajoute des plastifiants pour rendre plus souple le film déposé sur les cheveux.
Ces résines gainent les cheveux et les maintiennent.
On déconseille, comme gaz propulseur ceux qui attaquent la couche d'ozone atmosphérique. On utilise donc des dérivés du propane et du butane, qui ont pour inconvénient majeur d'être inflammables.

LES MOUSSES CAPILLAIRES

Elles améliorent la tenue des cheveux.
Elles s'appliquent, après le shampooing, sur cheveux humides ou sur cheveux secs.
Elles sont à base de produits synthétiques : les polymères quaternaires.

LES PRODUITS PARFUMANTS

ÉNUMÉRATION DES PRINCIPALES ÉTAPES DE LA FABRICATION D'UN PARFUM

1. Assemblage des divers constituants pour la fabrication du **concentré**.
   Exemples : matières synthétiques, vanille, matières naturelles, essence de bergamote, huiles essentielles (*phase huileuse*).
2. Phase de mûrissement du concentré, qui doit durer en moyenne une semaine.
3. Mise sous alcool du concentré en y introduisant, selon les types de formules désirées, des constituants tels que « cooling agent » pour la fraîcheur, parfois des protecteurs solaires et tout autre élément qui pourrait être dans le dossier de la formule.
4. Macération du **jus** ainsi constitué pendant un mois en moyenne.
5. Glaçage à environ 5° du jus macéré, puis filtration.
6. Phase de coloration, si nécessaire, afin d'obtenir l'effet visuel désiré.

C'est à partir du **concentré de parfum**, mélange huileux de matières premières naturelles et synthétiques diluées dans de l'alcool à différents degrés, que l'on fabrique les extraits, les parfums de toilette, les eaux de toilette et les eaux de cologne.

DÉFINITION

Extrait

C'est un produit spécifiquement féminin dont la concentration peut varier de 12 % à 20 % dans un alcool à 90 %.

Parfum de toilette ou Esprit de parfum

C'est une dilution du concentré à raison de 10 à 15 % dans un alcool à 70 ou 80 %.

Eau de toilette

C'est une dilution du concentré à raison de 6 %, 10 %, ou 12 % dans un alcool à 85%.

Eau de cologne

C'est une dilution du concentré à raison de 1 % à 5 % dans un alcool à 70 %.
On emploie essentiellement des notes de tête volatiles pour avoir une odeur fraîche. C'est pourquoi l'eau de cologne n'est pas tenace.

ÉNONCÉ DES ÉTAPES DE L'ÉVOLUTION D'UN PARFUM

Les composants d'un parfum s'évaporent en phases successives :

Première phase : les notes de tête

C'est la phase fugitive, au débouché du flacon, qui donne la note de départ du parfum. Elle est constituée de matières premières volatiles, peu tenaces.

Deuxième phase : les notes de cœur

C'est la phase qui dure plusieurs heures. Elle est constituée de matières premières moyennement volatiles et tenaces qui font la liaison entre les notes de tête et les notes de base.

Troisième phase : les notes de base ou notes de fond

C'est la phase qui caractérise le parfum et dure plusieurs jours. Elle est constituée de matières premières très tenaces et très peu volatiles qui vont déterminer le caractère principal du parfum.

SENTEURS DOMINANTES D'UN PARFUM

1. LES NOTES ZESTES

Elles englobent toutes les odeurs extraites des zestes d'agrumes, orange, citron, mandarine, bergamote :
« O » de Lancôme, « Eau Folle » de Guy Laroche, « Eau » d'Hermès, « Eau » de Caron, « Eau » de Courrèges, « Fraîcheur tonifiante » de Roger et Gallet.

2. LES NOTES BOISÉES

Elles rappellent l'odeur des bois très odorants : le santal, le patchouli, le vétiver, la mousse de chêne, le bouleau :
« Calèche » d'Hermès, « Climat » de Lancôme, « Dioressence » de Dior, « Jules » de Dior, « Vol de Nuit » de Guerlain, « Calandre » de Paco Rabanne, « First » de Van Cleef, « Anteus » de Chanel, « Derby » de Guerlain, « Gentlemen » de Givenchy.

3. LES NOTES ÉPICÉES

La girofle, la cannelle, la muscade, le poivre :
« Turbulence » de Révillon, « Opium » de Yves St. Laurent, « Yatagan » de Caron, « Drakkar » de Guy Laroche, « Équipage » d'Hermès, « Jacomo » de Jacomo, « Cacharel Hommes ».

4. LES NOTES VERTES

Elles évoquent l'odeur dégagée par certaines herbes, tiges, et feuilles : le galbanum, les feuilles de violette, le narcisse, la jonquille.
« Vent vert » de Balmain, « Weil » de Weil, « Alliage » d'Estée Lauder, « N° 19 » de Chanel, « Amazone » d'Hermès.

5. LES NOTES AMBRÉES ET ÉPICÉES

Elles permettent une fixation du parfum et lui confèrent une certaine sensualité : la civette, la castoréum, l'ambre gris, le musc.
« Jicky » de Guerlain, « Oscar » O de la Renta, « Coco » de Chanel, « Poison » de Dior, « Shalimar » de Guerlain, « Kouros » de Yves Saint-Laurent.

6. LES NOTES ROSÉES

À base de rose, de géranium, de fruits de la passion.
« Nahema » de Guerlain, « Michelle » de Balenciaga, « Detchema » de Révillon, « l'Heure Bleue » de Guerlain, « Chamade » de Guerlain, « Jardins de Bagatelle » de Guerlain, « Paris » de Yves Saint-Laurent.

7. LES NOTES AGRESTES

Elles donnent une impression de fraîcheur, lavande, romarin, thym, laurier. On les trouve dans les eaux de toilette masculines.
« Eau Sauvage » de Dior, « Jicky » de Guerlain, « Azzaro pour Hommes », « Drakkar noir » de Lancôme.

8. LES NOTES ANISÉES

À base d'anis, fenouil, basilic, estragon, badiane, carvi.
« Diorella » de Dior, « Amazone » d'Hermès, « Eau Sauvage » de Dior.

9. LES NOTES FLEURIES

Ce sont des accords de chèvrefeuille, œillet, jonquille, narcisse, mimosa, jasmin, tubéreuse, rose, ylang-ylang, muguet, héliotrope, gardenia, lilas...
« Arpège » de Lanvin, « Missoni » de Missoni, « Chant d'Arômes » de Guerlain, « Diorissimo » de Dior, « Joy » de Patou, « n° 5 » de Chanel, « Anaïs-

Anaïs » de Cacharel, « l'Heure Bleue » de Guerlain, « Chamade » de Guerlain, « Nahema » de Guerlain, « Les jardins de Bagatelle » de Guerlain, « Estée » de E. Lauder, « Métal » de P. Rabanne, « Initiation » de Molyneux.

10. LES NOTES BALSAMIQUES ET VANILLÉES

À base de vanille et de baume du Pérou.
« Habit Rouge » de Guerlain, « Chamade » de Guerlain, « Shalimar » de Guerlain.

11. LES NOTES MENTHOLÉES

Elles proviennent de trois variétés de menthe aux odeurs différentes :

- la menthe poivrée, originaire des États-Unis et du Brésil ;
- la menthe crépue, originaire des États-Unis et de la Chine ;
- la menthe pouliot qui est cultivée en Provence.

La senteur mentholée est très utilisée dans les « After-shave ».

12. LES NOTES ORIENTALES

« Loulou » de Cacharel, « Ysatis » de Givenchy, « Youth Dew » d'Estée Lauder, « Opium » d'Yves Saint-Laurent, « Jicky » de Guerlain, « Must » de Cartier, « Dioressence » de Dior, « Magie Noire » de Lancôme, « Coco » de Chanel, « Cinnabar » d'Estée Lauder.

Cosmétique masculine

La peau masculine a des caractéristiques spécifiques par rapport à la peau féminine :
- la peau est plus épaisse ;
- la sécrétion sébacée est plus importante ;
- le système pileux est plus développé.

Le rasage est une agression quotidienne qui peut provoquer une irritation et une déshydratation importante. L'épiderme devient sensible.
Le vieillissement cutané masculin se traduit par l'apparition de rides profondes.

CONSEILS

- Il est préférable de se doucher avant le rasage afin que le poil soit plus hydraté, donc plus facile à couper. Laisser agir la mousse une à deux minutes. Pour le rasage mécanique, utiliser des mousses, crèmes ou gels non irritants.
- Après le rasage, un produit apaisant, protecteur, hydratant, rafraîchissant est indispensable, qu'il s'agisse de lotion, lait, gel ou baume.
  Éviter les lotions alcoolisées.
- Une fois par semaine, appliquer des produits « anti grise mine » comme les gommages et les masques désincrustants qui éliminent les points noirs.
- Pour lutter contre le vieillissement, utiliser régulièrement des produits anti-âge spécialement formulés.
- Ne pas oublier que les expositions solaires abusives vieillissent prématurément la peau.
- Pour avoir bonne mine, utiliser des auto-bronzants et des compléments nutritionnels à base de béta-carotène, vitamines et oligo-éléments

PRODUITS DE RASAGE

Les rasage, nécessité quotidienne, et le savonnage constituent des agressions cutanées. Face à ces agressions, une cosmétique masculine performante a pris naissance.

Qualités requises

Ils doivent :
- favoriser l'érection et le durcissement du poil, si le rasage est électrique ;
- assouplir, humidifier, ramollir le poil si le rasage est mécanique avec ou sans blaireau ;
- prévenir les irritations en protégeant la peau du rasoir, donc avoir un effet filmogène ;
- limiter la délipidation provoquée par la destruction du film hydro-lipidique ;
- respecter le pH cutané.

Composition

Sous forme de lotion, mousse en aérosol, crème, compact, ou gel, ces produits sans savon, ni parfum, ni alcool sont adaptés aux différents types de peau et de barbe.
Ils contiennent :
- tensio-actifs non ioniques (esters de saccharose) : moussants ;
- glycérol, sorbitol : émollients ;
- allantoïne, calendula, alpha, bisabolol : anti-irritants
- polyvidone, polymère cellulosique : agents filmogènes, protecteurs ;
- lipoaminoacides, lanoline, camomille : adoucissants ;
- gluconate de calcium : hémostatique ;
- irgasan, trichlocarban, glycyrrhizinate, hexamidine : anti-septiques.

PRODUITS APRÈS RASAGE

Qualités requises

Ils doivent :
- cicatriser ;
- rafraîchir ;
- apaiser les réactions d'irritation dues aux agressions de la lame (rougeurs, picotements, tiraillements) ;
- hydrater.

Composition

Ces produits sous forme d'émulsion fluide non grasse, de baume, de gel, de lotion, contiennent :
- allantoïne, aloès, D. panthénol, gluconate de calcium : cicatrisants ;
- menthol : rafraîchissant ;
- anthémille, camomille, hamamélis, bisabolol, huile de carthame, biolysat hafna : apaisants ;
- triglycérides, pyroglutamate de sodium, glycérine, acides aminés, aloe vera, pro-collagène : hydratants.

PRODUITS DE SOINS

Le vieillissement est un phénomène physiologique inéluctable qui atteint également les hommes. Il justifie donc à lui seul l'utilisation des produits cosmétiques par ceux-ci.
Si minimes soient-elles, les différences entre les peaux masculines et féminines existent.
Ces différences sont dues à des facteurs intrinsèques hormonaux et à des facteurs extrinsèques, que nous avons déjà évoqués, le rasage et le savonnage quotidiens.
Les premiers facteurs engendrent une séborrhée hormono-dépendante, donc une peau grasse, des comédons, des ostiums dilatés, de l'acné polymorphe ; les seconds facteurs ont pour conséquence :
- une élévation du pH ;
- une raréfaction, voire disparition, du film hydrolipidique ;
- une déshydratation ;
- une destructuration du réseau micro-dépressionnaire.

Qualités requises

Ils doivent :
- hydrater ;
- protéger ;
- normaliser le flux séborrhéïque ;
- restructurer la peau.

Les crèmes hydratantes

Ce sont des émulsions légères non grasses à la fois hydratantes, protectrices, apaisantes.
Les principes actifs sont : collagène natif, plancton thermal, vitamine E, alpha bisabolol, huile de bourrache, allantoïne, glycérol + filtres UVA/UVB.

Les crèmes restructurantes

Elles sont à la fois restructurantes, raffermissantes et anti-fatigue. Elles contiennent des extraits biologiques, des amino acides, des liposomes phospholipiques, du glutamate d'arginine.

Les désincrustants

Ce sont des gommages légers qui nettoient la peau, éliminent l'excès de sébum, affinent le grain de l'épiderme, favorisent le renouvellement cellulaire.
Ils se présentent sous forme de gel, et contiennent de la gomme polyvinylique, de la pierre ponce finement pulvérisée.

Les masques

Ce sont des masques stimulants, raffermissants à base d'albumine sérologique et d'extraits végétaux.

PRODUITS D'HYGIÈNE

Les déodorants

Sous forme de gel, de talc, de stick, de flacon bille ou d'aérosol, ils contiennent des capteurs d'odeur tel que le récinoléate de zinc et des anti-transpirants tel que l'hydroxyde d'aluminium. Ces produits possèdent de plus en plus une action prolongée tout au long de la journée.

Les « mixtes » corps-cheveux

La tendance actuelle est aux produits d'utilisation mixte gel douche - corps et cheveux.
Ils sont composés de matières premières adaptées aux épidermes délicats et au cuir chevelu fragile. Ils contiennent : tensio-actifs doux, aloès, vitamine PP, agents hydratants, adoucissants.

LES AUTO-BRONZANTS

Crèmes ou gels, ce sont des produits correcteurs du teint ; ils donnent une apparence naturelle de bonne mine et de pleine forme.
Ils sont à base de ***dihydroxyacétone***.

8. GLOSSAIRE DE COSMÉTOLOGIE

A

Acétate d'oléyle

Antilipase, empêche la formation d'acides gras irritants ; utilisé dans les produits pour peaux à tendance acnéique.

Achillée millefeuille

Plante vivace aux fleurs blanches ou roses ; propriétés antiseptiques, cicatrisantes, toniques.

Acides aminés

Petites molécules formant les protéines (composés organiques) ; font partie du NMF (voir *NMF*).
Exemples d'acides aminés : proline, tyrosine, cystine...

Acide ascorbique

Voir *Vitamine C*.

Acide citrique

Alpha-hydroxy-acide, extrait des agrumes. Accélère la desquamation, améliore l'uniformité du teint.

Acide glycolique

Alpha-hydroxy-acide, extrait de la canne à sucre. Active la desquamation, agit sur les rides, ridules, tâches pigmentaires, affine la grain de la peau, éclaircit le teint.

Acide glycyrrhétinique

Extrait de la racine de réglisse. Apaisant, cicatrisant, anti-irritant, anti-inflammatoire.

Acides gras essentiels

Issus de nombreuses huiles végétales, ils sont indispensables au bon fonctionnement de la plupart des organes. Ils doivent être apportés par l'alimentation car ils ne sont pas synthétisés par notre organisme. L'acide linoléique et l'acide linolénique sont les plus couramment employés en cosmétologie ; ils proviennent de l'huile d'onagre, d'argan, de bourrache, de rosier muscat. Ils veillent au bon état de la couche cornée.

Acide lactique

Alpha-hydroxy-acide, extrait du petit lait des yaourts. Action hydratante, affine le grain de la peau, rend le teint plus lumineux.

Acide linoléique

Acide gras essentiel, extrait des huiles de foie de poisson, de la graisse de porc, des huiles végétales.

Acide linolénique

Acide gras essentiel, extrait des huiles végétales telles que l'huile d'onagre, de bourrache, de cassis.

Acide malique

Alpha-hydroxy-acide extrait des pommes vertes ; action éclaircissante, hydratante, lissante, favorise l'élimination des cellules mortes.

Acide mandélique

Alpha-hydroxy-acide ; action kératolytique, spécificité d'action sur l'élimination du bouchon corné (l'un des facteurs de l'apparition de l'acné).

Acide pyrrolidone carboxylique (PCA)

Substance entrant dans la composition du NMF (voir *NMF*), principe actif des produits hydratants.

Acide hyaluronique

Protéine entrant dans la structure du tissu conjonctif dont il assure l'hydratation. Extrait des crêtes de coq ou préparé par biotechnologie, il est incorporé dans les produits hydratants.

Acide salicylique

Béta-hydroxy-acide ; propriétés desquamantes, améliore visiblement l'aspect de la peau en réalisant un « nettoyage » permanent.

Acide undécyclénique

Antifongique.

ADN ou acide désoxyribonucléique

Molécule essentielle à la vie cellulaire. En cosmétologie, on utilise l'ADN d'origine animale à partir de la laitance de saumon ou l'ADN végétal, extrait du blé. Il agit sur la régénération cellulaire, protège la cellule des radicaux libres et a une action hydratante grâce à son pouvoir de rétention d'eau.

Alchemille

Plante aux fleurs très découpées, anti-inflammatoire, cicatrisante, tonique, riche en silicium.

Alginate

Polysaccharide naturel issu d'algues brunes. Propriétés cicatrisantes, calmantes, antidéshydratantes, antiradicalaires.

Algues bleues ou cyanophycées

Algues très anciennes se rencontrant dans les eaux thermales, la mer, sur les parois des montagnes, possèdant une capacité de synthétiser une variété importante de composés : glucides, lipides, acides aminés, vitamines, etc. Action sur la multiplication cellulaire, propriétés antiradicalaires.

Allantoïne

Extraite à partir de la Grande Consoude, plante poussant près des marécages, des ruisseaux. Propriétés adoucissantes, cicatrisantes.

Aloé véra ou aloès

Plante désertique dont le suc a des propriétés hydratantes, anti-inflammatoires, cicatrisantes.

Alpha-hydroxy-acides (AHA) ou acides de fruits

Acides organiques présents dans de nombreux fruits (agrumes, raisins, pommes, myrtilles...), dans la canne à sucre, dans le petit lait.
Exemple : acide citrique, glycolique, lactique.
Leurs actions varient selon le pH. Lorsque le pH est acide, ils activent la desquamation cellulaire, éclaircissent le teint, réduisent les tâches brunes, affinent le grain de la peau, atténuent rides et ridules, empêchent la formation des comédons. Lorsque le pH est alcalin, ils régulent l'hydratation.

Amande douce

L'huile d'amande douce est onctueuse et adoucissante.

Anthocyanes (anthocyanosides)

Pigments végétaux ayant une action sur la résistance capillaire et une propriété antiradicalaire.

Argan

L'huile d'argan est extraite des fruits de l'argan, arbre du sud-ouest du Maroc. Elle contient 80 % d'acides gras essentiels, des stérols, des antiradicaux libres, de la provitamine A. Action antivieillissement.

Argile

Action purifiante et absorbante.

Arginine

Acide aminé présent dans la peau.

Arnica

Plante vivace des montagnes, connue pour ses propriétés calmantes, décongestionnantes, veinotoniques, anti-œdémateuses.

Avocat

L'huile d'avocat est très riche en vitamines A, D et E. Action normalisante sur les peaux sèches et irritées.

Avoine

Riche en glucides, lipides, sélénium et super oxyde dismutase. Action apaisante, anti-irritante, protège la membrane cellulaire.

Azulène

Extrait de la camomille. Propriétés calmantes, anti-inflammatoires, adoucissantes.

B

Bardane

Plante herbacée. Action antibactérienne.

Bentonite

Argile micronisée aux propriétés absorbantes et purifiantes.

Bêta carotène

Provitamine A. Active la montée de la mélanine responsable de la pigmentation, favorise l'hydratation cutanée, atténue la sécheresse de la peau. Rôle photoprotecteur.

Bétula alba

Voir *Bouleau blanc.*

Biolysat Hafnia

Extrait bactérien purifié. Anti-inflammatoire et calmant.

Biotine ou vitamine B8

Effet régulateur sur la sécrétion du sébum.

Bisabolol

Dérivé de l'azulène, calmant, adoucissant.

Bleuet

Plante connue par ses fleurs d'un bleu profond. Propriétés adoucissantes et décongestionnantes.

Bouleau blanc

Les principes actifs présents dans les feuilles du bouleau blanc ont une action antiseptique et régulent la sécrétion du sébum.

Bourrache

Plante aux fleurs bleues. L'huile extraite de la graine renferme de l'acide gamma linolénique et de l'acide linoléïque. Elle améliore l'état de la peau en favorisant les échanges intercellulaires et en s'opposant à la déshydratation.

Busserole

Petite plante des sous-bois ou terrains rocailleux, très riche en tanin. Elle a des propriétés anti-inflammatoires.

C

Cactus

Plante aux propriétés hydratantes.

Cade

L'huile de cade est une huile végétale antidesquamante.

Caféine

Composé organique, extrait du café, présent également dans le thé et les noix de kola. Propriétés vasotoniques et lipolytiques.

Calendula (souci)

Haut pouvoir adoucissant, décongestionnant, cicatrisant ; améliore la micro-circulation, diminue les rougeurs.

Calophyllum

Arbre originaire de Madagascar, riche en acides gras. L'huile extraite de l'amande possède des propriétés adoucissantes et cicatrisantes.

Candelilla

Cire de candelilla extraite d'un arbuste mexicain. Propriétés nourrissantes, protectrices.

Camphre

Essence extraite du bois de camphrier. Action adoucissante.

Carthame

Espèce particulière de chardon originaire d'Orient. L'huile de carthame obtenue à partir des graines est riche en acides gras essentiels et possède des propriétés nourrissantes et hydratantes.

Centella asiatica

Plante herbacée d'origine asiatique. Améliore la circulation sanguine cutanée, et a une action cicatrisante et tonique.

Céramides

Substances lipidiques essentielles à la cohésion et à l'étanchéité de la couche cornée et régulatrices de l'hydratation de l'épiderme.

Chitine et chitosane

Substance extraite des carapaces de crustacés, de la coquille des mollusques. Action hydratante, effet tenseur et filmogène.

Chlorhexidine

Agent antiseptique.

Collagène

Protéine la plus répandue dans l'organisme, constituant des fibres collagènes du tissu conjonctif de la peau à laquelle il apporte souplesse et fermeté ; joue un rôle important dans l'hydratation et possède un effet tenseur.

Comédogène

Favorisant la formation des comédons ou « points noirs ».

Concombre

Fruit riche en vitamines A et C, en eau. Action rafraîchissante, tonifiante, adoucissante.

Consoude ou grande consoude

Plante dont les constituants (glucides, allantoïne...) lui confèrent des propriétés adoucissantes, émollientes, cicatrisantes.

Couperose

Coloration rouge diffuse du visage due à une dilatation permanente des vaisseaux superficiels de la peau et prédominant sur les pommettes, les ailes du nez.

Cucurbita pepo (citrouille)

Contient des vitamines A et C, des acides gras. Régularise la sécrétion sébacée ; propriétés adoucissantes, anti-inflammatoires.

Cuivre

Propriété anti-inflammatoire.

Cystéate de zinc

Propriétés antibactériennes, anti-inflammatoires.

Cystine

Acide aminé soufré, constituant du cheveu.

D

Dihydroxyacétone (DHA)

Molécule chimique provoquant une coloration brune de la peau qui dure quelques jours.

D. Panthénol

Dérivé de la vitamine B5.
Voir *Panthénol*.

E

Élastase

Enzyme responsable de la dégradation des fibres d'élastine.

Élastine

Protéine fibreuse entrant dans la structure du tissu conjonctif. Confère à la peau son élasticité et possède des propriétés hydratantes.

Émulsion

C'est une dispersion constituée de deux liquides au moins. L'un des liquides dispersé dans l'autre forme la phase dispersée, l'autre la phase dispersante.

- *Émulsion eau dans huile E/H :*
  - la phase dispersée est aqueuse,
  - la phase dispersante est huileuse.
- *Émulsion huile dans eau H/E :*
  - la phase dispersée est huileuse,
  - la phase dispersante est aqueuse.

L'émulsion véhicule les principes actifs vers les cellules de la peau.

Enzyme

Protéine élaborée par un être vivant et capable d'activer une réaction chimique définie, essentielle au fonctionnement de l'organisme.

Enoxolone

Extrait du réglisse. Propriétés anti-inflammatoires, décongestionnantes et anti-irritantes.

Escine

Extrait du marron d'Inde. Propriétés veinotoniques drainantes, anti-œdémateuses. Favorise la lipolyse, entre dans la composition des produits amincissants.

Esculine

Voir *Escine.*

F

Ficaire

Plante vivace aux propriétés décongestionnantes.

Filaggrine

Protéine de l'épiderme dont la dégradation est à l'origine du NMF (voir *NMF*).

Film hydrolipidique

Film formé d'un mélange naturel d'eau, de sueur, de sébum situé à la surface de la peau à laquelle il assure hydratation, souplesse et protection.

Filmogène

Substance imperméable, retarde les phénomènes d'évaporation.

Flavonoïdes

Principes actifs, extraits de plantes, aux propriétés apaisantes. Améliorent la microcirculation cutanée, éliminent les radicaux libres, pouvoir anti-élastases.

Flavophérol

Dérivé des flavonoïdes. Rôle antiradicalaire (antiradicaux libres).

Flétan

L'huile de flétan provient d'un poisson plat des mers froides d'Europe du Nord. Elle contient des vitamines A et D, des sels minéraux ; elle stimule le renouvellement cellulaire.

Fragon

Encore appelé Ruscus ou petit houx. Arbrisseau vivace. Propriétés vasoconstrictrices et anti-inflammatoires.

Fucus

Algues brunes riches en substances minérales, en oligo-éléments et en vitamines. Pouvoir hydratant et revitalisant.

G

Germe de blé

L'huile de germe de blé est très riche en vitamines A, B, D, E et PP, en calcium, en magnésium. Propriétés nourrissantes, adoucissantes, réparatrices, antiradicalaires ; combat les rougeurs diffuses.

Ginkgo biloba

Arbre originaire de Chine et du Japon. Sa feuille contient des flavonoïdes qui lui confèrent un pouvoir antiradicalaire. Action sur la microcirculation cutanée et sur la tonicité.

Ginseng

Plante originaire d'Asie cultivée pour sa racine. Panacée millénaire des Chinois et de Japonais, contient des saponosides, des acides aminés, des oligo-éléments. Connue pour apporter « la jeunesse éternelle ».

Gluconate de zinc

Anti-inflammatoire, antiséborrhéique.

Glyco aminoglycannes ou GAC

Molécules complexes entrant dans la structure du tissu conjonctif. Jouent un rôle important dans l'hydratation de la peau.

Glucosamine

Molécule complexe glucido-protidique.

Grande Consoude

Plante utilisée pour ses propriétés adoucissantes, cicatrisantes, émollientes.

Guaranine

Synonyme de caféine.

Glycérine

Liquide sirupeux obtenu à partir de la saponification des corps gras. Propriétés humectantes ; entre dans la composition des produits hydratants.

Glycérol

« Frère jumeau » de la glycérine, extrait des corps gras, forme un film superficiel à la surface de la peau empêchant l'évaporation de l'eau. Action antidéshydratante.

Glycoprotéines

Molécules assurant l'adhésion des cellules du derme avec les fibres d'élastine et de collagène.

Gomme xanthane

Substance visqueuse et transparente d'origine végétale. Redonne à la couche cornée sa fonction barrière.

Guarana

Plante du Brésil, riche en tanin et en caféine.

H

Hamamélis

Plante originaire de la côte est de l'Amérique du Nord. Tonique vasculaire vasoconstricteur et décongestionnant, grâce aux flavonoïdes et à la vitamine P.

Hexamidine

Agent antiseptique.

Huile de sésame

Actions : antiradicalaire, protectrice, assouplissante ; contient des acides gras insaturés et une fraction insaponifiable.

Huile de silicone

Action filmogène.

Humectant

Substance maintenant le taux d'humidité des produits cosmétiques, retardant ainsi leur dessiccation. Réalise un apport externe en eau.

Hyaluronate de sodium

Dérivé de l'acide hyaluronique, puissant hydratant.

Hydroquinone
Molécule dépigmentante.

Hydroxyproline
Acide aminé constitutif du collagène. Action restructurante et hydratante.

I

Insaponifiables
Fractions d'huiles végétales, que l'on ne peut saponifier (transformer en savon), composées de provitamine A, de vitamine E, de stérols qui entrent dans la composition des hormones.
Exemple : insaponifiables de jojoba, d'avocat, de beurre de karité, etc.
Normalisent les peaux sèches irritées, empêchent la dégradation de l'élastine en inhibant l'action d'enzymes, retardent le vieillissement cutané.

J

Jioh
Plante chinoise permettant à l'eau de se fixer sur la peau.

Jojoba
Arbuste originaire du Mexique ; les graines de ses fruits sont très riches en lipides. Qualités émollientes, adoucissantes, protectrices.

K

Kaolin
Poudre d'origine minérale (silicate d'aluminium hydraté). Propriétés absorbantes.

Karité
Beurre de karité : matière grasse extraite d'un arbre d'Afrique équatoriale. Contient des acides gras essentiels aux propriétés nutritives et protectrices contre l'érythème solaire.

Kératine
Substance protéique soufrée entrant dans la composition de l'épiderme superficiel, des cheveux, des ongles.

Kératolytique
Agent ayant la propriété de dissoudre la kératine.

L

Lactate d'ammonium
Alpha-hydroxy-acide. Kératolytique et hydratant.

Lactate de sodium
Dérivé de l'acide lactique. Propriétés hydratantes.

Lactoférinne
Protéine du lait. Propriétés antibactériennes.

L Carnitine
Vitamine B11 indispensable à la combustion des graisses. Actif des produits amincissants.

Levure de bière
Champignon microscopique que l'on cultive sur le malt pour obtenir la fermentation alcoolique. Renferme des protéines et des vitamines du groupe B. Action assainissante et cicatrisante.

Lierre
Très utilisé dans les produits amincissants externes. Décongestionne, désinfiltre.

Lipo-amino-acides
Molécules complexes composées d'acides aminés et de lipides adoucissants.

Lipo-hydroxy-acide
Dérivé de l'acide salicylique, connu pour son action kératolytique. Greffe de lipides sur l'acide salicylique.

Lipolytique

Favorise la fragmentation des lipides en petites unités plus faciles à éliminer.

Liposomes

Petites vésicules dont la structure, très proche de celle des membranes cellulaires, leur permet de fusionner avec elles, tout en libérant le ou les principes actifs qu'elles contiennent à l'intérieur des cellules. Ce sont des vecteurs ou véhicules des principes actifs.

M

Macadamia

L'huile extraite de la noix d'Australie est émolliente et adoucissante.

Magnésium

Oligo-élément. Participe à la nutrition des cellules par son activité sur les enzymes.

Maïs

L'huile de germe de maïs possède des propriétés nutritives et adoucissantes.

Marron d'Inde

Extrait naturel de plante utilisé pour son effet tonique et astringent sur les capillaires de la peau, grâce à la vitamine P qu'il contient.

Matricaire (camomille)

Plante herbacée odorante. Actions : calmante, apaisante, anti-inflammatoire.

Mauve

Plante à fleurs roses ou violacées aux propriétés adoucissantes.

Mélibiose

Produit de synthèse proche d'un sucre contenu dans le miel. Inhibe la synthèse de l'élastase.

Mélilot

Herbe fourragère aux fleurs odorantes. Propriétés anti-inflammatoires dues aux flavonoïdes qui entrent dans sa composition. Indication : fragilité des vaisseaux de la peau.

Méquinol

Agent dépigmentant, dérivé de l'hydroquinone. Bloque la prolifération des mélanocytes.

Méthionine

Acide aminé soufré dont la présence est indispensable à la formation de la kératine.

Mexoryl SX

Filtre solaire possédant un spectre d'absorption dans les ultra-violets A courts, responsables du vieillissement cutané et des intolérances solaires (breveté l'Oréal).

Mica titane

Origine minérale. Protège du rayonnement solaire.

Micellaire

Constitué de micelles, particules mesurant quelques microns, formées d'un agrégat de molécules semblables.

Microsphères ou nanosphères

Petites sphères, dont le diamètre est compris entre quelques microns et millimètre, dans lesquelles les principes actifs sont dissous. Ce sont des vecteurs ou véhicules des principes actifs.

Millepertuis

Plante vivace herbacée aux propriétés antiseptiques, cicatrisantes, apaisantes.

Mimosa tenuiflora

Encore appelé tépescohuite. Arbre de la famille des mimosacées. Les flavonoïdes contenus dans l'extrait s'opposent à l'action des radicaux libres, luttent contre le vieillissement des peaux sensibles ; action décongestionnante et cicatrisante.

N

NAPCA (sodium pyrrolidone carboxylate)

Constituant majeur du facteur d'hydratation naturelle (NMF).

NMF *(Natural Moisturizing Factor)* ou facteur d'hydratation naturel

Ensemble de substances (urée, acide pyrrolidone carboxylique, lactates, acides aminés) présentes dans la couche superficielle de la peau et assurant son hydratation. Entre dans la composition des crèmes hydratantes.

O

Octopyridone

Agent antifongique.

Oligo-éléments

Éléments présents dans les organismes vivants, en quantité infinitésimale. Essentiels à la vie, ils interviennent dans les réactions physico-chimiques qui assurent le fonctionnement de notre organisme. Ils jouent un rôle fondamental dans le maintient de l'équilibre cutané.
Exemples : manganèse, cuivre, sélénium, fer, zinc, silicium, magnésium, cobalt, etc.

Onagre

L'huile d'onagre, extraite de la graine d'onagre (plante aux feuilles velues et fleurs jaunes), est très riche en acides gras essentiels, en particulier acide linoléïque et acide linolénique. Entretient l'hydratation et la souplesse de la peau.

Oxyde de titane

Poudre blanche opacifiante d'origine minérale utilisée dans les produits antisolaires.

P

Palmitate de rétinol

Dérivé de la vitamine A. Contribue au maintien des structures et des fonctions de la peau.

Panthénol

Dérivé de la vitamine B5. Augmente la fonction barrière de l'épiderme.

PCA

Voir acide pyrrolidone carboxylique.

Perhydrosqualène

Constituant naturel du sébum. Préserve l'équilibre du film hydro-lipidique cutané ; préparé à partir des huiles de foie de squale.

Phlorogine

Molécule douée de propriétés anti-inflammatoires.

Phospholipides

Substances lipidiques jouant un rôle important dans la structure des membranes cellulaires. On les utilise dans l'élaboration des liposomes. Les plus importants sont les lécithines du soja et de l'œuf.

Parabens

Conservateur.

Phytomélanines

Molécules végétales extraites du chêne. Anti-ultraviolets, antiradicaux libres, antivieillissement.

Phytostérol

Alcool, extrait de plantes, dans le groupe duquel se trouve la vitamine D.

Pidolate de zinc

Séborégulateur, cicatrisant, bactériostatique.

Piloselle
Plante vivace, à fleurs jaunes, utilisée dans les crèmes amincissantes pour ses propriétés drainantes et veinotoniques.

Piroctane olamine
Agent antiseptique, assainissant, antibactérien, antifongique.

Plancton
Micro-organismes fournis par les cellules embryonnaires d'animaux aquatiques, présents dans la mer ou dans les eaux thermales. Riches en oligo-éléments, énergisants et hydratants qui stimulent les fonctions vitales de la peau.

Polyol
Agent hydratant d'origine synthétique (glycérol, sorbitol, propylène glycol).

Pongamia
Plante originaire de l'Inde. Son huile est riche en acides gras essentiels. Actions nutritives et hydratantes.

Prêle
Plante à tige creuse et rugueuse, contient du silicium, des flavonoïdes. Améliore les défenses naturelles de la peau, renforce sa teneur en eau. Action tonifiante.

Pro anthocyanes
Principes actifs extraits de plantes. Action antiradicalaire.

Procyanidols
Extraits végétaux présents dans les pépins de raisin, les feuilles de noisetier, etc. Ce sont des piégeurs de radicaux libres, des protecteurs vasculaires ; ils améliorent la résistance des capillaires.

Propylène glycol
Liquide visqueux, incolore, aux propriétés humectantes.

Protéines de blé
Effet tenseur.

Pycnogénols
Extraits de pépins de raisin. Protègent la paroi des vaisseaux, calment les rougeurs.

R

Réglisse
Plante dont le jus a des propriétés adoucissantes et anti-inflammatoires.

Rétinaldéhyde
Dérivé de la vitamine A. Active le renouvellement cellulaire et l'élimination des cellules mortes.

Rosier muscat
Possède des acides gras essentiels. Action régénératrice.

Ruscogénines
Principes actifs extraits du fragon ou petit houx. Action veinotonique.

Ruscus
Petit houx arbrisseau vivace encore appelé fragon. Propriétés vasotoniques et anti-inflammatoires ; action sur les rougeurs, la couperose.

Rutine
Extraite du bouton floral d'un arbuste japonais. Agit sur la microcirculation et limite la lipogenèse en captant le glucose.

S

Sabal serrulata
Petit palmier d'Amérique ; l'extrait issu de ses feuilles a une activité antiséborrhéique, grâce aux insaponifiables qu'il contient.

Safranon
Voir *Carthame.*

Sapogénols
Substances d'origine végétale (saponaire, bois de panama). Action détergente.

Saponaire
Plante vivace (herbe à savon). Constituants : saponine, résine, vitamine C. Propriétés : détergente, dépurative, tonique.

Saponines
Substance d'origine végétale (saponaire, bois de panama). Action détergente.

Scutellaria
Plante dont les racines sont utilisées pour leur action tonique.

Sébum
Substance grasse sécrétée par les glandes sébacées. Lubrifie le poil, participe à l'élaboration du film cutané hydro-lipidique protecteur.

Sélénium
Oligo-élément piégeur de radicaux libres. Lutte contre le vieillissement, protège l'élasticité de la peau.

Sésame
Plante annuelle, originaire d'Asie. L'huile extraite de ses graines renferme une forte proportion d'acides gras essentiels. Propriétés antidesséchantes et adoucissantes.

Silicium
Oligo-élément biorégulateur. Préserve la souplesse de la peau, stimule l'activité des fibroblastes.

SOD ou super oxyde dismutase
Enzyme naturellement présent dans les cellules. Neutralise les radicaux libres, lutte contre le vieillissement mais diminue avec le temps.

Soliactine
Molécule anti-élastase (antivieillissement).

Sorbitol
D'origine végétale, on le prépare industriellement. Propriétés humectantes.

Sphingo lipides
Lipides complexes entrant dans la constitution de la couche cornée. Rôle important dans l'hydratation et la protection de la peau.

Sphingosine
Molécule participant à la formation des céramides régulateurs de l'hydratation de l'épiderme.

Spiruline
Algue bleue très riche en protéines.

Sulfate de dextran
Polymère de glucose, action apaisante.

Superphycodismutase
Substance provenant d'une algue marine. Puissante action antiradicalaire.

Squalène
Hydrocarbure provenant de l'huile de foie de squale (requin, flétan). Propriétés émollientes.

Syndets
Détergents synthétiques : pains démaquillants moins desséchants que les savons ; contiennent des adoucissants, des surgraissants, des acidifiants. Préservent le film protecteur de la peau.

T

Talc
Silicate de magnésium hydraté. Propriétés absorbantes.

Tensio-actifs

Substances naturelles ou synthétiques formées d'une partie hydrophile et d'une partie lipophile. Propriétés : mouillantes, émulsionnantes (facilitent la formation des émulsions), détergentes, antiseptiques, moussantes, dispersantes.

Tépescohuite (mimosa tenui flora)

Arbre de la famille des mimosacées. La poudre de tépescohuite est un reconstituant épidermique. Action cicatrisante et antiradicalaire, augmente la résistance des capillaires.

Théophylline

Extrait du thé. Action lipolytique.

Triclosan

Antiseptique.

Triglycéride

Variété de lipide (graisse).

Tussilage

Plante vivace aux propriétés adoucissantes, calmantes, dépuratives.

Tyrosine

Acide aminé précurseur de la mélanine.

U

Urée

Molécule hydratante présente dans le NMF (facteur d'hydratation naturelle).

V

Vaseline

Hydrocarbure agissant comme une membrane protectrice à la surface de la peau.

Viburnum

Arbuste aux propriétés veinotoniques.

Vigne rouge

Espèce grimpante issue des cépages teinturiers. Augmente la résistance des capillaires, possède des tanins qui ont une action radicalaire.

Vitamines

Substances indispensables à l'organisme en quantité infinitésimale et fournies par un apport extérieur.

Vitamine A acide ou acide rétinoïque

Utilisée dans le traitement de l'acné, des tâches mélaniques et du vieillissement. Obtenue uniquement sur prescription médicale.

X, Y et Z

Xanthine

Stimule les échanges cellulaires, contribue à l'éclaircissement du teint.

Ylang Ylang

Arbre d'Asie tropicale. Son essence est odorante et antiseptique.

Zinc

Oligo-élément possédant des propriétés antioxydantes : lutte contre le vieillissement ; utile dans les soins des peaux grasses car il inhibe la prolifération bactérienne.

QUATRIÈME PARTIE

TECHNOLOGIE DES APPAREILS

1. PULVÉRISATEUR À VAPEUR LUCAS CHAMPIONNIÈRE

FONCTION

C'est un appareil qui permet la réalisation d'une projection de vapeur d'eau et d'une solution en fines gouttelettes.

ÉLÉMENTS CONSTITUANT L'APPAREIL

- Une gaine métallique.
- Une chaudière en métal, ceinturée par des résistances électriques chauffantes reliées au secteur par un cordon électrique muni d'une prise de terre.
- Une tête comportant :
  - deux éjecteurs, l'un horizontal : sortie de la vapeur, l'autre vertical : sortie de la solution ;
  - un bouchon isolant muni d'une soupape de sécurité évitant la surpression et d'un joint.
- Un récupérateur des gouttes de condensation.
- Un niveau d'eau.
- Deux godets en verre maintenus par une pince fixée au corps de l'appareil, dans lesquels aboutissent deux tubes souples en plastique qui s'abouchent l'un avec l'éjecteur de la solution, l'autre avec le récupérateur de condensation.
- Une poignée isolante amovible.
- Un socle isolant sur lequel repose la chaudière et dans lequel est incorporé un interrupteur à voyant lumineux.
- Un localisateur amovible.

PRINCIPE DE FONCTIONNEMENT

Par l'échauffement des résistances, l'eau contenue dans la chaudière est portée à ébullition, d'où production d'un jet de vapeur qui s'échappe sous une pression supérieure à la pression atmosphérique par l'éjecteur horizontal au niveau de l'éjecteur vertical.
Ce jet de vapeur entraîne l'air contenu dans l'éjecteur de solution créant ainsi un vide comblé aussitôt par la montée du liquide poussé par la pression atmosphérique dans le tube plongeur.
Le jet de vapeur entraîne le liquide, d'où projection d'un mélange : vapeur et solution.

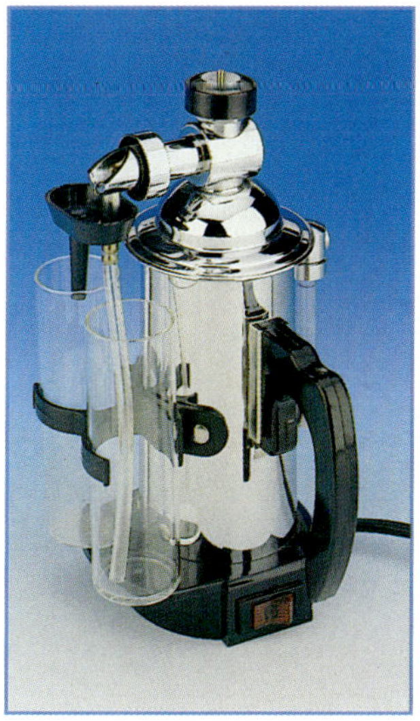

Photo 1
Pulvérisateur à vapeur Lucas Championnière

MODE D'EMPLOI

- Dévisser le bouchon.
- Remplir la chaudière d'eau à l'aide de l'entonnoir jusqu'à ce que l'eau monte au 2/3 de la hauteur du niveau d'eau.
- Revisser le bouchon.
- Verser la solution adaptée au type de peau dans le godet relié à l'éjecteur de solution.
- Brancher l'appareil.
- Établir le contact à l'aide de l'interrupteur et attendre la projection du mélange vapeur solution.
- Maintenir l'appareil légèrement penché en arrière pendant la pulvérisation ; lui imprimer lentement et sans secousse un double mouvement vertical, puis circulaire, à une distance du visage variable selon le type de peau.
- Interrompre le courant quelques secondes avant la fin de la pulvérisation, tout en continuant à utiliser l'appareil jusqu'à ce que le godet contenant la solution soit vide.
- Pour obtenir un jet plus concentré, emboîter le localisateur à l'éjecteur de solution.

APPLICATION EN ESTHÉTIQUE

Pour tous les types de peau, soit :

1. Après le démaquillage
- Pour nettoyer l'épiderme par ruissellement ;
- pour relaxer (ambiance tiède, humide ; faible pression) ;
- pour provoquer une imbibition hydrique de la couche cornée.

2. Après le gommage
- Pour enlever les traces éventuelles du produit.

3. Avant l'extraction des comédons
- Pour la faciliter (ramollissement des cellules cornées de l'entonnoir folliculaire et dilatation de l'ostium).

4. Après les pincements Jacquet
- Pour éliminer le sébum et les comédons exprimés des follicules pilosébacés par cette technique manuelle.

5. Après le modelage
- Pour éliminer l'excédent des corps gras et atténuer les rougeurs diffuses.

ACTIONS	*EFFETS PHYSIOLOGIQUES*
1. Chimiques dues aux principes actifs contenus dans la solution	- adoucissant, assainissant, décongestionnant...
2. Physiques *Température* différente selon la distance de l'appareil au visage :	
< 20 cm : chaude	- vasodilatateur - émollient
= 30 cm : tiède	- calmant
> 30 cm : fraîche	- décongestionnant
Pression faible	- desquamant

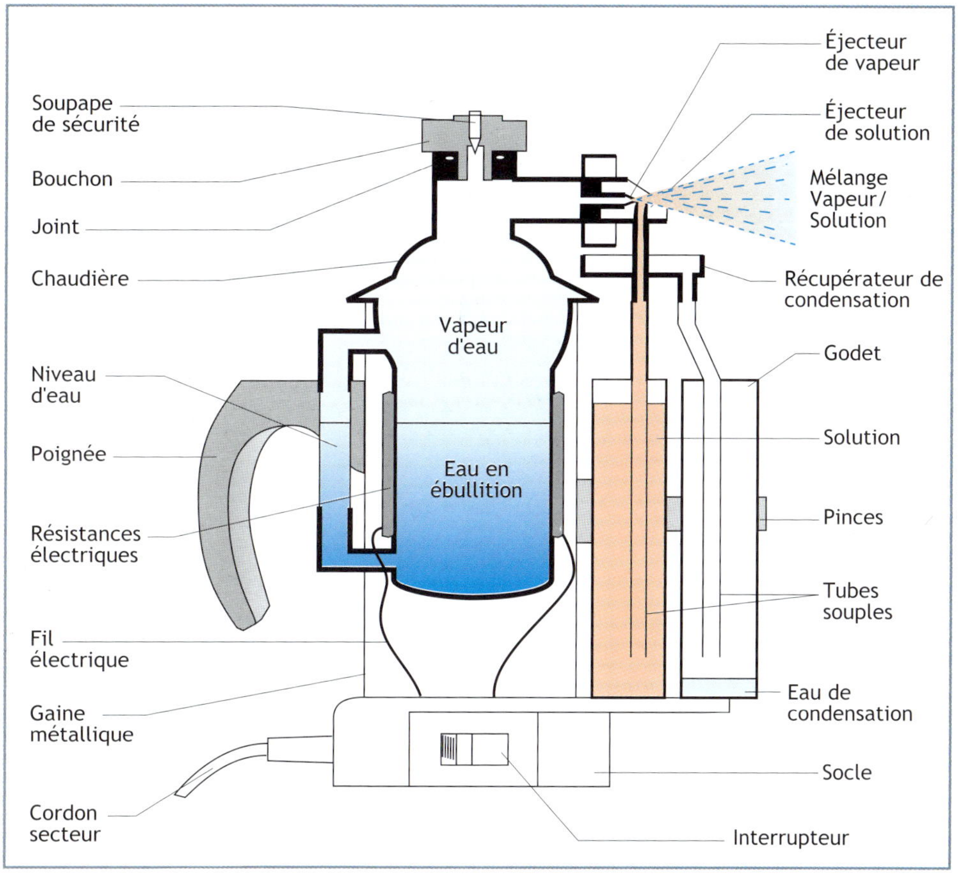

Figure 1
Pulvérisateur à vapeur
Lucas Championnière

ENTRETIEN DE L'APPAREIL

Pour dissoudre le tartre qui se dépose dans la chaudière, remplir celle-ci d'un tiers de vinaigre blanc et de deux tiers d'eau, vider le lendemain, puis rincer abondamment.
Cette opération est à renouveler en fonction de la fréquence d'utilisation de l'appareil.

2. APPAREIL À VAPORISATION AVEC ADDUCTION D'OZONE

FONCTION

C'est un appareil électrique qui permet une projection de vapeur d'eau avec adduction d'ozone et éventuellement diffusion d'essences aromatiques.

ÉLÉMENTS CONSTITUANT L'APPAREIL

- Un coffret métallique contenant une cuve chauffée par des résistances électriques (chaudière) et comportant les éléments de commande :
  Interrupteurs de mise en marche :
  - l'un pour la vapeur ;
  - l'autre pour l'ozone.
- Un orifice permettant le remplissage de la chaudière.
- Éventuellement un dispositif de vidange placé sous la chaudière.
- Une tête de sortie de la vapeur et de l'ozone renfermant une lampe en quartz émettrice de rayons ultra-violets et un éjecteur de vapeur.
- Un bras orientable supportant la tête.
- Une gaine annelée reliant le coffret à la tête, protégeant le tube d'arrivée de la vapeur et les fils d'alimentation de la lampe à ultra-violets.
- Éventuellement un dispositif d'aromacosmétique différent selon l'appareil et s'adaptant à la tête de sortie de la vapeur.
- Un cordon-secteur.

PRINCIPE DE FONCTIONNEMENT

Les résistances électriques de la chaudière chauffent l'eau contenue dans celle-ci et la portent à ébullition d'où production de vapeur se dégageant par l'éjecteur situé dans la tête.

ACTIONS	EFFETS PHYSIOLOGIQUES
1. Chimiques a) ozone : bactéricide b) essences aromatiques : antiseptiques	- assainissement de la peau
2. Physiques Température chaude	- émollient - dilatation des ostiums folliculaires - dilatation des vaisseaux

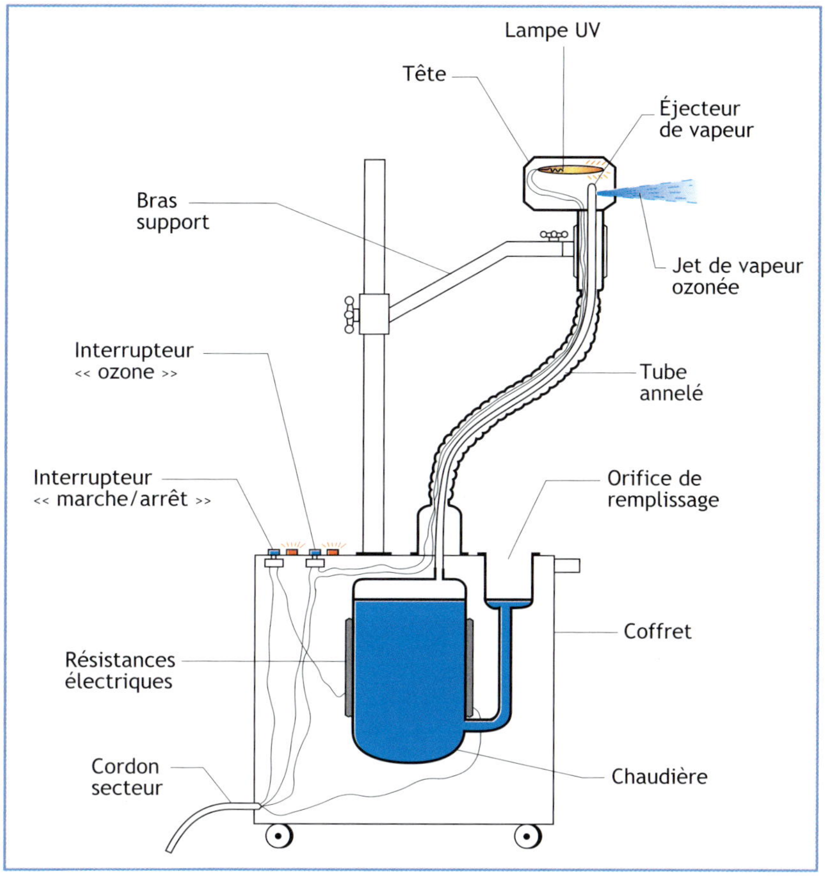

Figure 2
Appareil à vaporisation avec adduction d'ozone (schéma réalisé d'après l'appareil Electro Vente)

Les rayons ultra-violets sont émis par un tube en quartz à vapeur de mercure. La vapeur de mercure ionisée par le courant électrique devient incandescente, émet des rayonnements ultra-violets de faible longueur d'onde que laisse passer le quartz.
Les rayons ultra-violets décomposent des molécules d'oxygènes (O_2) contenues dans l'air en atomes d'oxygènes (O), et regroupent ces atomes pour former quelques molécules d'ozone (O_3).
En résumé, sous l'effet des ultra-violets, quelques molécules d'oxygène de l'air ambiant sont rompues et reformées en molécules d'ozone.
Ce courant d'air ozoné est entraîné par le jet de vapeur.

MODE D'EMPLOI

- Remplir d'eau la chaudière jusqu'au niveau indiqué.
- Brancher l'appareil environ 5 minutes avant l'emploi.

Pour obtenir une vaporisation seule : mettre l'interrupteur sur la position marche.

Pour obtenir une vaporisation ozonée : attendre que la vapeur se dégage et mettre l'interrupteur ozone sur la position marche.

Pour obtenir une vaporisation aromatisée
Disposer soit des plantes finement découpées, soit des gouttes d'essences aromatiques sur le dispositif d'aromacosmétique.

Diriger le jet de vapeur, après avoir vérifié son émission, à une distance de 20 à 30 cm du visage.

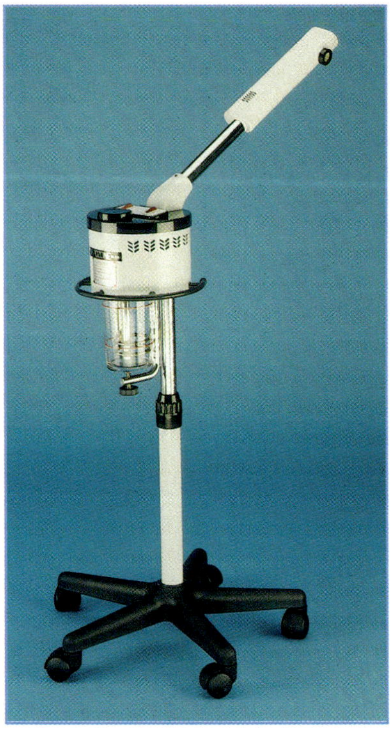

Photo 2
Vapozone

APPLICATIONS EN ESTHÉTIQUE

La place dans les soins esthétiques sera différente selon les types de peau et l'effet recherché :

Contre-indication

Peau présentant des imperfections d'origine vasculaire.

ENTRETIEN DE L'APPAREIL

- Utiliser de l'eau ordinaire dans la chaudière.
- Détartrer régulièrement avec du vinaigre blanc.

TYPE DE PEAU	EFFETS RECHERCHÉS	PLACE DANS LES SOINS ESTHÉTIQUES
Peau grasse	Dilatation des ostiums folliculaires et le gommage	Après le démaquillage
Peau alipidique et déshydratée	Pénétration plus rapide des principes actifs	Avant ou pendant le modelage
Peau sénescente	Pénétration plus rapide des principes actifs Oxygénation des tissus	Avant ou pendant le modelage
CHEVEUX	Pénétration plus rapide des principes actifs Assainissement du cuir chevelu	Pendant ou après l'application des produits

3. APPAREILS À DIOXYDE DE CARBONE COMPRIMÉ

CARBATOM

FONCTION

C'est un appareil qui permet la projection, sous pression, de dioxyde de carbone (CO_2) ou d'un mélange de dioxyde de carbone et d'une solution en fines gouttelettes.

ÉLÉMENTS CONSTITUANT L'APPAREIL

- Un réservoir en métal inoxydable résistant à la pression et hermétiquement fermé par une tête comportant un pas de vis.
- Un tube plongeant percé d'un petit orifice à la partie supérieure qui permet le mélange intime du dioxyde de carbone et de la solution et qui conditionne le dosage du dioxyde de carbone dans le mélange.
- Un raccord d'admission du gaz avec un clapet anti-retour (soupape) évitant le rejet du gaz vers l'extérieur, qui se prolonge par un canal d'admission du CO_2.
- Un organe de commande : gachette ou levier de pression commandant l'ouverture d'un piston.
- Une canule maintenue en place par un écrou permettant son inclinaison dans diverses positions.
  Le chargement est assuré par une cartouche de dioxyde de carbone en métal inoxydable, résistant à la pression et hermétiquement fermée par un bouchon muni d'une valve, se vissant sur l'appareil.
- Un organe de support pour l'appareil et pour la cartouche.

PRINCIPE DE FONCTIONNEMENT

Après l'introduction de la solution et du dioxyde de carbone dans le réservoir, ce mélange s'y trouve sous une pression supérieure à la pression atmosphérique et est libérée par l'action sur la gachette.

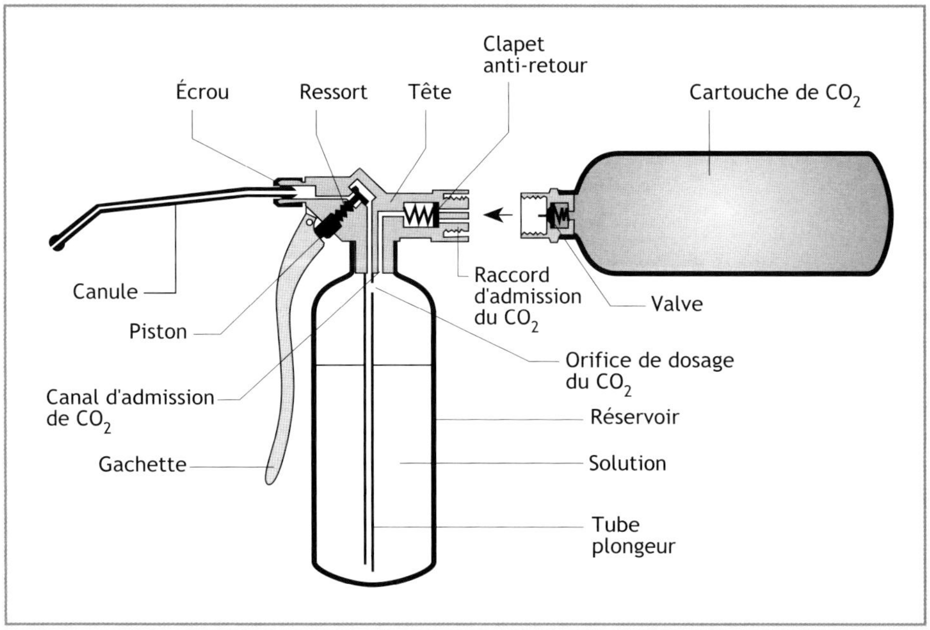

Figure 3
Appareil à dioxyde de carbone comprimé : Carbatom

ACTIONS	EFFETS PHYSIOLOGIQUES
1. Chimiques	
a) dioxyde de carbone : microbicide	- assainissement de la peau
b) solution : actions différentes selon les principes actifs	- le plus souvent décongestionnant, tonique, astringent
2. Physiques	
a) température froide	- effet tonique sur les muscles
b) pression variable 1 à 5 bars*	- effet astringent sur le plan cutané - accélération de la desquamation - désincrustation des ostiums folliculaires - pénétration cutanée facilitée

* Unité de pression atmosphérique

MODE D'EMPLOI

1. CHARGEMENT

Remplissage du réservoir avec la solution

- Dévisser la tête de l'appareil.
- Utiliser le flacon doseur pour verser dans le réservoir la solution adaptée au type de peau.
- Visser la tête de l'appareil sur le corps.

Remplissage du réservoir avec le dioxyde de carbone

- Visser la cartouche chargée de dioxyde de carbone sur le raccord d'admission ; la valve est repoussée, le dioxyde de carbone est alors libéré dans le réservoir et exerce une pression sur le liquide présent.
- Dévisser la cartouche lorsque le sifflement s'arrête ; le clapet anti-retour s'oppose alors au rejet du dioxyde de carbone vers l'extérieur.

L'appareil est prêt à l'emploi.

2. TECHNIQUE DE PULVÉRISATION

- Maintenir l'appareil à une distance de 20 à 30 cm du visage.
- Déterminer la puissance du jet en dosant la pression manuelle sur la gachette (le premier jet se fera dans le barbier afin de ne pas surprendre la cliente).
- Projeter le jet tangentiellement à la peau et latéralement par rapport au visage en évitant les voies respiratoires.

Après la pulvérisation, purger l'appareil en appuyant à fond sur la gachette.

APPLICATIONS EN ESTHÉTIQUE

Sur tous les types de peau, en prenant toutefois des précautions pour les peaux présentant des imperfections vasculaires ; soit :

1. Après le gommage
Enlève les traces éventuelles du produit.

2. Après l'extraction des comédons
Action astringente et bactéricide.

3. Avant ou après le masque
Effet tonifiant.

ENTRETIEN DE L'APPAREIL

Conserver les recharges de dioxyde de carbone à l'abri de la chaleur.

ATOMOS

FONCTION

C'est un appareil qui permet la projection, *sous pression réglable* et constante, de dioxyde de carbone ou d'un mélange de dioxyde de carbone et d'une solution en fines gouttelettes.

ÉLÉMENTS CONSTITUANT L'APPAREIL

- Un corps en métal, muni d'une poignée de manœuvre, reposant sur un chariot ou socle, avec ou sans roulettes, et contenant une recharge de dioxyde de carbone qui se présente sous la forme d'une bouteille en acier.
- Une tête laissant le passage à une manette de commande d'ouverture-fermeture.
- Un manodétendeur muni d'une vis centrale de réglage de la pression et de deux manomètres à cadran :
  - l'un dit manomètre haute pression ;
  - l'autre manomètre basse pression.
- Un carborisateur posé sur un support dont les éléments sont :
  - un flacon en verre résistant à la pression ;
  - un flacon métallique avec une fermeture à baïonnette ;
  - une canule maintenue en place par un écrou ;
  - un tube plongeant dans le flacon ;
  - une gachette commandant l'ouverture d'un piston ;
  - un tube souple reliant le carborisateur au manodétendeur.

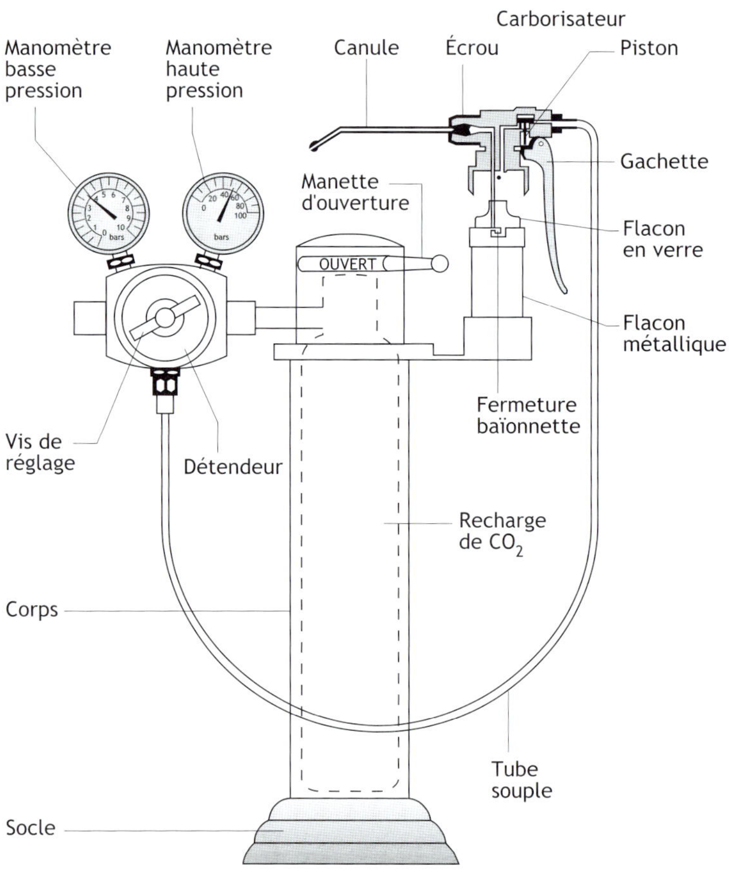

Figure 4
Appareil à dioxyde de carbone comprimé : Atomos

PRINCIPE DE FONCTIONNEMENT

Le dioxyde de carbone, sous forte pression dans la recharge, est libéré, après passage dans le manodétendeur, à pression constante.
Le dioxyde de carbone libéré exerce sur la solution contenue dans le carborisateur une pression supérieure à la pression atmosphérique. L'action sur la gachette libère le mélange dioxyde de carbone-solution à pression constante.

Les actions, les applications en esthétique de l'ATOMOS sont les mêmes que celles du CARBATOM.

MODE D'EMPLOI

- Ouvrir le carborisateur en débloquant la fermeture à baïonnette.
- Remplir le flacon en verre avec la solution choisie à l'aide du godet doseur.
- Le placer dans le flacon métallique.
- Bloquer la fermeture à baïonnette par un mouvement de rotation.
- Pousser la manette vers la droite de telle façon que le voyant indique « ouvert ».
- Régler la pression d'utilisation selon le type de peau en tournant vers la droite la vis centrale du manodétendeur.
- La pression est alors indiquée par l'aiguille se déplaçant sur le cadran du manomètre basse pression situé à gauche :
  - pression faible : 2 à 3 bars ;
  - pression moyenne : 3 à 5 bars ;
  - pression forte : 5 à 7 bars.
- Appuyer à fond sur la gachette pour libérer le mélange dioxyde de carbone et solution.
- Projeter tangentiellement à la peau et latéralement par rapport au visage en évitant les voies respiratoires et les yeux, à une distance de 20 à 30 cm.

Après utilisation

- Pousser à fond la manette vers la gauche pour faire apparaître le voyant « fermé ».
- Purger l'appareil du gaz restant dans les tuyaux jusqu'à ce que l'aiguille du cadran de chaque manomètre revienne à la position « zéro », en appuyant à fond sur la gachette.
- Tourner simultanément vers la gauche la vis centrale du manodétendeur afin qu'elle revienne à sa position initiale.

MANOMÈTRE

Un manomètre est composé de 3 parties :
- une partie sensible (tube d'acier aplati, déformable sous la pression du gaz) ;
- un système qui transmet le mouvement du tube en l'amplifiant (un levier reliant le tube à une aiguille) ;
- un cadran gradué sur lequel se déplace l'aiguille.

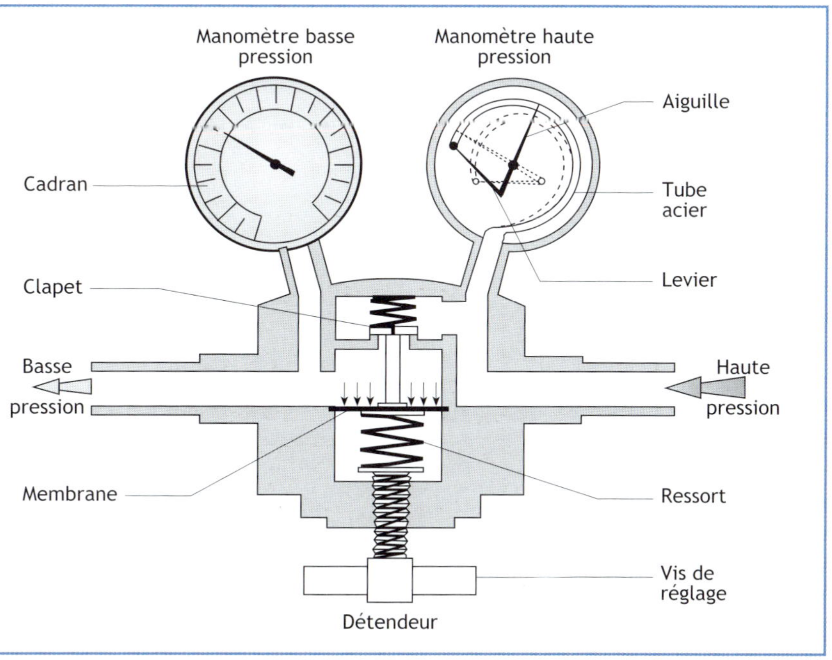

Figure 5
Ensemble mano-détendeur

DÉTENDEUR

Un détendeur est un système qui permet de diminuer et de régulariser la pression. Il est composé :

- d'une vis de réglage,
- d'un ressort,
- d'une membrane,
- d'un clapet.

Lorsqu'on serre la vis de réglage, Celle-ci appuie sur un ressort qui soulève la membrane et le clapet, ce qui permet au dioxyde de carbone d'entrer dans le circuit basse-pression.

Le gaz exerce alors une pression qui tend à rabaisser la membrane et à refermer le clapet. Celui-ci se referme lorsque la pression exercée par le dioxyde de carbone est équivalente à l'effort exercé sur le ressort par l'intermédiaire de la vis.

4. PULVÉRISATEUR À COMPRESSEUR

FONCTION

C'est un appareil qui permet la pulvérisation, sous faible pression, d'une solution soit en jet diffus, soit en jet filiforme.

ÉLÉMENTS CONSTITUANT L'APPAREIL

- Un coffret métallique contenant un compresseur électrique [1] relié au secteur par un cordon électrique.
- Un interrupteur ;
- Une poignée ;
- Un support sur lequel se trouvent un ou plusieurs flacons en plastique ,
- Le bouchon du flacon présente un système de pulvérisation ; c'est-à-dire :
  - un orifice d'amorçage ;
  - un tube plongeant dans le flacon, relié à un tube éjecteur de solution ;
  - un tube propulseur relié à un tuyau souple qui aboutit au bloc compresseur.

PRINCIPE DE FONCTIONNEMENT

Lorsque l'orifice d'amorçage est obturé, l'air comprimé produit par le compresseur arrive dans le tube propulseur [2]. Cet air, en sortant du tube propulseur, entraîne avec lui l'air contenu dans le tube éjecteur où se crée ainsi un vide; le vide est comblé aussitôt par la montée du liquide poussé par la pression atmosphérique du flacon, dans le tube plongeur.
Bien que construits d'après le même principe, les systèmes de pulvérisation peuvent présenter des différences dans la position relative des tubes éjecteurs et propulseurs.
Sur l'appareil représenté sur le schéma 1, le tube propulseur est à l'intérieur du tube éjecteur horizontal adapté au bouchon. L'orifice d'amorçage communique avec le tube éjecteur; quand il n'est pas obturé, l'air pénètre dans le tube éjecteur et comble le vide au détriment de la solution (pas de pulvérisation).
Sur l'appareil représenté par le schéma 2, le tube éjecteur situé à l'extrémité supérieure du tube plongeur est perpendiculaire au tube propulseur et n'est donc pas visible. La solution s'échappe par un trou situé au niveau du bouchon. L'orifice d'amorçage communique avec le tube propulseur; quand il n'est pas obturé, l'air comprimé s'échappe et ne crée pas le vide aspirant la solution.
Dans les deux cas, l'obturation de l'orifice d'amorçage permet le déclenchement de la pulvérisation.
Le jet de la pulvérisation sera diffus ou filiforme selon le diamètre de l'orifice du tube éjecteur utilisé.

1. Voir « Compresseur et pompe à vide à membrane » p. 284.
2. Voir « Principe de fonctionnement du compresseur » p. 285.

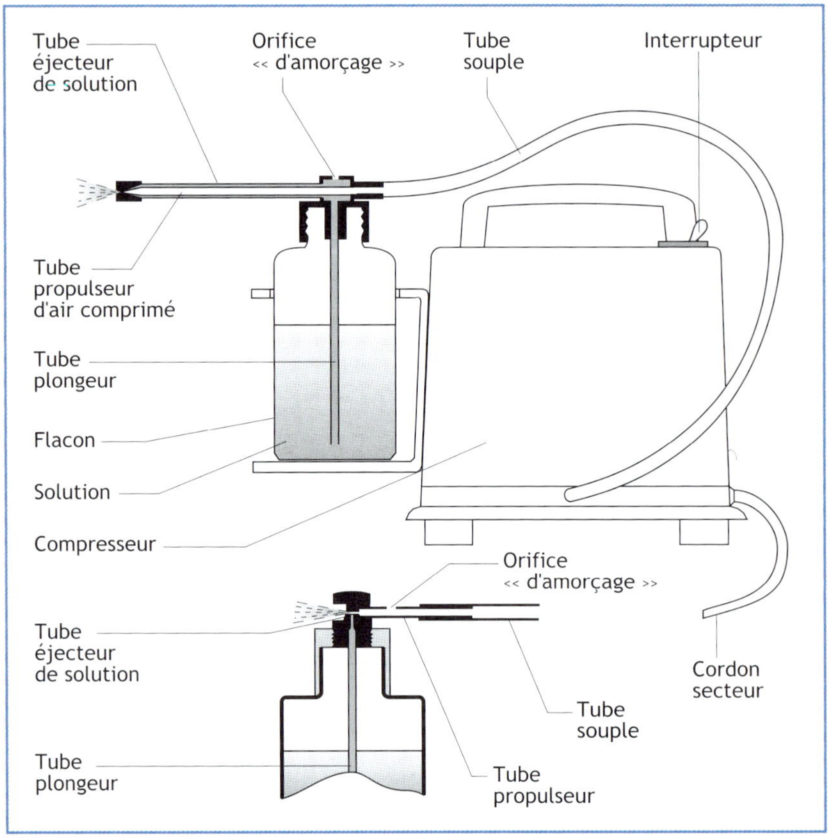

Figure 6
Pulvérisateur à compresseur (schéma réalisé d'après l'appareil Cristal)

MODE D'EMPLOI

- Dévisser la tête du flacon.
- Remplir le flacon de la solution à pulvériser, à mi-hauteur.
- Revisser la tête.
- Brancher l'appareil.
- Mettre l'interrupteur sur position « marche ».
- Tenir le flacon à l'aide du pouce et du majeur.
- Diriger le tube éjecteur vers le visage à une distance de 20 cm.
- Boucher avec l'index l'orifice d'amorçage.
- Pour interrompre la pulvérisation, soulever l'index.

APPLICATIONS EN ESTHÉTIQUE

Pour tout type de peau, soit :

1. Après le gommage
Enlève les traces éventuelles du produit.

2. Pendant le déroulement des soins esthétiques
Favorise la pénétration d'une solution huileuse.
Tonifie les peaux atones par la pression légère du jet filiforme.

3. Après le modelage
Rafraîchit.

4. Après le masque
En parfait le retrait.

ENTRETIEN DE L'APPAREIL

Afin d'éviter l'obstruction du tube éjecteur, il est recommandé d'utiliser le débouchoir régulièrement ou d'obturer simultanément pendant quelques secondes les orifices du tube éjecteur et d'amorçage ; cette dernière opération devant être faite pendant le fonctionnement de l'appareil.

ACTIONS	EFFETS PHYSIOLOGIQUES
1. Chimiques Dues aux principes actifs contenues dans la solution	- décongestionnant, tonifiant…
2. Physiques a) température fraîche b) pression : faible	- décongestionnant - stimulation de la circulation sanguine

5. APPAREIL D'ASPIRATION À POMPE À VIDE

FONCTION

C'est un appareil qui exerce sur la peau une succion par l'intermédiaire de ventouses de forme et de diamètre différents.

ÉLÉMENTS CONSTITUANT L'APPAREIL

- Un coffret métallique contenant une pompe à vide électrique [1].
- Un cordon secteur.
- Un interrupteur.
- Un voyant lumineux.
- Un potentiomètre.
- Un tuyau plastique souple reliant le bloc moteur à un embout sur lequel s'adaptent des ventouses de taille et de forme différentes, percées ou non d'un petit trou situé latéralement.

PRINCIPE DE FONCTIONNEMENT

La pompe à vide aspire l'air dans le tuyau et dans la ventouse [2] ; le potentiomètre en règle la puissance.
Lorsque la ventouse est placée en contact avec la peau et le trou obturé, l'aspiration crée le vide, donc une succion cutanée.
Lorsque le trou est libéré, l'air pénètre dans la ventouse, le vide est supprimé et la succion relâchée.

ACTIONS

Mécaniques
- Mobilisation des plans profonds de la peau ;
- évacuation de l'excès de sébum et des comédons, des follicules pilosébacés.

Physiologique
- Afflux sanguin.

1. Voir « La pompe à vide à membrane », p. 284.
2. Voir « Principe de fonctionnement de la pompe à vide », p. 285.

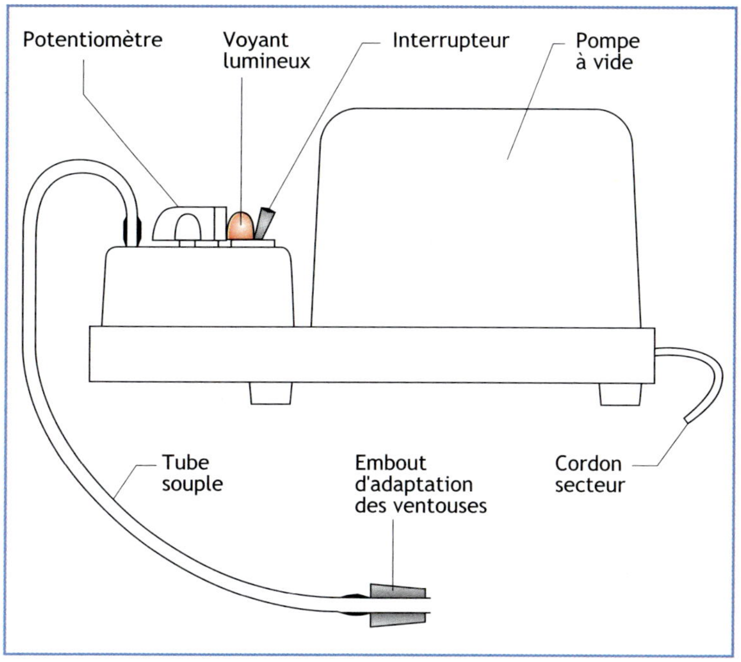

Figure 7
Appareil d'aspiration à pompe à vide (schéma réalisé d'après l'appareil Cristal)

MODE D'EMPLOI

- Brancher l'appareil.
- Adapter la ventouse choisie sur l'embout du tuyau en plastique.
- Établir le contact à l'aide de l'interrupteur.
- Déterminer l'intensité de l'aspiration en tournant le bouton du potentiomètre et en tenant compte du fait que plus le diamètre de la ventouse est grand, plus la succion est puissante.
- Pour pratiquer une aspiration continue, boucher avec le doigt le petit orifice placé sur la ventouse et faire glisser celle-ci sur les téguments.
- Pour pratiquer une aspiration ponctuée ou rythmée, boucher l'orifice avec le doigt, maintenir la succion quelques secondes, la stopper en libérant l'orifice, soulever légèrement la ventouse et la déplacer ainsi sur la surface cutanée.

APPLICATIONS EN ESTHÉTIQUE

Place dans les soins esthétiques : la place dépend de l'action recherchée.

ÉVACUATION DE L'EXCÈS DE SÉBUM

Après le gommage, la vaporisation : utiliser la ventouse n° 3 et pratiquer une aspiration continue.

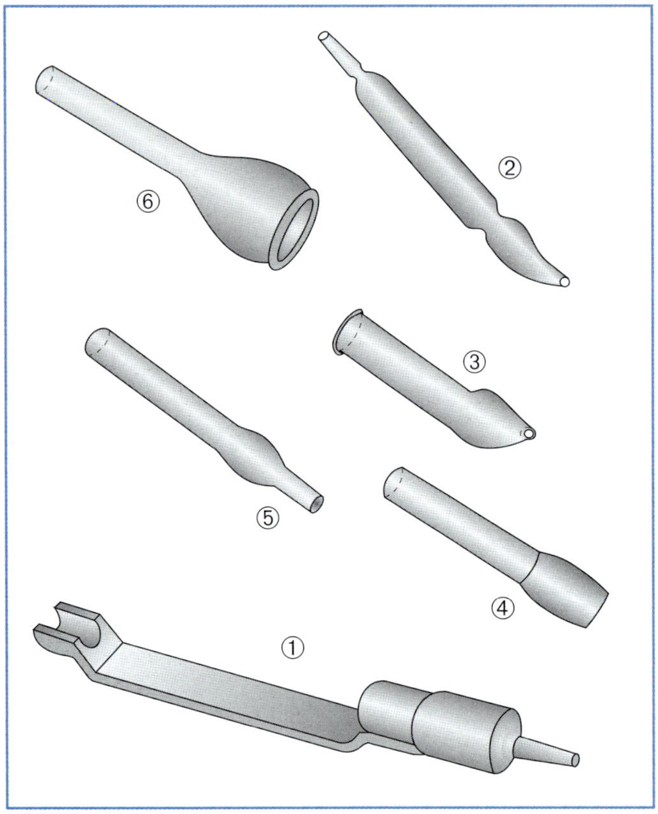

Figure 8
Les ventouses

2. EXTRACTION DES COMÉDONS

Après le gommage, la vaporisation, les pincements Jacquet ; utiliser la ventouse n° 1 ou 2, pratiquer une aspiration ponctuée (appliquer l'embout sur le comédon et faire une légère torsion de la ventouse avant de la soulever).
Pour éviter de souiller le tuyau en plastique, glisser dans le corps de la ventouse un fin morceau de coton hydrophile qui filtrera les comédons.

3. MOBILISATION DES PLANS PROFONDS DE LA PEAU

Complète les effets du modelage.

Assouplissement des cicatrices

- Pratiquer une aspiration ponctuée à l'aide des ventouses n°s 5 ou 6, selon la surface tégumentaire.

Assouplissement d'une peau fibrosée

- Pratiquer une aspiration ponctuée à l'aide des ventouses n°s 5 ou 6, selon la surface tégumentaire.

Dissociation des amas adipeux (double menton, « bosse de bison »)

- Pratiquer une aspiration ponctuée à l'aide de la ventouse n° 6.

4. AFFLUX SANGUIN

Complète les effets des techniques manuelles.

Accélération des échanges intercellulaires

- Procéder par aspiration ponctuée à l'aide de la ventouse n° 5.

Atténuation des rides

- Procéder par aspiration continue ou ponctuée à l'aide de la ventouse n° 4 ;
- appliquer la fente de la ventouse sur la ride et parallèlement à celle-ci.

■ Raffermissement des seins

- Avant l'application de produits cosmétiques, utiliser la ventouse n° 6 ;
- procéder par aspiration ponctuée en évitant le mamelon.

■ Amélioration de la circulation sanguine au niveau du cuir chevelu

- Avant l'application des produits capillaires, utiliser la ventouse n° 6 ;
- procéder par aspiration ponctuée afin de mobiliser l'aponévrose épicrânienne.

5. CONTRE-INDICATION

Peaux présentant des imperfections d'ordre vasculaire.

ENTRETIEN DE L'APPAREIL

Après chaque utilisation, nettoyer les ventouses en les plaçant dans un récipient contenant de l'eau et un produit détergent.

6. COMPRESSEUR ET POMPE À VIDE À MEMBRANE

FONCTION

C'est un dispositif électro-mécanique constituant l'organe essentiel des pulvérisateurs à compresseur et des appreils à aspiration.

ÉLÉMENTS CONSTITUANT L'APPAREIL

- Un socle et un coffret métalliques.
- Un interrupteur.
- Un cordon secteur.
- Une platine suspendue par 4 ressorts anti-vibratoires.
- Un électro-aimant.
- Un vibreur.
- Une pompe composée :
  - d'une membrane,
  - d'une chambre percée de 2 orifices (entrée et sortie d'air) commandés par 2 clapets.

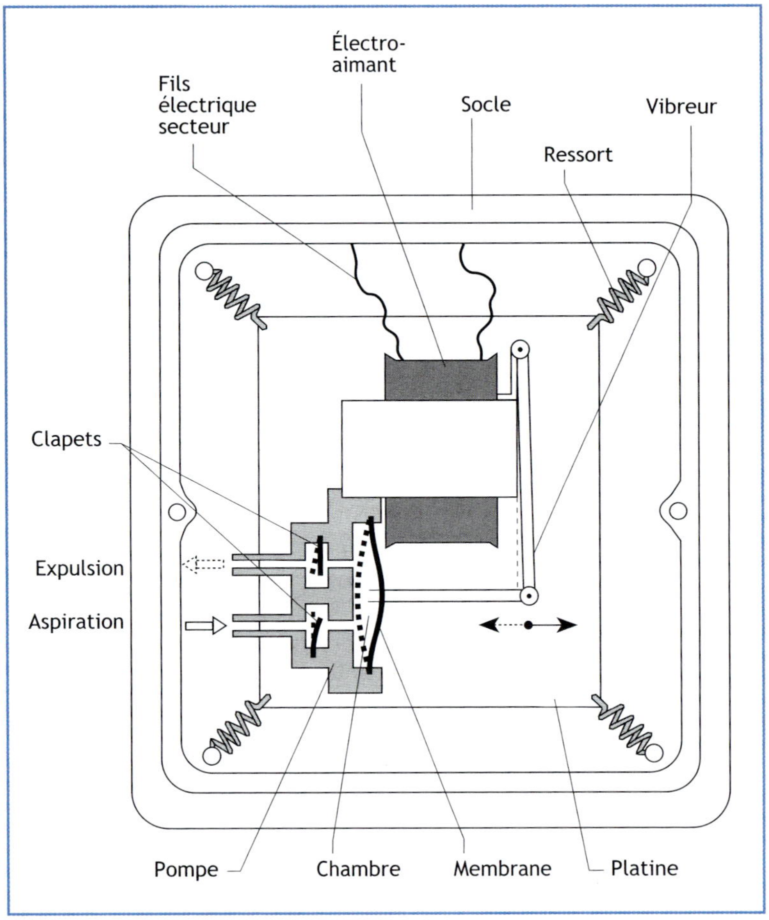

Figure 9
Compresseur et pompe à vide à membrane

PRINCIPE DE FONCTIONNEMENT

Le passage du courant électrique actionne l'électro-aimant qui attire périodiquement le vibreur animant lui-même la membrane, à laquelle il est relié, d'un mouvement vibratoire entretenu.
Cette membrane fait varier le volume de la chambre dont elle constitue l'une des parois, créant alternativement une compression et une dépression de l'air contenu dans la chambre. L'un des deux orifices de la chambre autorise l'entrée de l'air, l'autre l'expulsion grâce au système de clapets à lamelle placés en opposition.

Remarque

Dans certains appareils, c'est un piston actionné par un moteur qui remplit la fonction de la membrane.

CONCLUSION

Un tel système peut remplir 2 fonctions :
- lorsqu'un tuyau est relié à l'orifice d'expulsion d'air, le dispositif est utilisé en tant que générateur d'air comprimé, c'est alors le ***compresseur des appareils à pulvérisation*** ;
- lorsqu'un tuyau est relié à l'orifice d'entrée de l'air, le dispositif est utilisé en tant que générateur de vide (il aspire l'air), c'est alors la ***pompe à vide des appareils à aspiration***.

7. APPAREIL VIBRANT

FONCTION

C'est un appareil électrique générateur de mouvements vibratoires entretenus, d'amplitude et de fréquence déterminées.

ÉLÉMENTS CONSTITUANT L'APPAREIL

Les appareils vibrants les plus couramment utilisés en esthétique sont dits à percussion ; ils présentent un corps dans lequel se trouve un électro-aimant relié à :

- une lame supportant une tige vibrante, sur laquelle peuvent se visser des embouts ou concusseurs de formes, de dimensions, de matériaux différents selon les effets recherchés, et adaptés à la surface cutanée ;
- éventuellement, un système de réglage d'amplitude des vibrations.

PRINCIPE DE FONCTIONNEMENT

Le courant alternatif du secteur alimente l'électro-aimant qui attire périodiquement la lame, lui imprimant ainsi un mouvement vibratoire entretenu.
Cette onde vibratoire est transmise, par l'intermédiaire de la tige, à l'embout ou concusseur vissé sur celle-ci.

EFFETS PHYSIOLOGIQUES

Grâce à leur pouvoir pénétrant au travers des téguments, les vibrations agissent au niveau des terminaisons nerveuses, engendrant des réactions cutanées, musculaires, vasculaires.
Selon l'amplitude des vibrations, les effets seront calmants ou stimulants :

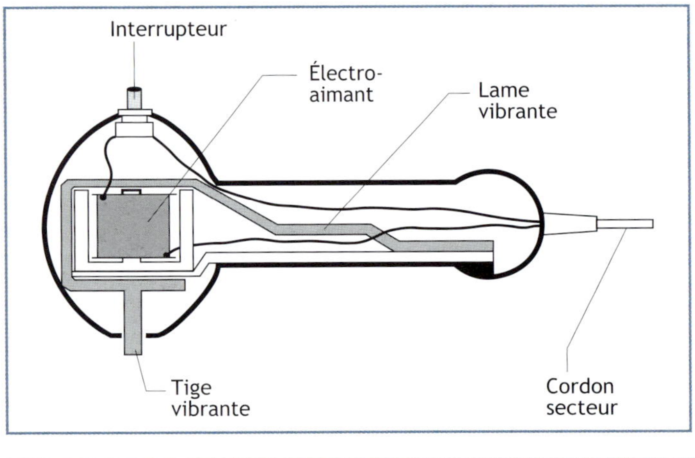

Figure 10
Appareil vibrant (schéma réalisé d'après l'appareil Electro Vente)

1. Petite amplitude
- Action calmante sur les terminaisons nerveuses,
- assouplissement des fibres conjonctives,
- vasodilation, donc stimulation de la circulation sanguine et lymphatique, d'où amélioration de la nutrition cutanée et de l'élimination des déchets.

2. Grande amplitude
- Action excito-motrice sur les muscles,
- vaso-constriction,
- dissociation des amas adipeux.

MODE D'EMPLOI

- Visser sur la tige vibrante le concusseur sélectionné.
- Brancher l'appareil.
- Maintenir les tissus entre le pouce et l'index d'une main et, de l'autre main, déplacer le concusseur sur la surface cutanée en le soulevant légèrement.
- Régler éventuellement l'amplitude des vibrations à l'aide du système de réglage.

APPLICATIONS EN ESTHÉTIQUE

Utiliser les concusseurs :
- n° 1 : pour les peaux sensibles ou présentant des imperfections vasculaires ;
- n° 2 : pour les amas adipeux et les peaux fibrosées ;
- n° 3 : pour les peaux atones (suivre le sens des fibres des muscles peauciers) ;
- n° 4 : pour les rides (glisser le long du trajet de la ride) ;
- n° 5 : pour le cuir chevelu (glisser sur l'aponévrose épicrânienne).

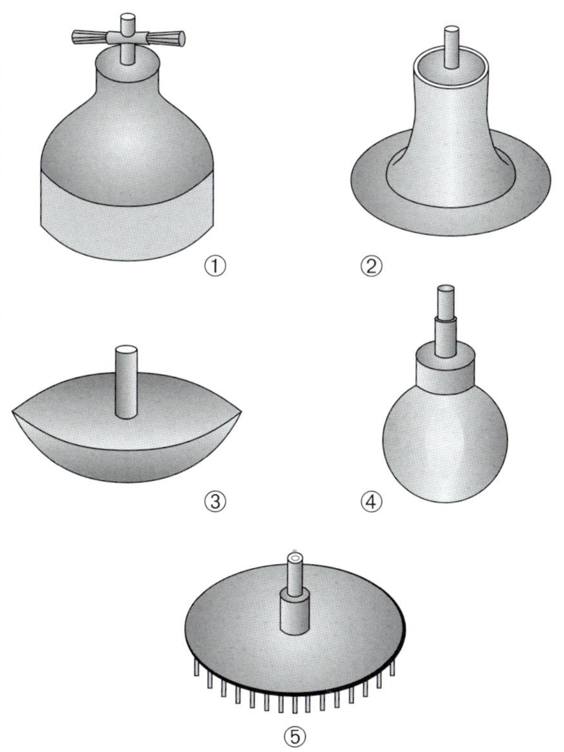

Figure 11
Les concusseurs

8. APPAREIL POUR L'UTILISATION DE LA CIRE CHAUDE

FONCTION

C'est un appareil électrique qui permet la fonte de la cire destinée à l'épilation, son maintien à la température d'utilisation, le filtrage et la stérilisation de la cire utilisée.

ÉLÉMENTS CONSTITUANT L'APPAREIL

Les appareils présentent des différences dans l'aspect, la forme, la contenance, la taille, les matériaux et le degré de perfectionnement.
D'une façon générale, ce type d'appareil comporte :
- un bac d'utilisation de la cire, chauffé par des résistances électriques, muni d'un thermostat à bulbe ;
- un bac de filtrage de la cire chauffé par des résistances électriques, muni d'un thermostat à bulbe, contenant un tamis et communiquant avec le bac d'utilisation par écoulement libre ou par l'intermédiaire d'un robinet. Ces deux bacs sont, soit placés sur le même plan, soit décalés et reposent sur un pied mobile ;
- un cordon électrique secteur ;
- des interrupteurs et voyants lumineux,

et éventuellement :
- un robinet d'écoulement de la cire,
- un racle-spatule,
- un système de ventilation électrique,
- des couvercles amovibles,
- un porte-filtre.

PRINCIPE DE FONCTIONNEMENT

■ **Les résistances du bac d'utilisation**, placées, soit sur le fond, soit sur les parois, soit plongées dans celui-ci (thermo-plongeurs), chauffent la cire jusqu'à son point de fusion, variable selon la composition de la cire. L'état pâteux de la cire, obligatoire pour son application, est obtenu par son refroidissement, accéléré parfois par un système de ventilation.

■ **Les résistances du bac de filtrage** ramènent la cire à l'état liquide grâce à une température plus élevée que la température d'utilisation.

■ **Les thermostats** permettent la régulation thermique de chacun des bacs.

■ **Le tamis**, soit une grille, soit une toile métallique, soit un panier placé dans le bac filtrage, laisse passer la cire réutilisable et retient les poils.

■ **La cire** est un milieu impropre au développement des micro-organismes ; toutefois, sa stérilisation se fait par tyndallisation[1].

1. La tyndallisation est un procédé physico-chimique de stérilisation par chauffes et refroidissements successifs.

MODE D'EMPLOI

- Placer la cire dans le bac d'utilisation.
- Brancher l'appareil.
- Mettre l'interrupteur sur la position marche.
- Régler le thermostat ; le point de fusion des cires étant différent selon leur composition, il est donc recommandé de consulter la notice d'emploi relative à leur température de fonte.
- Prélever la cire à l'aide d'une spatule après avoir vérifié sa consistance et sa température.
- Au fur et à mesure de l'épilation, placer les bandes de cire dans le bac de filtrage après en avoir réglé le thermostat.

ENTRETIEN DE L'APPAREIL

Pour le nettoyage quotidien du filtre, se référer à la notice concernant l'appareil, le type de détergent conseillé variant selon les matériaux utilisés.

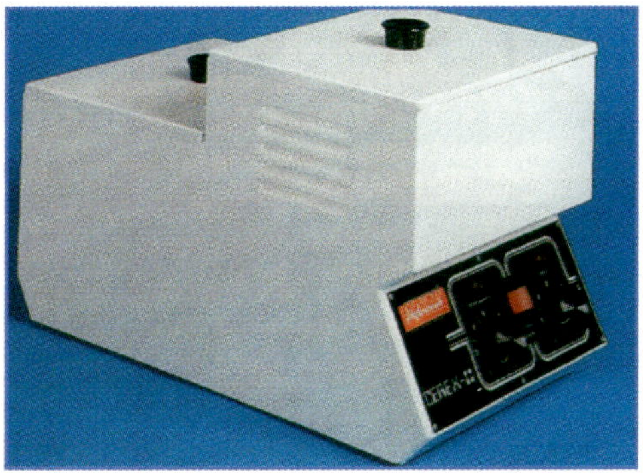

Photo 3
Appareil à cire

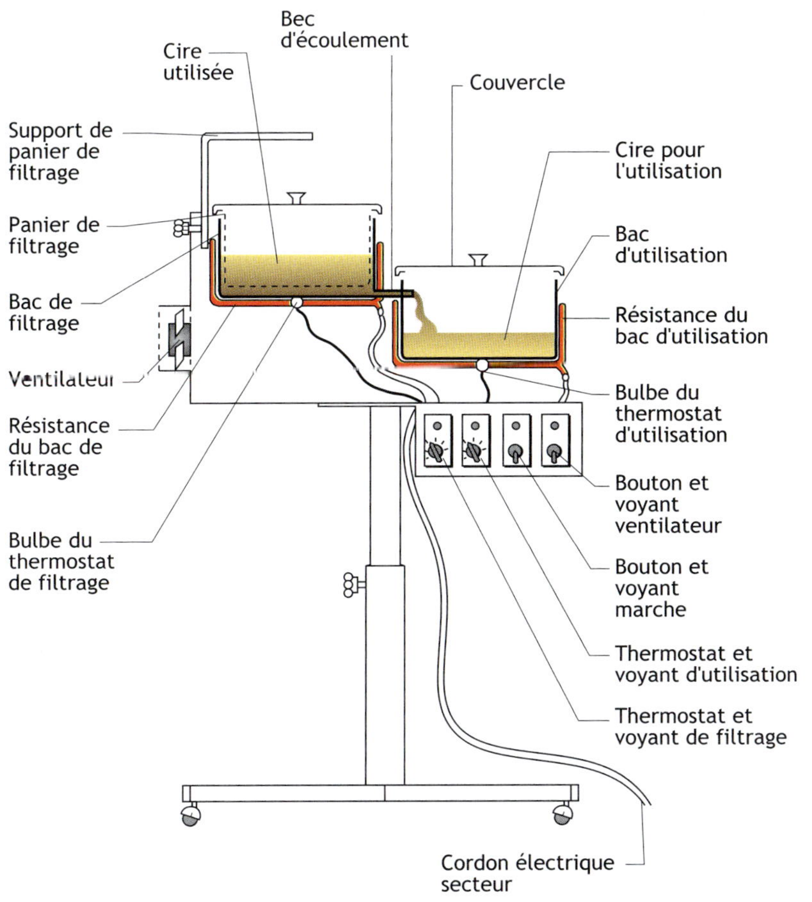

Figure 12
Schéma exécuté d'après l'appareil Flutiva.

9. APPAREIL POUR L'UTILISATION DE LA PARAFFINE

FONCTION

C'est un appareil électrique qui permet la fonte de la paraffine destinée aux applications sur la surface cutanée, son maintien à la température d'utilisation et sa stérilisation.

ÉLÉMENTS CONSTITUANT L'APPAREIL

Les appareils présentent des différences dans l'aspect, la forme, la contenance, la taille, les matériaux et les degrés de perfectionnement.

D'une façon générale ce type d'appareil comporte :

- une cuve, de capacité variable, destinée à recevoir la paraffine, protégée par une carrosserie ;
- un dispositif de chauffage électrique permettant la fonte de la paraffine (résistances électriques) ;
- un interrupteur, marche/arrêt ;
- un voyant lumineux ;
- un thermostat ;
- un robinet de prélèvement de la paraffine ;
- un système de vidange des impuretés ;
- un cordon électrique secteur ;
- éventuellement, un système d'expansion de la paraffine composé d'un moteur électrique actionnant un axe sur lequel est montée une hélice.

PRINCIPE DE FONCTIONNEMENT

- Les résistances placées dans la cuve, ou à l'extérieur de celle-ci, chauffent la paraffine jusqu'à son point de fusion.
- Les résistances, placées, dans certains appareils, autour des robinets, les défigent.
- Le thermostat permet la régulation de la température de fonte, d'application, de stérilisation.
- Le système d'expansion augmente le volume de la paraffine en incorporant de l'air et abaisse sa température.
- Le système de vidange permet l'écoulement de l'eau contenant les impuretés.
- La paraffine, ayant une densité inférieure à celle de l'eau, surnage dans la cuve.

MODE D'EMPLOI

- Placer les pains de paraffine dans la cuve.
- Régler la température de fonte à l'aide du thermostat.
- Tourner le robinet afin que la paraffine liquide s'écoule ; la recueillir dans un récipient.
- L'expanser à l'aide du batteur électrique.
- À l'aide d'un pinceau ou d'une brosse molle, enduire les surfaces cutanées d'une première couche de paraffine expansée en mousse, puis de paraffine liquide.

- L'application terminée, couvrir les surfaces enduites de paraffine avec une feuille de papier sulfurisé, puis une de plastique et une couverture isothermique étalées préalablement sous le sujet.
- Au bout de 15 à 20 minutes, détacher la gangue de paraffine formée par refroidissement.
- Laver à l'eau froide la paraffine utilisée, la placer à nouveau dans la cuve en ajoutant de l'eau.
- Régler le thermostat sur la position température de stérilisation.
- Soutirer l'eau et les impuretés.

ACTIONS

1. *Physiologique*
Température chaude d'où :
- hyperthermie provoquant une sudation, donc une élimination des toxines ;
- vaso-dilatation provoquant une stimulation de la circulation sanguine.

2. *Mécanique*
Élimination des cellules desquamantes.

APPLICATIONS EN ESTHÉTIQUE

- Corps : amincissement
- Visage et mains : nettoyage cutané et pénétration accélérée d'un produit actif.

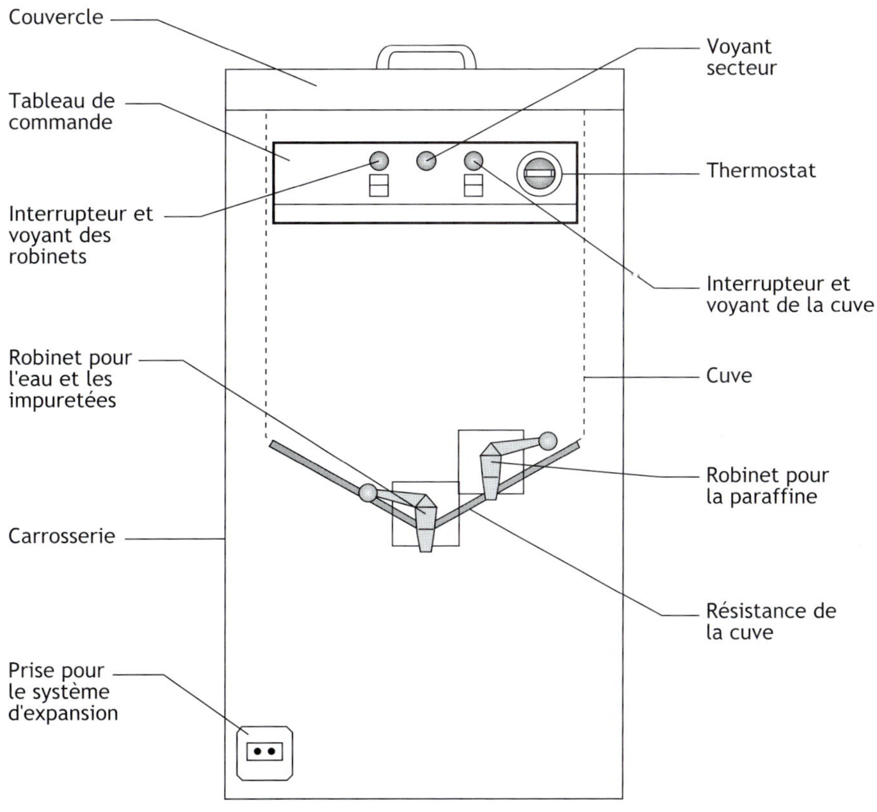

Figure 13 Appareil pour l'utilisation de la paraffine (schéma réalisé d'après l'appareil Walker)

10. APPAREIL ROTATIF À BROSSES

FONCTION

C'est un appareil électrique qui exerce sur la peau une action mécanique au moyen d'une brosse rotative.

ÉLÉMENTS CONSTITUANT L'APPAREIL

Il comporte :
- un coffret en métal contenant un moteur électrique à vitesse variable (2 000 à 6 000 tours/minute), accouplé à un réducteur mécanique réduisant la vitesse (50 à 150 tours/minute) ;
- un dispositif de transmission flexible relié à l'arbre de sortie du réducteur et composé :
  - d'une gaine,
  - d'un câble tournant à l'intérieur de la gaine permettant de transmettre le mouvement à la brosse ;
- un bouton de réglage de la vitesse du moteur ;
- un dispositif de fixation des brosses centré ou excentré ;
- un interrupteur ;
- un voyant lumineux ;
- un cordon secteur ;
- un jeu de brosses de tailles ou de duretés différentes selon la nature des poils (nylon ou chèvre).

PRINCIPE DE FONCTIONNEMENT

Le moteur à vitesse variable actionne le réducteur qui entraîne le câble souple à l'intérieur de la gaine.
Le câble imprime le mouvement à la brosse placée à l'extrémité de l'ensemble.

ACTION

Mécanique

Élimination ou pénétration de produits cosmétiques (possibilité d'en imprégner les brosses).
Accélération de la desquamation.

MODE D'EMPLOI

- Adapter la brosse choisie sur le dispositif de fixation.
- Brancher l'appareil.
- Mettre l'interrupteur sur la position marche.
- Régler la vitesse selon la sensibilité de la peau et l'action recherchée.
- Passer la brosse sur la surface cutanée.

APPLICATIONS EN ESTHÉTIQUE

Pour tous types de peau :
- remplace les techniques manuelles de démaquillage ou les complète ;
- permet le retrait du produit de gommage ;
- complète les techniques manuelles du modelage.

ENTRETIEN DE L'APPAREIL

Laver les brosses avec de l'eau tiède et un détergent doux.

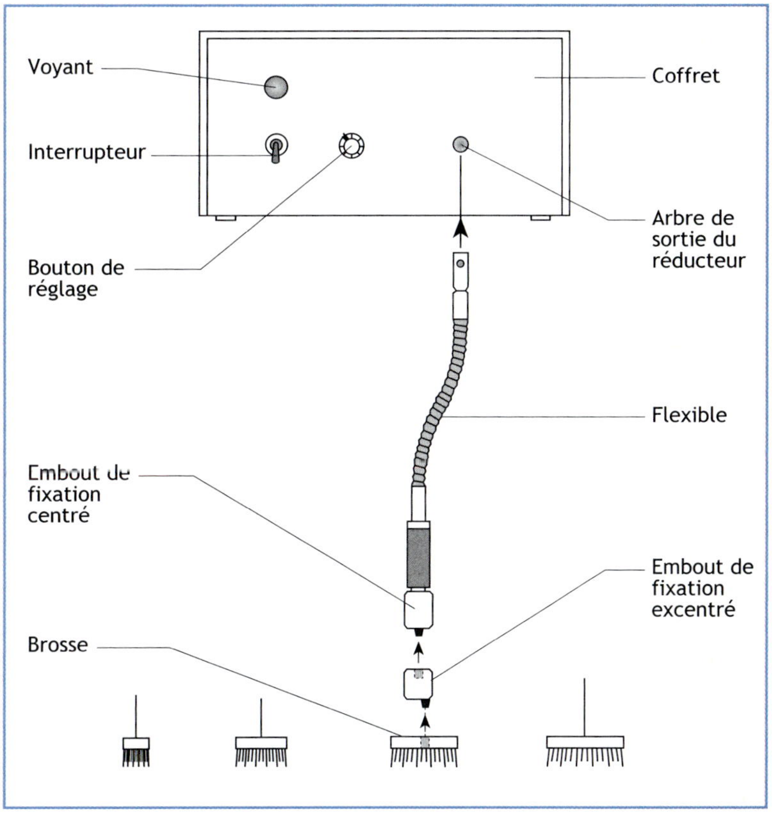

Figure 14
Appareil rotatif à brosses (schéma réalisé d'après l'appareil Fluvita)

11. APPAREILS DESTINÉS À L'EXAMEN DE LA PEAU

LOUPE

FONCTION

C'est un appareil qui, grâce à une lentille convexe et grossissante, donne une image agrandie d'une surface cutanée, permettant un examen plus précis de la peau.

ÉLÉMENTS CONSTITUANT L'APPAREIL

Il comporte :
- une lentille placée au centre d'un tube fluorescent circulaire qui éclaire le champ de la loupe ;
- un bras orientable supportant la loupe et pouvant se fixer, soit sur un mur, soit sur un pied à roulettes ;
- un interrupteur ;
- un cordon secteur.

MODE D'EMPLOI

- Brancher l'appareil.
- Approcher la loupe du visage de la cliente.
- En régler la distance selon sa propre vision.
- Appuyer sur l'interrupteur du tube fluorescent.

APPLICATION EN ESTHÉTIQUE

Observation cutanée.

LAMPE DE WOOD OU LUMIÈRE NOIRE

La lumière noire est un rayonnement ultra-violet de longueur d'onde comprise entre 3 300 et 3 800 angstroëms (Å).

MOYENS DE PRODUCTION

On obtient la lumière noire à l'aide d'émetteurs de rayons ultra-violets (lampe à vapeur de mercure, tubes fluorescents à ampoule en verre filtrant spécial).
Dans la lampe à vapeur de mercure, la lumière noire est sélectionnée au moyen d'un revêtement filtrant, constitué d'oxyde de nickel, opaque aux autres rayonnements, mais qui laisse passer la lumière noire.
Ce filtre s'appelle le filtre de Wood, d'où le nom de lampe de Wood.
Ces rayons provoquent la fluorescence de tous les corps de couleur blanche.

APPLICATION EN ESTHÉTIQUE

Observation cutanée.
La fluorescence varie selon le type de peau :
- peau normale : fluorescence violacée ;
- peau grasse : fluorescence jaunâtre ;
- peau déshydratée : fluorescence faible ;
- couche cornée épaisse : fluorescence blanchâtre ;
- zones desquamantes, dartres : fluorescence blanchâtre forte ;
- cuir chevelu présentant des pellicules : fluorescence blanche vive.

Lampe de Wood et loupe peuvent être associées en un seul appareil, soit manuel, soit modèle mural, soit sur pied à roulettes.

12. APPAREIL POUR LA STÉRILISATION DES INSTRUMENTS

FONCTION

C'est un appareil qui permet une production artificielle de rayons ultra-violets du groupe C.

ÉLÉMENTS CONSTITUANT L'APPAREIL

Il comporte :
- un coffret en métal avec un réflecteur ;
- un émetteur de rayons ultra-violets C (tube en quartz à vapeur de mercure) ;
- un cordon secteur ;
- un interrupteur ;
- un voyant lumineux ;
- un plateau récepteur des accessoires.

PRINCIPE DE FONCTIONNEMENT

Dès la fermeture du coffret, après la mise en marche de l'appareil, des ultra-violets C sont émis par la lampe et réfléchis sur les parois intérieures du coffret. L'émetteur cesse de fonctionner dès que le coffret est ouvert.

ACTION

Chimique

Effet bactéricide dû aux rayons ultra-violets C.

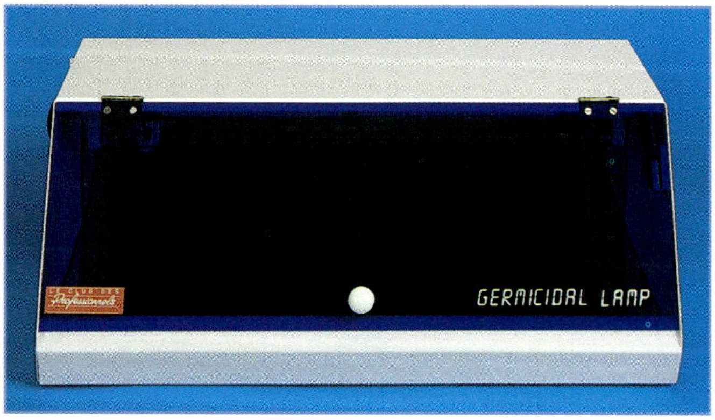

Photo 4
Appareil pour la stérilisation des instruments

MODE D'EMPLOI

- Ouvrir le coffret.
- Déposer à l'intérieur les accessoires de travail.
- Fermer le coffret.
- Brancher l'appareil.
- Mettre l'interrupteur en position marche.
- Laisser les accessoires pendant 20 mn minimum.

APPLICATION EN ESTHÉTIQUE

Stérilisation des instruments et accessoires de travail.

13. APPAREILS ÉMETTEURS DE RAYONS ULTRA-VIOLETS

FONCTION

Ces appareils permettent une production artificielle de rayons ultra-violets du groupe A et d'une faible proportion de rayons ultra-violets du groupe B.
On distingue les émetteurs à basse pression et ceux à haute pression.

ÉMETTEURS À BASSE PRESSION

1. ÉLÉMENTS CONSTITUANT L'APPAREIL

Un cadre métallique ou en matière plastique supportant et alimentant des tubes fluorescents (10 à 16 tubes) dont la puissance est de 80 à 165 watts chacun.
Ces tubes sont montés :
- soit en plafonnier pivotant sous la force physique de l'individu (équilibrage par vérin à gaz) ou réglable verticalement par un système de treuil électrique à sangles ;
- soit en forme de lit ; le sujet est étendu sur une plaque en Plexiglas transparent aux UV, incurvée ou non ;
- soit sous forme de cabine verticale où les tubes sont plus nombreux :
  - une minuterie ;
  - un interrupteur ;
  - des ventilateurs.

2. PRINCIPE DE FONCTIONNEMENT

Les tubes contiennent de la vapeur de mercure qui, excitée par le courant électrique, émet des rayons ultra-violets, ces derniers frappent un poudrage (oxyde métallique) placé à l'intérieur des tubes ; le poudrage devient luminescent en lumière visible, c'est le principe du tube fluorescent.
Le poudrage spécial permet d'obtenir directement une émission d'UVA (99 %) et une faible émission d'UVB (0,3 à 1,5 %).
Les ventilateurs permettent l'évacuation des calories produites, évitant ainsi la surchauffe de l'appareil.

3. ACTION PHYSIOLOGIQUE

Déclenchement et accélération de la mélanogenèse.

4. PRÉCAUTIONS D'EMPLOI

- Protéger les yeux avec des lunettes opaques aux UV, car les UVA traversent le cristallin jusqu'à la rétine et risquent de provoquer une opacité précoce de l'œil.
- Ne pas rester immobile pour éviter les zones d'ombre et les points de compression du corps ;
- Respecter les temps d'exposition, qui sont fonction de l'irradiance de l'appareil, et de la dose limite en UVA que la peau peut recevoir chaque jour :
  - l'irradiance est la dose de rayonnement émise par centimètre carré en une seconde. Elle s'exprime en milliwatts par centimètre carré (mW/cm2) et est donnée par les fabricants ;
  - la dose limite de rayonnement s'exprime en joules par centimètre carré. D'après des travaux effectuées aux États-Unis, elle est de 4 joules par centimètre carré.

Partant de ces données, le Centre de recherches cosmétiques a établi les temps d'exposition suivants :
- pour une irradiance de 19 mW/cm², 7 minutes pour une exposition quotidienne, 20 minutes pour une exposition bi-hebdomadaire, préférable ;
- pour une irradiance supérieure, le temps d'exposition est inférieur ;
- ne pas dépasser 25 séances dans l'année.

5. CONTRE-INDICATIONS

- Sujets présentant des problèmes vasculaires, pulmonaires, cardiaques, une insuffisance hépatique, rénale.
- Sujet sous traitement de médicaments photo-sensibilisants.

6. ENTRETIEN DE L'APPAREIL

- Nettoyer la plaque en Plexiglas avec de l'eau tiède savonneuse.
- Après plusieurs centaines d'heures d'utilisation de l'appareil, faire vérifier, à l'aide d'une cellule photo-électrique, la qualité du flux des UVA qui peuvent présenter une faiblesse d'émission.
- Dépoussiérer régulièrement les tubes, la poussière constituant un filtre non négligeable.

ÉMETTEURS À HAUTE PRESSION

1. ÉLÉMENTS CONSTITUANT L'APPAREIL

Les tubes fluorescents des émetteurs à basse pression sont remplacés par des lampes à vapeur de mercure en quartz renfermant un gaz à haute pression (xénon) ; elles émettent des rayons UV A B C et sont équipées de filtre arrêtant les UV B et C.
De petite dimension, les lampes sont, soit incorporées à des projecteurs et utilisées pour le bronzage du visage, soit associées à des tubes fluorescents, soit regroupées en plafonnier pour le bronzage général du corps.
L'irradiance des émetteurs à haute pression est de 40 mW/cm² en moyenne.

2. PRÉCAUTIONS D'EMPLOI

D'après le Centre de recherches cosmétiques, l'exposition quotidienne pour une irradiance de 40 mW/cm² est de 1 minute 5, l'exposition bi-hebdomadaire, préférable, est de 5 minutes.
Certains appareils haute pression atteignent des puissances et irradiances importantes (plusieurs centaines de mW/cm²), ce qui réduit le temps d'exposition à quelques dizaines de secondes par séance.
L'action, les contre-indications sont identiques à celles qui concernent les émetteurs à basse pression.

14. INFORMATION SUR LE LASER UTILISÉ EN ESTHÉTIQUE

DÉFINITION

Laser est une abréviation d'une expression américaine dont la traduction est « amplification de lumière par émission stimulée de radiation ».
Un laser est une source de lumière dont le faisceau est parallèle, de faible diamètre et d'une seule couleur.
Les photons, particules élémentaires ou grains de lumière, sont émis dans le même sens (unidirectionnels) et ont la même longueur d'onde, alors que la lumière, produite naturellement par le soleil ou artificiellement par des ampoules, des tubes luminescents, résulte d'une émission désordonnée de photons de différentes longueurs d'ondes.

GÉNÉRATEUR DE LASER

C'est un tube blindé qui contient un mélange de gaz hélium-néon dans lequel on entretient une décharge électrique nécessaire à l'émission de la radiation lumineuse ; le gaz devient amplificateur par excitation de ses molécules.

Deux miroirs parallèles, placés à chaque extrémité du tube, permettent au faisceau de parcourir plusieurs fois le tube en gagnant à chaque passage davantage de puissance ; l'un des miroirs, semi-transparent, permet de récupérer une partie de la lumière émise qui constitue le faisceau laser rouge dont la longueur d'onde varie entre 400 et 700 nanomètres ; sa puissance est de 1 milliwatt et il est athermique.

1. ACTIONS

Le laser véhicule son énergie sous forme de lumière. Cette énergie électromagnétique se transforme en énergie biochimique au niveau de la peau, provoquant la stimulation :
- du métabolisme cellulaire,
- de la synthèse du collagène,

et engendrant des effets tonifiants et anti-rides.

2. MÉTHODES D'APPLICATION

Il existe deux méthodes d'application :
- irradiation de la peau « en balayage » ;
- stimulation sur les points de commande des muscles selon les principes de la digito-pression.

15. APPAREIL À HAUTE FRÉQUENCE

FONCTION

C'est un appareil qui produit un courant alternatif (sinusoïdal) de haute fréquence, transmis à la surface cutanée par l'intermédiaire d'électrodes.

ÉLÉMENTS CONSTITUANT L'APPAREIL

- Un boîtier isolant contenant un générateur composé :
  - d'un circuit oscillant (système soit électromécanique, soit électronique),
  - d'un bobinage spécial élévateur de tension dénommé Telsa (du nom de son inventeur).
- Un élément de visualisation (voyant diode de contrôle),
- Un élément chronométrique (minuterie),
- Un élément de réglage de la fréquence des trains d'ondes,
- Des fusibles,
- Un interrupteur général,
- Un cordon électrique conforme aux dispositifs de la CEE (prise de terre),
- Un manchon isolant porte-électrode réuni aux bornes de sortie du circuit haute fréquence à l'aide de fils souples à grand isolement,
- Des électrodes de Mac Intyre (tubes à décharge à vide en verre ou en quartz) dont la forme différente permet une adaptation aux reliefs corporels.
  Les appareils traditionnels comportent un seul porte-électrode, les appareils récents plus performants permettent l'utilisation simultanée de plusieurs électrodes. Ces électrodes sont enrobées dans des silicones, donc flexibles.

PRINCIPE DE FONCTIONNEMENT

1. LE GÉNÉRATEUR

Basé sur l'utilisation de trains d'onde amorties, le circuit oscillant est traité par une dispositif permettant de sélectionner des trains d'ondes transmises au Telsa.

2. LES ÉLECTRODES

Un vide plus ou moins poussé a été effectué dans les électrodes. L'air raréfié qui subsiste peut-être remplacé par un gaz, dont le plus utilisé est le néon.
L'émission lumineuse à l'intérieur des électrodes est due à l'exitation du gaz par le passage du courant.
La couleur des radiations lumineuses est en fonction de la nature du gaz :
- néon → rose → orange → rouge,
- air plus ou moins raréfié → bleu → violet.
L'électrode en *quartz* contenant une bille de mercure permet l'émission de *rayons ultra-violets* associés aux applications de la haute fréquence.
La spirale métallique incluse dans certaines électrodes dites condensatrices renforce le passage du courant.
Liée à l'influence de l'effluvation électrique sur l'oxygène, une production d'*ozone* a lieu au niveau des électrodes (entre l'électrode et la peau).
Dans les appareils plus performants, *la production d'ozone a été bloquée*, car ces types d'appareils permettent la pénétration de principes actifs dans les tissus, sans modification de leur structure moléculaire

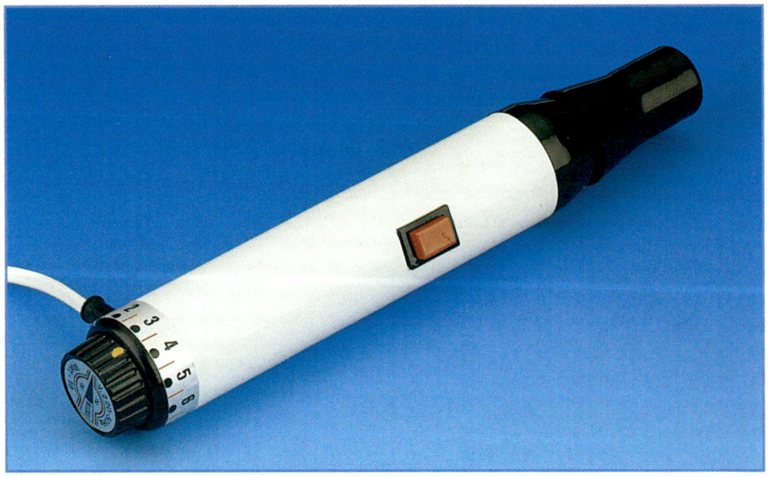

Photo 5
Porte électrode

(électrosomes). Les substances fragiles seraient détruites par l'ozone, qui est un oxydant puissant.

EFFETS PHYSIOLOGIQUES

1. COURANTS DE HAUTE FRÉQUENCE

■ Action vasodilatatrice

Elle est due à un phénomène de blocage de l'action du système sympathique, d'où irrigation sanguine plus abondante, donc nutrition cellulaire améliorée.
La vasodilatation est suivie d'une vaso constriction, d'où action décongestionnante.

■ Action électrosmotique

La particularité des courants de haute fréquence est de permettre la pénétration dans les tissus, par voie d'osmose, de substances diverses, sans dissociation moléculaire.

2. OZONE

Action bactéricide et microbicide.

3. ULTRA-VIOLETS

Action cicatrisante.

4. ÉMISSIONS LUMINEUSES

Action chromothérapique.
En s'appuyant sur des effets réflexogènes, on pourrait admettre qu'une action chromothérapique est liée à la couleur émise.

MODE D'APPLICATION

- Fixer l'électrode sélectionnée sur le porte-électrode.
- Branche l'appareil.
- Régler le courant et son temps d'application à l'aide des éléments de commande.

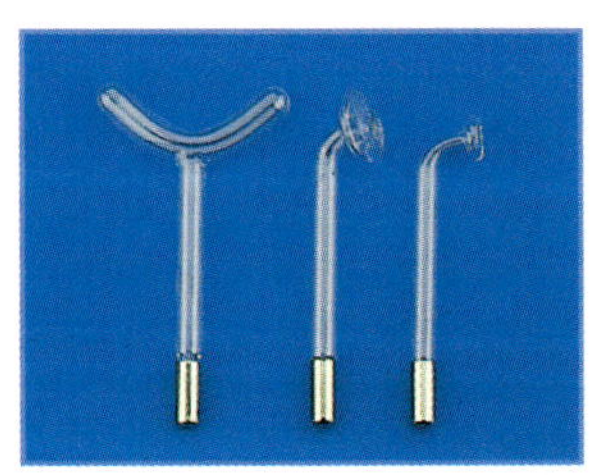

Photo 6
Électrodes pour appareil haute fréquence

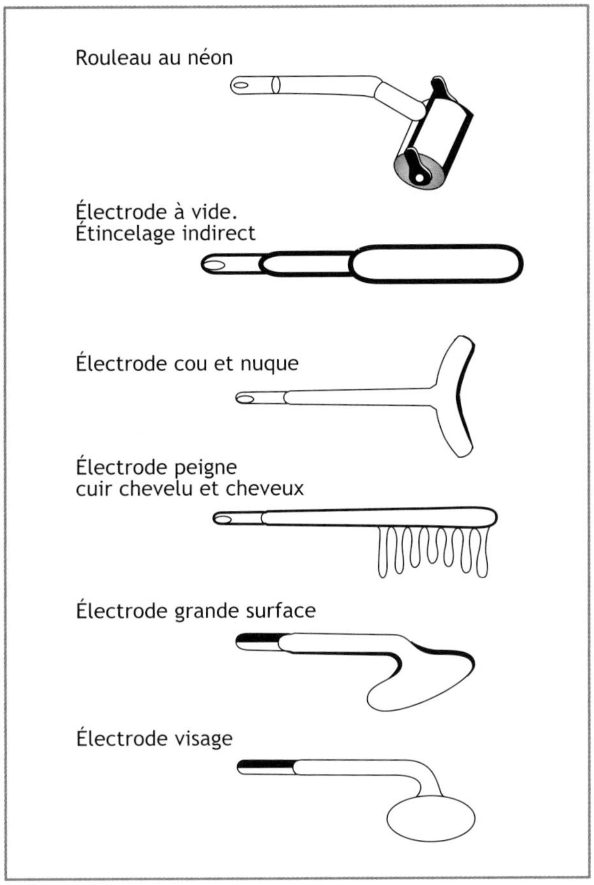

Figure 15

1. EFLLUVATION

Les effluves sont obtenues par un contact étroit de l'électrode avec la peau.

2. ÉTINCELAGE

Une production de fines *étincelles* est obtenue en maintenant l'électrode à une faible distance de l'épiderme.

3. ÉTINCELAGE INDIRECT

Le courant de haute fréquence est conduit à travers le sujet relié au générateur par l'électrode à vide, dite condensatrice. Des techniques manuelles toniques provoqueraient sur la peau de petites *étincelles de condensation*.

4. ÉLECTROSMOSE

En ce qui concerne l'action élestrosmotique :

- en cas d'utilisation de solutions aqueuses ou huileuses, appliquer sur la peau une compresse imbibée du produit,
- en cas d'utilisation de gels ou de crèmes, humidifier la compresse avant d'appliquer le produit.

CINQUIÈME PARTIE

NOTIONS SUR LE COURANT ÉLECTRIQUE

NOTIONS SUR LE COURANT ÉLECTRIQUE

STRUCTURE DE L'ATOME

Tout ce que l'on sent, entend ou goûte, est formé de particules microscopiques appelées atomes.
Un atome est lui-même constitué de particules plus petites.
Il est formé d'un noyau central autour duquel se déplacent des électrons.

Le noyau

Le noyau est formé de particules de deux types : les *protons* et les *neutrons*.

- Les **protons** sont des particules porteuses d'une charge électrique élémentaire positive.
- Les **neutrons** ne portent aucune charge électrique.

Le noyau est donc chargé positivement.

Les électrons

Les électrons gravitent autour du noyau en suivant des trajectoires déterminées appelées orbites ou couches. Ils sont porteurs de charge élémentaire négative.

L'atome est électriquement neutre, car il a autant de protons (+) dans le noyau que d'électrons (–) gravitant autour de ce noyau.

Un atome peut perdre ou capter un ou plusieurs électrons sur sa couche externe.

Les ions

Les électrons étant mobiles, *un ion est un atome qui a perdu ou gagné un ou plusieurs électrons*.

- Si l'atome perd un électron, il perd une ou plusieurs charges négatives, il devient positif, c'est un **cation** (ion positif).
- Si l'atome gagne un électron, il gagne une ou plusieurs charges négatives, il devient négatif, c'est un **anion** (ion négatif).

ÉTUDE DU COURANT ÉLECTRIQUE

Définition d'un conducteur

Un conducteur est un corps composé d'atomes qui perdent facilement les électrons des couches périphériques. Ces électrons circulent quasi librement sans être liés à un atome particulier ; ils sont appelés *électrons libres*.

- Les métaux sont de *bons conducteurs*.
  Exemples : fer, argent.
- Le plastique est un très mauvais conducteur, il n'a pas d'électron libre.

Définition du courant électrique

Le courant électrique est un déplacement d'électrons libres au sein d'un matériau appelé conducteur.
Un matériau qui ne conduit pas le courant est appelé **isolant** ou diélectrique.

Les générateurs

On appelle générateurs des appareils qui produisent un courant électrique (déplacement d'électrons libres).

Il existe plusieurs types de générateurs :

1. Les générateurs thermiques
L'échauffement d'une plaque de métal provoque la mise en mouvement d'électrons, d'où production d'électricité.

2. Les générateurs mécaniques
- La dynamo d'un vélo transforme le mouvement de la roue (énergie mécanique) en courant électrique.
- L'alternateur de l'automobile transforme la rotation du moteur en courant électrique.

Donc, l'énergie mécanique fournie par la roue ou le moteur est transformée en énergie électrique.

3. Les générateurs chimiques
Dans la pile électrique, le courant électrique est produit par la différence d'électropositivité entre deux métaux.

> L'électropositivité est la faculté d'un métal de perdre ses électrons plus ou moins facilement.
> La réaction chimique dans la pile provoque le mouvement d'électrons.

Tout générateur comporte nécessairement deux pôles :
- *un pôle négatif qui distribue les électrons ;*
- *un pôle positif qui reçoit les électrons.*

Lorsque les deux pôles d'un générateur sont reliés par un conducteur électrique, on dit que c'est un circuit électrique.
Lorsque ce circuit est ***fermé***, le courant passe ; lorsque le circuit est ***ouvert***, le courant ne passe plus.
L'interrupteur permet la mise en contact de deux conducteurs.

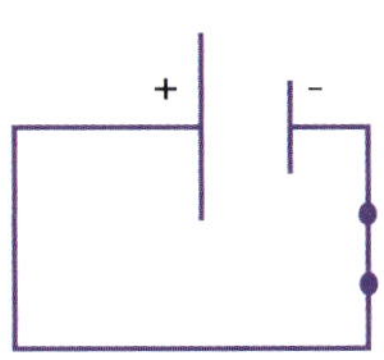

Circuit fermé

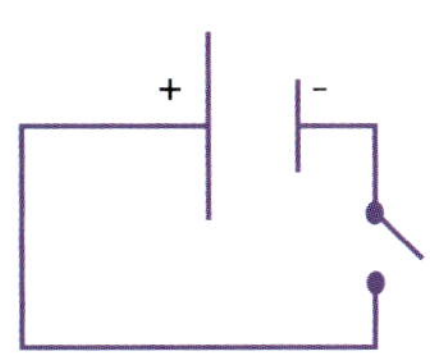

Circuit ouvert

> - Le sens conventionnel du courant électrique va du pôle positif au pôle négatif.
> - Le sens réel du courant électrique va du pôle négatif au pôle positif.

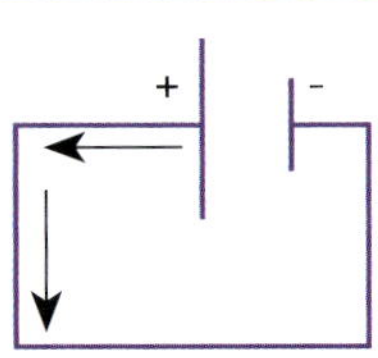

Sens conventionnel

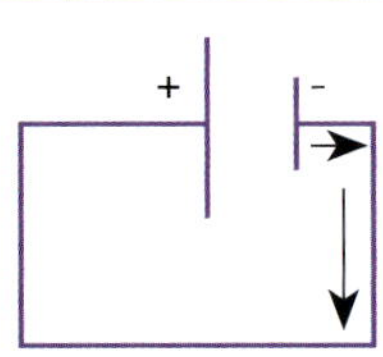

Sens réel

Éléments d'un circuit électrique

Tout circuit électrique comprend :

1. Des éléments de base

a. Un générateur qui fournit des électrons (batterie d'accumulation, pile, dynamo, centrale électrique).

b. Des conducteurs ou fils de conduction.

c. Un récepteur qui transforme l'énergie électrique soit :
- en énergie mécanique (les moteurs),
- en énergie chimique (l'électrolyseur),
- en énergie calorifique (les résistances).

2. Des éléments complémentaires
- Des appareils de mesure (compteur, ampèremètre, voltmètre) ;
- des appareils de réglage (rhéostat, potentiomètre, commutateur) ;
- des organes de commande (interrupteur) ;
- des organes de sécurité (disjoncteur, fusibles)

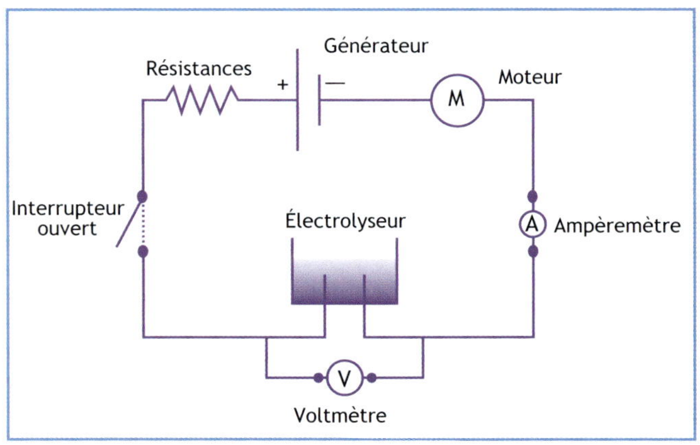

Les unités de mesure

1. Le Volt
La ***tension*** (U) est la différence de potentiel, ou DDP, qui existe entre les deux bornes d'un générateur.
L'unité de mesure est le ***volt*** (V).
Pour mesurer la tension, on utilise un ***voltmètre***. Le voltmètre se monte en dérivation sur le circuit.

2. L'Ampère
L'***intensité*** (I), ou débit électrique, est la quantité d'électrons qui traversent le circuit pendant une seconde.
L'unité de mesure est l'***ampère*** (A).
L'intensité est la même en tous les points d'un circuit.

Pour mesurer l'intensité, on utilise un ***ampèremètre*** - (A) - qui est placé en série dans le circuit.
Le milli-ampère (mA), mille fois plus petit que l'ampère, est utilisé en pratique esthétique.
1 mA = 10^{-3} A

3. Le Coulomb
La ***quantité totale d'électricité*** (Q) pendant un certain temps s'exprime en ***coulomb*** (C). On l'obtient en multipliant l'intensité du courant par le temps.

$$Q\ (\text{coulomb}) = I\ (\text{ampère}) \times t\ (\text{seconde})$$

1 ampère = 1 coulomb par seconde

4. L'Ohm
La ***résistance électrique*** (R) d'un circuit est la force de freinage des électrons.
L'unité de mesure est l'***ohm*** (Ω).
Il existe un rapport entre tension, débit et résistance : c'est la ***loi d'OHM***.

$$R\ (\text{ohm}) = \frac{U\ (\text{volt})}{I\ (\text{ampère})} \quad \text{ou} \quad U = R \times I$$

5. Le Watt
La ***puissance électrique*** (P) entre deux points d'un circuit est égale au produit de la tension par l'intensité du courant.
L'unité de puissance est le ***watt***.

$$P\ (\text{watt}) = U\ (\text{volt}) \times I\ (\text{ampère})$$

La puissance se mesure avec un ***wattmètre***.

6. Le Joule
L'***énergie électrique*** (W) absorbé par un circuit est égale au produit de la puissance consommée par le temps de fonctionnement.

$$W\ (\text{joule}) = P\ (\text{Watt}) \times t\ (\text{seconde})$$

L'unité d'énergie est le ***Joule***.
1 joule est l'énergie fournie en 1 seconde par un courant de 1 ampère circulant entre deux points d'un circuit dont la différence de potentiel est de 1 volt.
L'énergie (W) est proportionnelle à la résistance (R), au carré de l'intensité du courant (I) et au temps (t) exprimé en seconde :

$$\underset{(\text{joule})}{W} = \underset{(\text{ohm})}{R} \times \underset{(\text{ampère})}{I^2} \times \underset{(\text{seconde})}{t}$$

En fonction de la puissance électrique absorbée par un récepteur, la consommation électrique peut être exprimée soit en joules (si le temps est en seconde), soit en watt/heure (si le temps est exprimé en heure).

Effets du courant électrique

1. Effet chimique ou électrolyse

Le passage du courant à travers certaines substances chimiques provoque la scission de leurs molécules en différents constituants et une réaction chimique sur les électrodes.

L'électrode *négative* s'appelle la ***cathode***. Elle attire les ions de signe positif, les cations.

L'électrode *positive* s'appelle l'***anode***. Elle attire les ions de signe négatif, les anions.

Exemple : une solution aqueuse de chlorure de sodium (NaCl) est composée d'ions qui se séparent lors de leur dissolution dans l'eau.

$$NaCl \rightarrow Na^+ + Cl^-$$

La solution ou électrolyse conduit le courant électrique.
L'anode attire les ions Cl^-, la cathode attire les ions Na^+.
L'eau se dissocie également : $H_2O \rightarrow OH^- + H^+$ (ce qui provoque des dégagements gazeux au niveau de chacune des électrodes, H_2 à la cathode, O_2 à l'anode).

2. Effet thermique
Tout conducteur, quelle que soit sa nature, est le siège d'un dégagement de chaleur lorsqu'il est traversé par un courant électrique. C'est l'***effet joule***.

3. Effet lumineux

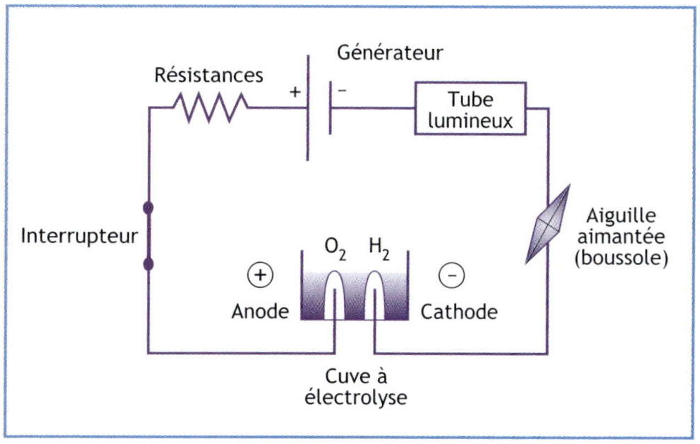

Effets du courant électrique schématisés

L'effet lumineux est la conséquence de l'effet thermique. Dans une ampoule de verre où règne le vide, l'échauffement se fait à travers un filament spécial.

4. Effet magnétique
Au voisinage d'un circuit parcouru par un courant électrique, un aimant est soumis à des forces.

Lorsqu'on ferme le circuit, le courant passe :
- l'aiguille aimantée dévie (effet magnétique) ;
- le tube s'allume (conséquence de l'effet thermique) ;
- la résistance s'échauffe (effet thermique) ;
- dans la cuve à eau, dégagement de gaz (effet chimique). (Voir le schéma page 321).

LES FORMES DU COURANT ÉLECTRIQUE

1. COURANTS UNIDIRECTIONNELS OU POLARISÉS

Le courant se propage toujours dans le même sens pour un conducteur donné, chaque borne gardant la même polarité.
Ils se divisent en deux catégories :
1. le courant unidirectionnel à intensité constante ;
2. le courant unidirectionnel à intensité variable.

A. Courant unidirectionnel constant ou courant continu ou courant galvanique

Caractéristiques
L'intensité reste constante. Tous les électrons se déplacent à la même vitesse suivant un mouvement rectiligne et uniforme.

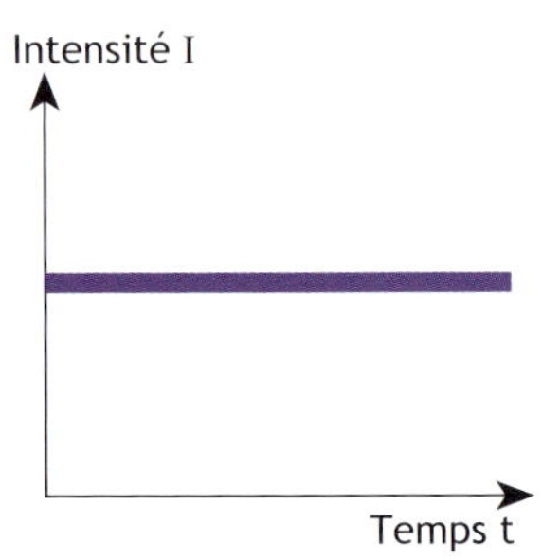

Propriétés
Le courant continu provoque au sein de solutions ionisables des réactions chimiques dont l'ensemble constitue l'***électrolyse*** :
- déplacement d'ions entre les électrodes,
- réaction chimique sur les électrodes.

Application en pratique esthétique

La désincrustation
Le but de la désincrustation est de saponifier le sébum qui est un corps gras et de nettoyer la peau grasse. (La saponification est le neutralisation d'un acide gras par une base.)
La technique consiste à amener une certaine concentration en ions Na^+ présents dans l'eau au contact de la peau, grâce à l'électrode négative.

La diélectrolyse (ionophorèse ou ionisation)
Le but de la diélectrolyse est de faire pénétrer dans la peau des principes actifs.
Le courant polarisé a la propriété de faire migrer les ions des substances ionisables vers l'électrode de signe opposé.
Les cations (+) seront attirés par la cathode (électrode –).
Les anions (–) seront attirés par l'anode (électrode +).

B. Courant unidirectionnel variable

Ce sont des courants dont l'intensité varie dans le temps.
Le courant continu peut être établi, puis interrompu, et produire ainsi *une impulsion électrique unidirectionnelle*.
Cette impulsion peut être *isolée*.
Des impulsions brèves et répétitives sont des *impulsions itératives*.

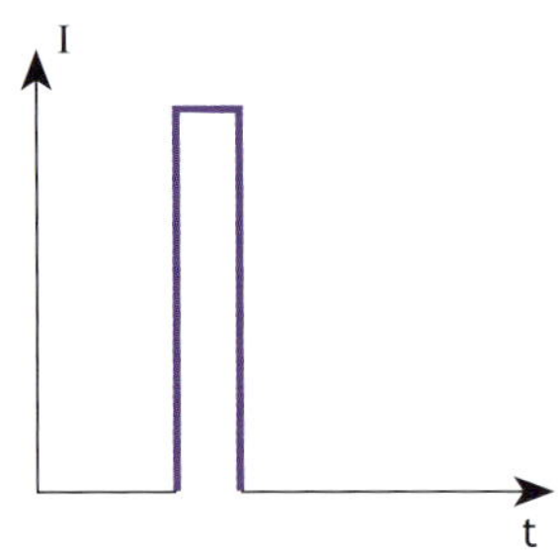

Cette répétition dans le temps produit des *trains d'impulsions*.

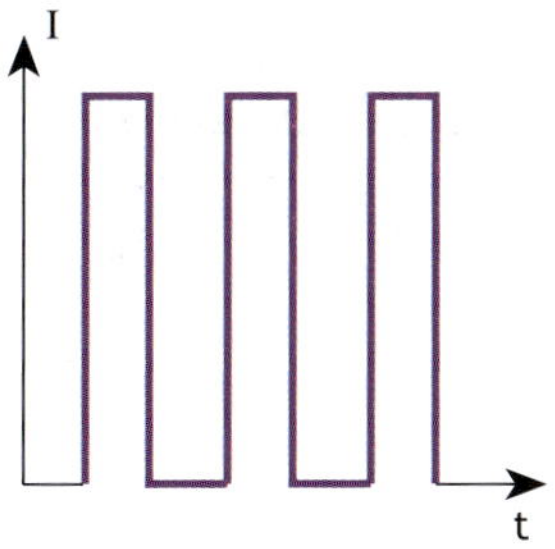

Le nombre d'impulsions par seconde est la ***fréquence***.
L'unité de mesure est l'*Hertz* (Hz).
La fréquence des courants a été classée en trois catégories :
- basse Fréquence : entre 1 Hz et 800 Hz ;
- moyenne Fréquence : entre 800 Hz et 10 000 Hz ;
- haute Fréquence : supérieure à 80 000 Hz.

Les impulsions peuvent être modulées en faisant varier la durée, l'amplitude, la fréquence des impulsions ; elles prendront des formes différentes.

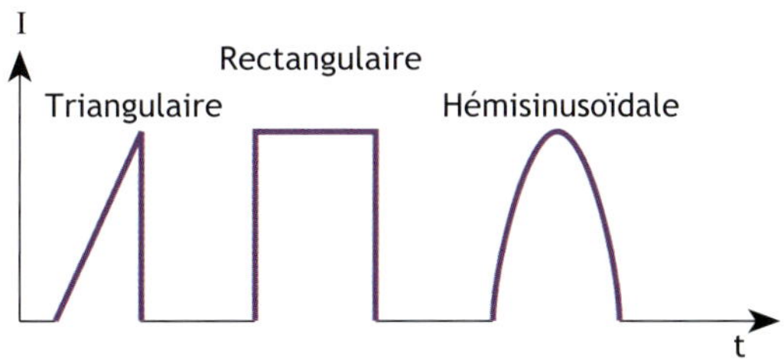

On appelle courant galvano-faradique la superposition d'un courant galvanique continu et d'une ou plusieurs impulsions.

Propriétés

Selon leur fréquence, les courants unidirectionnels variables ont des effets thermiques, antalgiques, excito-moteurs, trophiques.

2. COURANTS BIDIRECTIONNELS

Ils se propagent en changeant périodiquement de sens. Ce sont des courants alternatifs dépolarisés.
Il ne s'agit plus de transport d'électrons mais d'oscillation vibratoire des électrons.
L'aller et retour des électrons dans un sens, puis dans un autre, constitue une ***période***.
Le nombre de périodes par seconde est exprimé en *Hertz* (Hz) et constitue la fréquence du courant.

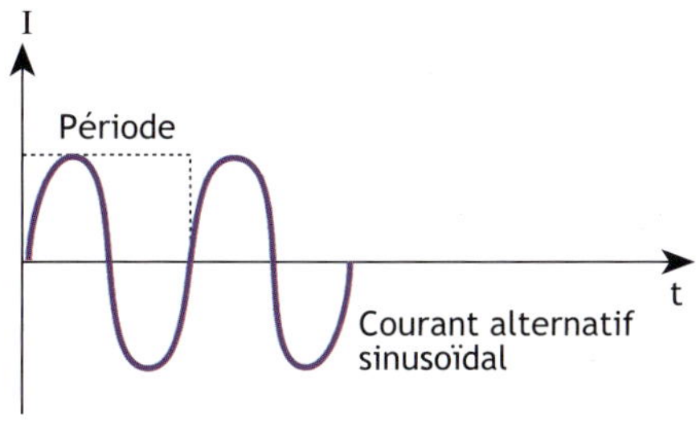

Propriétés et applications en pratique esthétique

Se reporter au chapitre « Technologie des appareils » et voir l'*Appareil à électrodes de type Mac Intyre*.

SIXIÈME PARTIE

NOTIONS DE LÉGISLATION SUR LES PRODUITS COSMÉTIQUES

Définitions à connaître

Une loi : est une règle écrite générale et permanente élaborée par le Parlement (Assemblée Nationale et Sénat).

Un décret : est une décision exécutoire à portée générale ou individuelle signée soit par le Président de la République, soit par le Premier ministre.

Un arrêté : est une décision exécutoire à portée générale ou individuelle émanant d'un ou plusieurs ministres (arrêté ministériel ou interministériel) ou d'autres autorités administratives (arrêté préfectoral, municipal...).
Les différents arrêtés concernant les produits cosmétiques et les produits d'hygiène corporelle sont signés par les représentants des ministres suivants :

- Économie-Finances-Budget : Directeur Général de la Concurrence, de la Consommation et de la Répression des Fraudes.
- Solidarité-Santé et Protection sociale : Directeur de la pharmacie et du médicament.
- Industrie et Aménagement du Territoire : Directeur de l'Industrie et des Biens de Consommation.

Directive européenne
Dans le droit communautaire, c'est un acte liant les États membres destinataires quant au résultat à atteindre, tout en leur laissant le choix des moyens et de la forme.

Bibliographie : Lexique des termes juridiques de R. GUILLIEN et Jean VINCENT, Dalloz.

1. CODE DE LA SANTÉ PUBLIQUE

(EXTRAIT)

PRODUITS DE SANTÉ

DÉFINITION DU MÉDICAMENT

Article L. 5111-1

On entend par médicament toute substance ou composition présentée comme possédant des propriétés curatives ou préventives à l'égard des maladies humaines ou animales, ainsi que tout produit pouvant être administré à l'homme ou à l'animal, en vue d'établir un diagnostic médical ou de restaurer, corriger ou modifier leurs fonctions organiques.
Sont notamment considérés comme des médicaments les produits diététiques qui renferment dans leur composition des substances chimiques ou biologiques ne constituant pas elles-mêmes des aliments, mais dont la présence confère à ces produits, soit des propriétés spéciales recherchées en thérapeutique diététique, soit des propriétés de repas d'épreuve.

PRODUITS COSMÉTIQUES

Article L. 5131-1

On entend par produit cosmétique toute substance ou préparation destinée à être mise en contact avec les diverses parties superficielles du corps humain, notamment l'épiderme, les systèmes pileux et capillaire, les ongles, les lèvres et les organes génitaux externes, ou avec les dents et les muqueuses buccales, en vue, exclusivement ou principalement, de les nettoyer, de les parfumer, d'en modifier l'aspect, de les protéger, de les maintenir en bon état ou de corriger les odeurs corporelles.

Article L. 5131-2

L'ouverture et l'exploitation de tout établissement de fabrication, de conditionnement ou d'importation, de produits cosmétiques, de même que l'extension de l'activité d'un établissement à de telles opérations, sont subordonnées à une déclaration auprès de l'Agence française de sécurité sanitaire des produits de santé.

– Cette déclaration est effectuée par le fabricant, ou par son représentant, ou par le responsable de la mise sur le marché des produits cosmétiques importés pour la première fois d'un Etat non membre de la Communauté européenne. Elle indique les personnes qualifiées responsables désignées en application du quatrième alinéa.
  Toute modification des éléments figurant dans la déclaration initiale doit faire l'objet d'une nouvelle déclaration dans les mêmes formes.
– La personne qui dirige un établissement mentionné au premier alinéa désigne une ou plusieurs personnes qualifiées responsables de la fabrication, du conditionnement, de l'importation, des contrôles de qualité, de l'évaluation de la sécurité pour la santé humaine, de la détention et de la surveillance des stocks de matières premières et de produits finis. Ces personnes doivent posséder des connaissances scientifiques suffisantes attestées par des diplômes, titres ou certificats figurant sur une liste établie par arrêté des ministres chargés de l'artisanat, de l'enseignement supérieur, de l'industrie et de la santé ou justifier d'une expérience pratique appropriée dont la durée et le contenu sont déterminés dans les mêmes conditions.

Article L. 5131-3

Les dispositions de l'article L. 5131-2 ne s'appliquent pas aux établissements qui importent des produits cosmétiques en provenance exclusivement des Etats membres de la Communauté européenne.

Article L. 5131-4

Les produits cosmétiques mis sur le marché ne doivent pas nuire à la santé humaine lorsqu'ils sont appliqués dans les conditions normales ou raisonnablement prévisibles d'utilisation.

Article L. 5131-5

La fabrication des produits cosmétiques doit être réalisée en conformité avec les bonnes pratiques de fabrication dont les principes sont définis par arrêté des ministres chargés de l'artisanat, de la consommation, de l'industrie et de la santé, pris sur proposition de l'Agence française de sécurité sanitaire des produits de santé.

Article L. 5131-6

Un produit cosmétique ne peut être mis sur le marché à titre gratuit ou onéreux que :
– si son récipient et son emballage comportent le nom ou la raison sociale et l'adresse du fabricant ou du responsable de la mise sur le marché, établi dans un Etat membre de la communauté européenne. En cas de pluralité d'adresses, celle qui est soulignée désigne le lieu de détention du dossier prévu à l'alinéa suivant ;
– et si le fabricant, ou son représentant, ou la personne pour le compte de laquelle le produit cosmétique est fabriqué, ou le responsable de la mise sur le marché d'un produit cosmétique importé pour la première fois d'un Etat non membre de la Communauté européenne tient effectivement à la disposition des autorités de contrôle, à l'adresse mentionnée ci-dessus, un dossier rassemblant toutes informations utiles sur la formule qualitative et quantitative, les spécifications physico-chimiques et microbiologiques, les conditions de fabrication et de contrôle, l'évaluation de la sécurité pour la santé humaine, les effets indésirables de ce produit cosmétique, et les preuves de ses effets revendiqués lorsque la nature de l'effet ou du produit le justifie.

L'obligation d'indiquer dans le dossier la formule du produit ne s'applique pas aux parfums proprement dits ni aux compositions parfumantes pour lesquels les informations sont limitées au numéro de code de la composition parfumante et à l'identité de son fournisseur.

Article L. 5131-7

La mise sur le marché à titre gratuit ou onéreux d'un produit cosmétique est subordonnée à la transmission aux centres antipoison mentionnés à l'article L. 6141-4, désignés par arrêté des ministres chargés de la consommation, de l'industrie et de la santé, d'informations adéquates et suffisantes concernant les substances utilisées dans ce produit.
La liste de ces informations est fixée par arrêté des ministres chargés de la consommation, de l'industrie et de la santé.

Article L. 5131-8

Toute personne ayant accès au dossier et aux informations mentionnés aux articles L. 5131-6 et L. 5131-7 est tenue au secret professionnel dans les conditions prévues aux articles 226-13 et 226-14 du code pénal.

Article L. 5131-9

Les modalités d'application du présent chapitre sont déterminées par décret en Conseil d'Etat et notamment :
1° Après avis du Conseil national de la consommation, les règles auxquelles doivent satisfaire les récipients et emballages des produits cosmétiques afin que soient lisibles et indélébiles le nom ou la raison sociale ainsi que l'adresse du fabricant ou du responsable de la mise sur le marché, le contenu nominal du produit ; sa date de durabilité minimale, les précautions d'emploi, la numérotation des lots de fabrication ou la référence permettant l'identification de la fabrication ; la fonction du produit, la liste des ingrédients conforme à la nomenclature commune arrêtée par la Commission européenne ainsi que les règles particulières applicables à la publicité pour ces produits lorsqu'il est fait référence à l'expérimentation animale ;
2° Les règles relatives à la composition des produits cosmétiques ;
3° Les conditions de transmission aux centres antipoison et de protection du secret des informations mentionnées à l'article L. 5131-7.

Des décrets fixent les conditions d'utilisation professionnelle des produits cosmétiques lorsque cette utilisation est susceptible de comporter des dangers ou des inconvénients.

AGENCE FRANÇAISE DE SÉCURITÉ SANITAIRE DES PRODUITS DE SANTÉ

PRÉROGATIVES

Article L. 5312-1

L'Agence française de sécurité sanitaire des produits de santé peut suspendre les essais, la fabrication, la préparation, l'importation, l'exploitation, l'exportation, la distribution en gros, le conditionnement, la conservation, la mise sur le marché à titre gratuit ou onéreux, la détention en vue de la vente ou de la distribution à titre gratuit, la publicité, la mise en service, l'utilisation, la prescription, la délivrance ou l'administration d'un « produit ou groupe de produits » non soumis à une autorisation ou un enregistrement préalable à sa mise sur le marché, sa mise en service ou son utilisation, lorsque ce « produit ou groupe de produits » soit présente ou est soupçonné de présenter, dans les conditions normales d'emploi ou dans des conditions raisonnablement prévisibles, un danger pour la santé humaine, soit est mis sur le marché, mis en service ou utilisé en infraction aux dispositions législatives ou réglementaires qui lui sont applicables.
La suspension est prononcée soit pour une durée n'excédant pas un an en cas de danger ou de suspicion de danger, soit jusqu'à la mise en conformité du « produit ou groupe de produits », en cas d'infraction aux dispositions législatives ou réglementaires.
L'agence peut interdire ces activités en cas de danger grave ou de suspicion de danger grave pour la santé humaine.
Elle peut aussi fixer des conditions particulières ou des restrictions pour l'utilisation des « produits ou groupes de produits » concernés afin de garantir leur sécurité sanitaire.

DISPOSITIONS PÉNALES

Article L. 5431-1

Ont qualité pour rechercher et constater les infractions aux dispositions du présent chapitre, ainsi qu'aux mesures réglementaires prises pour l'application de ces dispositions :
- les pharmaciens inspecteurs de santé publique,
- les inspecteurs de l'Agence française de sécurité sanitaire des produits de santé,
- les médecins inspecteurs de santé publique,
- les agents mentionnés au 1° de l'article L. 215-1 du code de la consommation.

Article L. 5431-2

Est puni de deux ans d'emprisonnement et de 200 000 F d'amende, le fait :
1° D'ouvrir ou d'exploiter un établissement de fabrication, de conditionnement ou d'importation de produits cosmétiques, à l'exception de ceux mentionnés à l'article L. 5131-3, ou d'étendre l'activité d'un établissement à de telles opérations, sans qu'ait été faite au préalable la déclaration à l'Agence française de sécurité sanitaire des produits de santé ou sans qu'aient été déclarées les modifications des éléments figurant dans la déclaration initiale ;
2° De diriger un établissement mentionné au 1° ci-dessus sans avoir désigné la ou les personnes qualifiées responsables conformément à l'article L. 5131-2 ;
3° Pour le responsable de la mise sur le marché national d'un produit cosmétique, de ne pas transmettre aux centres antipoison les informations prévues à l'article L. 5131-7.

Article L. 5431-3

Les personnes physiques coupables des infractions définies à l'article L. 5431-2 encourent également les peines complémentaires suivantes :
1° La diffusion de la décision de condamnation et celle d'un ou plusieurs messages informant le public de cette décision.
2° L'affichage de la décision prononcée.
3° La confiscation de la chose qui a servi ou était destinée à commettre l'infraction ou du produit de la vente de cette chose.
4° La fermeture définitive ou pour une durée de cinq ans au plus des établissements de l'entreprise ayant servi à commettre les faits incriminés.

5° L'interdiction de fabriquer, de conditionner, d'importer, de mettre sur le marché des produits cosmétiques pour une durée maximum de cinq ans.

Article L. 5431-4

Les personnes morales peuvent être déclarées responsables pénalement, dans les conditions prévues à l'article 121-2 du code pénal, des infractions définies à l'article L. 5431-2.

Les peines encourues par les personnes morales sont :

1° L'amende.

2° La confiscation de la chose qui a servi ou était destinée à commettre l'infraction ou de la chose qui en est le produit.

3° L'affichage de la décision prononcée ou la diffusion de celle-ci soit par la presse écrite, soit par tout moyen de communication audiovisuelle.

4° La fermeture définitive ou pour une durée de cinq ans au plus des établissements de l'entreprise ayant servi à commettre les faits incriminés.

DISPOSITIONS CONCERNANT LA DÉCLARATION DES ÉTABLISSEMENTS ET LES INFORMATIONS SUR LES PRODUITS COSMÉTIQUES

Article R. 5263

La déclaration prévue à l'article L. 5131-2 est adressée par envoi recommandé avec demande d'avis de réception au directeur général de l'Agence française de sécurité sanitaire des produits de santé.

Cette déclaration indique :

a) Le nom ou la raison sociale, l'adresse et la nature juridique de l'entreprise à laquelle l'établissement appartient ;

b) L'adresse de l'établissement et la nature exacte de l'activité envisagée ;

c) La ou les catégories de produits fabriqués, conditionnés, ou importés pour la première fois d'un Etat non membre de la Communauté européenne en les désignant conformément à une liste fixée par arrêté des ministres chargés de la santé, de l'industrie, de la consommation et de l'artisanat ;

d) Le nom, la fonction et la qualification professionnelle ou l'expérience pratique de la ou des personnes responsables des activités mentionnées au quatrième alinéa de l'article L. 5131-2 ;

e) L'adresse précise du lieu de détention du dossier.

La personne qui signe la déclaration indique sa qualité au regard des dispositions du deuxième alinéa de l'article L. 5131-2.

Toute modification apportée aux indications ainsi fournies doit être transmise sans délai dans les mêmes formes au directeur général de l'Agence française de sécurité sanitaire des produits de santé.

RÈGLES RELATIVES À LA COMPOSITION DES PRODUITS COSMÉTIQUES

Article R. 5263-3

Des arrêtés des ministres chargés de la santé, de la consommation et de l'industrie, pris sur proposition du directeur général de l'Agence française de sécurité sanitaire des produits de santé après avis d'une commission de cosmétologie dont la composition et les modalités de fonctionnement sont fixés par arrêté du ministre chargé de la santé, établissent :

a) La liste des substances qui ne peuvent entrer dans la composition des produits cosmétiques ;

b) La liste des substances qui ne peuvent être utilisées dans les produits cosmétiques en dehors des restrictions et conditions fixées par cette liste ;

c) La liste des colorants que peuvent contenir les produits cosmétiques ;

d) La liste des agents conservateurs que peuvent contenir les produits cosmétiques ;

e) La liste des filtres ultraviolets que peuvent contenir les produits cosmétiques.

Les listes mentionnées aux *c*, *d*, *e* précisent, le cas échéant, les restrictions d'utilisation et les conditions dans lesquelles chaque substance peut être employée.

ÉTIQUETAGE DES PRODUITS COSMÉTIQUES

Article R. 5263-4

Le récipient et l'emballage de chaque unité de produits cosmétiques mis sur le marché à titre gratuit ou onéreux doivent comporter les indications suivantes, inscrites de manière à être facilement lisibles, clairement compréhensibles et indélébiles :

a) Le nom ou la raison sociale et la ou les adresses du fabricant ou du responsable de la mise sur le marché établi dans un Etat membre de la Communauté européenne ;

b) Pour les produits fabriqués dans un Etat non membre de la Communauté européenne l'indication du pays d'origine ;

c) Le contenu nominal indiqué en masse ou en volume, sauf pour les emballages contenant moins de cinq grammes ou moins de cinq millilitres et pour les échantillons gratuits et les unidoses ;

d) La date de durabilité minimale, définie comme étant la date jusqu'à laquelle ce produit, conservé dans des conditions appropriées, continue à remplir sa fonction initiale et reste notamment conforme ; la date de durabilité minimale est annoncée par la mention : À utiliser de préférence avant fin... suivie soit de la date elle-même, soit de l'indication de l'endroit de l'étiquetage où elle figure ; pour les produits cosmétiques dont la durabilité minimale excède trente mois, l'indication de la date de durabilité n'est pas obligatoire ;

e) Les précautions particulières d'emploi qui doivent figurer sur le récipient et sur l'emballage ; en cas d'impossibilité pratique, une notice, une étiquette, une bande ou une carte jointe ou attachée doit comporter ces indications auxquelles le consommateur doit être renvoyé soit par une indication abrégée, soit par un symbole fixé par arrêté des ministres chargés de la santé et de la consommation, qui doit figurer sur le récipient et l'emballage ;

f) Le numéro de lot de fabrication ou la référence permettant l'identification de la fabrication ;

g) La fonction du produit, sauf si cela ressort de la présentation du produit ;

h) La liste des ingrédients dans l'ordre décroissant de leur importance pondérale précédée du mot « ingrédients » ; cette liste peut figurer uniquement sur l'emballage ; en cas d'impossibilité pratique, une notice, une étiquette, une bande ou une carte jointe ou attachée doit comporter la liste de ces ingrédients auxquels le consommateur doit être renvoyé soit par une indication abrégée, soit par un symbole fixé par arrêté des ministres chargés de la santé et de la consommation, qui doit figurer sur l'emballage ; les parfums et les compositions parfumantes sont mentionnés par le mot « parfum » ou « arôme » ; les ingrédients en concentration inférieure à 1 % peuvent être mentionnés dans le désordre après ceux dont la concentration est supérieure à 1 % ; les colorants peuvent être mentionnés dans le désordre après les autres ingrédients ; ils sont désignés soit par leur numéro, soit par leur dénomination.

Article R. 5263-7

Le fabricant, ou son représentant, ou la personne pour le compte de laquelle le produit cosmétique est fabriqué, ou le responsable de la mise sur le marché d'un produit cosmétique importé pour la première fois d'un Etat non membre de la Communauté européenne peut être autorisé, pour des raisons de confidentialité commerciale, par dérogation, à ne pas inscrire un ou plusieurs ingrédients sur le récipient et l'emballage d'un produit cosmétique.

La demande est adressée au préfet du département du siège du demandeur qui procède à son instruction. Elle est accompagnée d'un dossier.

Il contient des informations concernant l'identité de l'ingrédient, l'évaluation de son innocuité, les produits dans lesquels il sera incorporé, la justification détaillée des motifs pour lesquels la confidentialité est exceptionnellement demandée.

2. APPLICATION DE L'ARTICLE L. 5131-2 DU CODE DE LA SANTÉ PUBLIQUE

OUVERTURE ET EXPLOITATION D'UN ÉTABLISSEMENT

ARRÊTÉ DU 25 AOÛT 1999

relatif à la qualification professionnelle des responsables de certaines activités concernant les produits cosmétiques

(*Journal officiel* du 14 septembre 1999)

La ministre de l'emploi et de la solidarité, le ministre de l'éducation nationale, de la recherche et de la technologie, la secrétaire d'Etat aux petites et moyennes entreprises, au commerce et à l'artisanat et le secrétaire d'Etat à l'industrie,

Arrêtent :

Article 1er

Les personnes mentionnées à l'article L. 658-2 du code de la santé publique, responsables de la fabrication, du conditionnement et des contrôles de qualité des produits cosmétiques, doivent être titulaires de l'un des diplômes, titres ou certificats mentionnés à l'annexe I ci-jointe.

Article 2

Les personnes mentionnées à l'article L. 658-2 du code de la santé publique, responsables de l'importation de produits cosmétiques provenant d'un Etat non membre de la Communauté européenne, de la détention ou de la surveillance des stocks de matières premières et de produits cosmétiques, doivent être titulaires de l'un des diplômes, titres ou certificats mentionnés aux annexes I et II ci-jointes.

Article 3

Les personnes mentionnées à l'article L. 658-2 du code de la santé publique, responsables de l'évaluation de la sécurité pour la santé humaine des produits cosmétiques finis, doivent être titulaires de l'un des diplômes, titres ou certificats mentionnés à l'annexe III ci-jointe.

Article 4

Les diplômes, titres ou certificats délivrés par un Etat tiers à la Communauté européenne ou non partie à l'accord sur l'Espace économique européen reconnus de valeur scientifique équivalente par le ministre chargé de l'enseignement supérieur à l'un des diplômes, titres ou certificats mentionnés dans les annexes I, II et III attestent la qualification des personnes titulaires de ces diplômes, titres ou certificats pour exercer respectivement les activités mentionnées aux articles 1, 2 et 3 ci-dessus.

Article 5

Les personnes en fonctions dans un établissement défini à l'article L. 658-2 du code de la santé publique à la date de publication du présent arrêté, responsables des activités mentionnées aux articles 1 et 2 ci-dessus et dont la qualification professionnelle a été reconnue de plein droit en application des dispositions du III des articles 1 et 2 du décret n° 77-219 du 7 mars 1977 relatif à la qualification professionnelle des responsables de la fabrication, du conditionnement, de l'importation, des contrôles de qualité, de la détention et de la surveillance des stocks de matières premières et de produits finis en ce qui concerne les produits cosmétiques et les produits d'hygiène corporelle, conservent le bénéfice de cette qualification.

Article 6

Les personnes responsables des activités mentionnées aux articles 1er et 2 ci-dessus, non titulaires des diplômes, titres ou certificats mentionnés aux annexes I et II, en fonctions dans un établissement défini à l'article L. 658-2 du code de la santé publique depuis au moins dix ans à la date de publication du présent arrêté, peuvent continuer à exercer cette activité.

Article 7

Les personnes responsables des activités mentionnées à l'article 3 ci-dessus, en fonction dans un établissement défini à l'article L. 658-2 du code de la santé publique à la date de publication du présent arrêté, non titulaires des diplômes, titres ou certificats mentionnés à l'annexe III et justifiant des qualifications techniques prévues aux articles 3 des arrêtés du 26 novembre 1982 susvisés, peuvent continuer à exercer cette activité.

Les personnes responsables des activités mentionnées à l'article 3 ci-dessus ne justifiant ni des diplômes, titres ou certificats mentionnés à l'annexe III, ni des qualifications techniques prévues aux articles 3 des arrêtés du 26 novembre 1982 susvisés, en fonction dans un établissement défini à l'article L. 658-2 du code de la santé publique depuis au moins dix ans à la date de publication du présent arrêté, peuvent continuer à exercer cette activité.

ANNEXE I

(Diplômes de niveau I, II, ou III)

1. Diplôme français d'Etat de docteur en médecine ou l'un des diplômes, certificats ou titres de médecin délivrés par les autres Etats membres de la Communauté européenne.
2. Diplôme français d'Etat de docteur en chirurgie dentaire ou de chirurgien-dentiste ou l'un des diplômes, certificats ou titres de praticien de l'art dentaire délivrés par les autres Etats membres de la Communauté européenne.
3. Diplôme français d'Etat de docteur en pharmacie ou de pharmacien ou l'un des diplômes, certificats ou titres de pharmacien délivrés par les autres Etats membres de la Communauté européenne.
4. Diplôme français d'Etat de docteur vétérinaire, diplôme d'Etat de vétérinaire ou l'un des diplômes, certificats ou titres de vétérinaire délivrés par les autres Etats membres de la Communauté européenne.
5. Doctorat de troisième cycle orienté vers la chimie, la biologie, la biochimie.
6. Diplômes d'études approfondies orientés vers la chimie, la biologie, la biochimie, les sciences pharmaceutiques.
7. Diplôme d'études supérieures spécialisées de chimie, de biologie, de biochimie, de sciences pharmaceutiques.
8. Diplôme d'études supérieures spécialisées de cosmétotechnie.
9. Diplôme d'ingénieur orienté vers la chimie, la biologie, la biochimie.
10. Diplômes de chimie, de biologie et de biochimie à compter de la licence, délivrés par les universités françaises.
11. Maîtrise de sciences et techniques de chimie, de biologie, de biochimie.
12. Maîtrise de sciences et techniques air et eau, génie de l'environnement.
13. Diplômes d'études universitaires scientifiques et techniques orientés vers la chimie, la biologie et la biochimie, délivrés par les universités françaises.
14. Diplôme d'études universitaires scientifiques et techniques de biologie, santé, environnement, spécialité Technicien en bio-industries délivré par l'université Paris-VI.
15. Brevet de technicien supérieur chimiste, biochimiste, biotechnologie, analyses biologiques, qualité dans les industries alimentaires et les bio-industries.
16. Diplômes universitaires de technologie orientés vers la chimie, la biologie, la biochimie.

17. Diplômes universitaires scientifiques et techniques orientés vers la chimie, la biologie et la biochimie.
18. Diplôme d'université d'ingénierie pharmaceutique délivré par l'université Clermont-Ferrand-I.
19. Diplôme d'université de technicien spécialisé en cosmétologie délivré par l'université de Nantes.
20. Diplôme d'études supérieures spécialisées de l'Institut supérieur international du parfum, de la cosmétique et de l'arôme alimentaire (ISIPCA).
21. Maîtrise de sciences et techniques de l'Institut supérieur international du parfum, de la cosmétique et de l'arôme alimentaire (ISIPCA).
22. Diplôme professionnel de technicien supérieur spécialisé en cosmétologie de l'Institut supérieur international du parfum, de la cosmétique et de l'arôme alimentaire, homologué au niveau II.
23. Titre de technicien supérieur en pharmacie industrielle délivré par l'école de l'Institut du médicament de Tours, homologué au niveau III.
24. Titre professionnel de technicien supérieur physicien chimiste délivré par le ministère du travail, de l'emploi et de la formation professionnelle, homologué au niveau III.

ANNEXE II

(Diplômes de niveau IV)

1. Brevet professionnel de préparateur en pharmacie ou autorisation d'exercice de la profession de préparateur en pharmacie.
2. Baccalauréat technologique Sciences et technologies de laboratoire, spécialité chimie de laboratoire et procédés industriels.
3. Baccalauréat technologique Sciences et technologies de laboratoire, spécialité biochimie-génie biologique.

ANNEXE III

(Diplômes de niveau I)

1. Diplôme français d'Etat de docteur en médecine ou l'un des diplômes, certificats ou titres de médecin délivrés par les autres Etats membres de la Communauté européenne.
2. Diplôme français d'Etat de docteur en pharmacie ou de pharmacien ou l'un des diplômes, certificats ou titres de pharmacien délivrés par les autres Etats membre de la Communauté européenne.
3. Diplôme français d'Etat de docteur vétérinaire, diplôme d'Etat de vétérinaire ou l'un des diplômes, certificats ou titres de vétérinaire délivrés par les autres Etats membres de la Communauté européenne.
4. Diplôme d'études approfondies de toxicologie.
5. Diplôme d'études supérieures spécialisées de toxicologie.

3. Application de l'article R. 5263 (c) du code de la santé publique

Liste des catégories des produits cosmétiques

Arrêté du 30 juin 2000

fixant la liste des catégories des produits cosmétiques

(*Journal officiel* du 12 juillet 2000)

Le ministre de l'économie, des finances et de l'industrie, la ministre de l'emploi et de la solidarité, la secrétaire d'Etat à la santé et aux handicapés, la secrétaire d'Etat aux petites et moyennes entreprises, au commerce, à l'artisanat et à la consommation et le secrétaire d'Etat à l'industrie,

Arrêtent :

Article 1er

La liste des catégories de produits cosmétiques mentionnée au *c* de l'article R. 5263 du code de la santé publique est fixée comme suit :

- crèmes, émulsions, lotions, gels et huiles pour la peau (mains, visage, pieds, notamment) ;
- masques de beauté, à l'exclusion des produits d'abrasion superficielle de la peau par voie chimique ;
- fonds de teint (liquides, pâtes, poudres) ;
- poudres pour maquillage, poudres à appliquer après le bain, poudres pour l'hygiène corporelle et autres poudres ;
- savons de toilette, savons déodorants et autres savons ;
- parfums, eaux de toilette et eaux de Cologne ;
- préparations pour le bain et la douche (sels, mousses, huiles, gel et autres préparations) ;
- dépilatoires ;
- déodorants et antisudoraux ;
- produits de soins capillaires :
- teintures capillaires et décolorants,
- produits pour l'ondulation, le défrisage et la fixation ;
- produits de mise en plis ;
- produits de nettoyage (lotions, poudres, shampooings) ;
- produits d'entretien pour la chevelure (lotions, crèmes, huiles) ;
- produits de coiffage (lotions, laques, brillantines) ;
- produits pour le rasage (savons, mousses, lotions et autres produits) ;
- produits de maquillage et démaquillage du visage et des yeux ;
- produits destinés à être appliqués sur les lèvres ;
- produits pour soins dentaires et buccaux ;
- produits pour les soins et le maquillage des ongles ;
- produits pour les soins intimes externes ;
- produits solaires ;
- produits de bronzage sans soleil ;
- produits permettant de blanchir la peau ;
- produits antirides.

Article 2

L'arrêté du 7 mars 1977 fixant la liste des catégories des produits cosmétiques et des produits d'hygiène corporelle est abrogé.

Article 3

Le directeur général de la santé, le directeur général de la concurrence, de la consommation et de la répression des fraudes, le directeur des entreprises commerciales, artisanales et des services, la directrice générale de l'industrie, des technologies de l'information et des postes et le directeur général de l'Agence française de sécurité sanitaire des produits de santé sont chargés, chacun en ce qui le concerne, de l'exécution du présent arrêté, qui sera publié au *Journal officiel* de la République française.

4. Application de l'article R. 5263-3 du code de la santé publique

Commission de cosmétologie

Arrêté du 30 juin 2000

relatif à la commission de cosmétologie prévue à l'article R 5263-3 du CSP

La secrétaire d'Etat à la santé et aux handicapés,

Arrête :

Article 1er

Il est créé une commission de cosmétologie qui siège auprès du directeur général de l'Agence française de sécurité sanitaire des produits de santé.

Elle comprend :

1° Quatre membres de droit :

a) Le directeur général de l'Agence française de sécurité sanitaire des produits de santé ou son représentant ;

b) Le directeur général de la santé ou son représentant ;

c) Le directeur général de la concurrence, de la consommation et de la répression des fraudes ou son représentant ;

d) Le directeur général de l'industrie des technologies de l'information et des postes ou son représentant ;

2° Dix personnalités choisies par le ministre chargé de la santé, en raison de leur compétence en matière de produits cosmétiques, dont :

– trois professeurs d'unité de formation et de recherche en médecine ;

– trois professeurs d'unité de formation et de recherche en pharmacie ;

– un médecin titulaire de la capacité de médecine en allergologie ou compétent qualifié en allergologie ;

– un médecin spécialiste qualifié en dermatologie et vénéréologie ;

– un médecin choisi en raison de sa compétence en stomatologie ou un chirurgien-dentiste ;

– un médecin ou un pharmacien choisi en raison de sa compétence dans le domaine de la toxicologie ;

3° Deux personnalités scientifiques nommées par le ministre chargé de la santé, exerçant dans l'industrie des produits cosmétiques ou la représentant, à titre consultatif ;

4° Un représentant du comité technique de toxicovigilance désigné par le président de la Commission nationale de toxicovigilance.

Article 2

La commission de cosmétologie émet des avis sur la fixation des listes prévues à l'article R. 5263-3 du code de la santé publique.

Elle peut en outre, sur demande du ministre chargé de la santé, du directeur général de l'Agence française de sécurité sanitaire des produits de santé ou de sa propre initiative, formuler des avis sur :

– la sécurité des produits cosmétiques ;

– leur composition ;

– la toxicité d'ingrédients entrant ou susceptibles d'entrer dans la composition de produits cosmétiques.

Elle peut également, à la demande du directeur général de l'Agence française de sécurité sanitaire des produits de santé, formuler un avis sur les demandes présentées en application de l'article R. 5263-7 du code de la santé publique ainsi que sur les informations relatives aux effets indésirables liés à l'utilisation des produits cosmétiques dont l'Agence française de sécurité sanitaire des produits de santé a connaissance.

5. APPLICATION DE L'ARTICLE R. 5263-3 DU CODE DE LA SANTÉ PUBLIQUE

COMPOSITION DES PRODUITS COSMÉTIQUES

ARRÊTÉ DU 6 FÉVRIER 2001

fixant la liste des substances qui ne peuvent entrer dans la composition des produits cosmétiques

La ministre de l'emploi et de la solidarité, le secrétaire d'Etat aux petites et moyennes entreprises, au commerce, à l'artisanat et à la consommation et le secrétaire d'Etat à l'industrie,

Arrêtent :

Article 1er

Les substances qui ne peuvent entrer dans la composition des produits cosmétiques sont énumérées en annexe du présent arrêté.

Article 2

La présence de traces des substances citées ci-dessus est tolérée à condition qu'elle soit techniquement inévitable dans les conditions prévues par les bonnes pratiques de fabrication mentionnées à l'article L. 5131-5 du code de la santé publique.

Article 3

Sont abrogés :
- l'arrêté du 22 avril 1980 modifié fixant la lite des substances dont l'usage est prohibé dans les produits cosmétiques et les produits d'hygiène corporelle ;
- l'arrêté du 18 mars 1994 interdisant la mise ou le maintien sur le marché de produits cosmétiques et de produits d'hygiène corporelle contenant des extraits humains.

Article 4

Le directeur général de la santé, le directeur général de la concurrence, de la consommation et de la répression des fraudes, la directrice générale de l'industrie, des technologies de l'information et des postes et le directeur général de l'Agence française de sécurité sanitaire des produits de santé sont chargés, chacun en ce qui le concerne, de l'exécution du présent arrêté, qui sera publié au *Journal officiel* de la République française.

ANNEXE

Liste non exhaustive des substances qui ne peuvent entrer dans la composition des produits cosmétiques

NOM DE LA SUBSTANCE

- Acide trichloracétique.
- Antiandrogènes à structure stéroïdienne.
- Antibiotiques.
- Arsenic et ses composés.
- Baryum (sels de), à l'exception du sulfate de baryum, du sulfure de baryum dans les conditions prévues à l'arrêté fixant la liste des substances qui ne peuvent être utilisées dans les produits cosmétiques en dehors des restrictions et conditions fixées par cette liste, des laques, pigments ou sels préparés à partir des colorants figurant avec la référence (3) dans la liste de l'arrêté fixant la liste des colorants que peuvent contenir les produits cosmétiques.
- Cellules, tissus ou produits d'origine humaine.
- Furocoumarines (dont trioxysalen, méthoxy-8 psoralène, méthoxy-5 psoralène) sauf teneurs normales dans les essences naturelles utilisées.Dans les crèmes solaires et les produits bronzants, les furocoumarines doivent être en quantité inférieure à 1 mg/kg.
- Œstrogène (substances à effet).
- Bovins, ovins, caprins :
  a) Le crâne, y compris la cervelle et les yeux, les amygdales et la moelle épinière :
  - de bovins âgés de plus de douze mois ;
  - d'ovins et de caprins âgés de plus de douze mois ou qui présentent une incisive permanente ayant percé la gencive ;

  et les ingrédients qui en dérivent ;

  b) La rate d'ovins et de caprins et les ingrédients qui en dérivent.

  Les dérivés du suif peuvent cependant être utilisés sous réserve de l'application des méthodes qui doivent être strictement certifiées par le producteur.

ARRÊTÉ DU 6 FÉVRIER 2001

fixant la liste des substances qui ne peuvent être utilisées dans les produits cosmétiques en dehors des restrictions et conditions fixées par cette liste

La ministre de l'emploi et de la solidarité, le secrétaire d'Etat aux petites et moyennes entreprises, au commerce, à l'artisanat et à la consommation et le secrétaire d'Etat à l'industrie,

Arrêtent :

Article 1er

Les substances qui ne peuvent être utilisées dans les produits cosmétiques en dehors des restrictions et conditions fixées pour chacune d'elles sont énumérées en annexe du présent arrêté.

Article 2

Sont abrogés :
- l'arrêté du 16 août 1985 modifié fixant la liste des substances dont l'emploi dans les produits cosmétiques et les produits d'hygiène corporelle est soumis à restriction ;
- l'arrêté du 16 août 1985 modifié fixant la liste des substances vénéneuses pouvant entrer dans la composition des produits cosmétiques et des produits d'hygiène corporelle et les avertissements devant figurer sur leurs récipients, emballages ou notices.

Article 3

Le directeur général de la santé, le directeur général de la concurrence, de la consommation et de la répression des fraudes, la directrice générale de l'industrie, des technologies de l'information et des postes et le directeur général de l'Agence française de sécurité sanitaire des produits de santé sont chargés, chacun en ce qui le concerne, de l'exécution du présent arrêté, qui sera publié au *Journal officiel* de la République française.

ANNEXE

Liste non exhaustive des substances qui ne peuvent être utilisées dans les produits cosmétiques en dehors des restrictions et conditions prévues

numéro d'ordre	SUBSTANCES	CHAMP D'APPLICATION et/ou usage	RESTRICTIONS		CONDITIONS D'EMPLOI et avertissements à reprendre obligatoirement sur l'étiquetage
			Concentration maximale autorisée dans le produit cosmétique fini	Autres limitations et exigences	
a	b	c	d	e	f
1a	**Acide borique, borates et tétraborates**	*a)* Talc *b)* Produits pour l'hygiène buccale	*a)* 5 % en acide borique, (masse/masse) *b)* 0,1 % en acide borique	*a)* 1. Ne pas utiliser dans les produits pour les enfants âgés de moins de 3 ans 2. Ne pas utiliser sur des peaux excoriées ou irritées si la concentration de borate soluble libre excède 1,5 %. *b)* 1. Ne pas utiliser dans les produits pour les enfants âgés de moins de 3 ans.	*a)* 1. ne pas utiliser chez les enfants âgés de moins de 3 ans. 2. ne pas utiliser sur des peaux excoriées ou irritées. *b)* 1. Ne pas avaler. 2. Ne pas utiliser chez les enfants âgés de moins de 3 ans.
2a	**Acide thioglycolique et ses sels**	*a)* Produits pour le frisage ou le défrisage des cheveux : - usage général. - usage professionnel. *b)* Dépilatoires. *c)* Autres produits de traitements des cheveux destinés à être éliminés après application.	8 % prêt à l'emploi pH 7 à 9,5. 11 % prêt à l'emploi pH 7 à 9,5 5 % prêt à l'emploi pH 7 à 12,7. 2 % prêt à l'emploi pH 7 à 9,5. *Les pourcentages ci-dessus sont calculés en acide thioglycolique.*	*a) b) c).* Le mode d'emploi doit obligatoirement reprendre les phrases suivantes : - éviter le contact avec les yeux ; - en cas de contact avec les yeux, laver immédiatement et abondamment avec de l'eau et consulter un spécialiste ; - porter des gants appropriés uniquement pour *a* et *c*.	*a)* : - contient des sels de l'acide thioglycolique ; - suivre le mode d'emploi ; - à conserver hors de portée des enfants ; - réservé aux professionnels.
4	**Ammoniaque**		6% (NH_3).		Au-delà de 2 % : contient de l'ammoniaque.
8	**Diaminobenzènes (méta, para), leurs dérivés substitués à l'azote**	Colorants d'oxydation pour la coloration des cheveux. Usage général	6 % (en base libre)		Peut provoquer une réaction allergique. Contient des diaminobenzènes. Ne pas employer pour la coloration des cils et des sourcils.

numéro d'ordre	SUBSTANCES	CHAMP D'APPLICATION et/ou usage	RESTRICTIONS		CONDITIONS D'EMPLOI et avertissements à reprendre obligatoirement sur l'étiquetage
			Concentration maximale autorisée dans le produit cosmétique fini	Autres limitations et exigences	
a	b	c	d	e	f
9	**Diaminotoluènes**	Colorants d'oxydation pour la coloration des cheveux. Usage général.	10 % (en base libre)		Peut provoquer une réaction allergique. Contient des diaminotoluènes. Ne pas employer pour la coloration des cils et des sourcils.
10	**Diaminophénols**	Colorants d'oxydation pour la coloration des cheveux. Usage général.	10 % (en base livre)		Peut provoquer une réaction allergique. Contient des diaminophénols. Ne pas employer pour la coloration des cils et des sourcils.
12	**Eau oxygénée et autres composés ou mélanges libérant de l'eau oxygénée**	*a)* Préparation pour traitements capillaires. *b)* Préparation pour l'hygiène de la peau. *c)* Préparation pour durcir les ongles. *d)* Produits d'hygiène buccale.	12 % d'H_2O_2 (40 volumes) présent ou dégagé. 4 % d'H_2O_2 présent ou dégagé. 2 % d'H_2O_2 présent ou dégagé. 0,1 % d'H_2O_2 présent ou dégagé.		*a), b), c)* : - contient de l'eau oxygénée ; - éviter le contact du produit avec les yeux ; - rincer immédiatement les yeux si le produit entre en contact avec ceux-ci. *a)* Porter des gants appropriés.
13	**Formaldéhyde**	Préparations pour durcir les ongles	5 % (en aldéhyde formique)		Protéger les cuticules par un corps gras. Contient du formaldéhyde.
14	**Hydroquinone**	Colorant d'oxydation pour la coloration des cheveux : Usage général	0,3 %		Ne pas employer pour la coloration des cils et des sourcils. Rincer immédiatement les yeux si le produit entre en contact avec ceux-ci. Contient de l'hydroquinone.

numéro d'ordre	SUBSTANCES	CHAMP D'APPLICATION et/ou usage	RESTRICTIONS		CONDITIONS D'EMPLOI et avertissements à reprendre obligatoirement sur l'étiquetage
			Concentration maximale autorisée dans le produit cosmétique fini	Autres limitations et exigences	
a	b	c	d	e	f
15a	**Potasse caustique ou soude caustique**	*a)* Solvant des cuticules des ongles. *b)* Produits pour le défrisage des cheveux : 1. Usage général 2. Usage professionnel. *c)* Régulateur de pH dans le cas des dépilatoires. *d)* Régulateur de pH dans le cas des autres usages.	*a)* 5 % en masse. *b)* 1. 2 % en masse. *b)* 2. 4,5 % en masse. *c)* Jusqu'au pH 12,7. *d)* Jusqu'au pH 11.		*a)* Contient un agent alcalin. Éviter tout contact avec les yeux. Danger de cécité. À tenir hors de portée des enfants. *b)* Contient un agent alcalin. Éviter tout contact avec les yeux. Danger de cécité. À tenir hors de portée des enfants. *c)* À tenir hors de portée des enfants. Eviter tout contact avec les yeux.
23	a) Sulfures alcalins. *b)* Sulfures alcalino-terreux	*a)* Dépilatoires *b)* Dépilatoires	*a)* 2 % (en soufre) pH ≤ 12,7. *b)* 6% (en soufre) pH ≤ 12,7.		*a)* Tenir à l'écart des enfants. Eviter tout contact avec les yeux. *b)* Tenir à l'écart des enfants. Eviter tout contact avec les yeux.
48	**Nitrate d'argent**	Uniquement pour les produits destinés à la coloration des cils et des sourcils 4 %.			Contient du nitrate d'argent. Rincer immédiatement les yeux si le produit entre en contact avec ceux-ci.
49	**Disulfure de sélénium**	Shampooings antipelliculaires	1 %.		Contient du disulfure de sélénium. Eviter le contact avec les yeux et la peau endommagée.
59	**Talc : silicate de magnésium hydraté**	Produits pulvérulents pour les enfants de moins de 3 ans.			Tenir à l'écart du nez et de la bouche de l'enfant.

ARRÊTÉ DU 6 FÉVRIER 2001

fixant la liste des colorants que peuvent contenir les produits cosmétiques

Le ministre de l'emploi et de la solidarité, le secrétaire d'Etat aux petites et moyennes entreprises, au commerce, à l'artisanat et à la consommation et le secrétaire d'Etat à l'industrie,

Arrêtent :

Article 1er

Les colorants qui peuvent entrer dans la composition des produits cosmétiques, dans les limites et conditions fixées pour chacun d'eux, à l'exception de ceux destinés uniquement à colorer le système pileux, sont énumérés en annexe du présent arrêté.

Article 2

L'arrêté du 6 novembre 1986 est abrogé.

Article 3

Le directeur général de la santé, le directeur général de la concurrence, de la consommation et de la répression des fraudes, la directrice générale de l'industrie, des technologies de l'information et des postes et le directeur général de l'Agence française de sécurité sanitaire des produits de santé sont chargés, chacun en ce qui le concerne, de l'exécution du présent arrêté, qui sera publié au *Journal officiel* de la République française.

ANNEXE

Liste non exhaustive des colorants que peuvent contenir les produits cosmétiques

Colonne 1
Colorants admis pour tous produits cosmétiques.

Colonne 2
Colorants admis pour tous produits cosmétiques à l'exception des produits cosmétiques destinés à être appliqués à proximité des yeux et notamment des prou duits de maquillage et de démaquillage des yeux.

Colonne 3
Colorants admis uniquement pour les produits cosmétiques qui ne sont pas destinés à entrer en contact avec les muqueuses.

Colonne 4
Colorants admis uniquement pour les produits cosmétiques qui sont destinés à n'entrer qu'en bref contact avec la peau.

NUMÉRO DE LA COULEUR Index ou dénomination	COLORATION	CHAMPS D'APPLICATION				AUTRES LIMITATIONS ET EXIGENCES
		1	2	3	4	
Rouge de betterave, bétanine	Rouge	X				E 161
Anthocyanes	Rouge	X				E 163
Stéarates d'Al, de zinc, de Mg et de Ca	Blanche	X				
Bleu de bromothymol	Bleue				X	

ARRÊTÉ DU 6 FÉVRIER 2001

fixant la liste des agents conservateurs que peuvent contenir les produits cosmétiques

La ministre de l'emploi et de la solidarité, le secrétaire d'Etat aux petites et moyennes entreprises, au commerce, à l'artisanat et à la consommation et le secrétaire d'Etat à l'industrie,

Arrêtent :

Article 1er

Les agents conservateurs qui peuvent entrer dans la composition des produits cosmétiques, dans les limites et conditions fixées pour chacun d'eux, sont énumérés en annexe du présent arrêté.

Article 2

L'arrêté du 6 novembre 1986 est abrogé.

Article 3

Le directeur général de la santé, le directeur général de la concurrence, de la consommation et de la répression des fraudes, la directrice générale de l'industrie, des technologies de l'information et des postes et le directeur général de l'Agence française de sécurité sanitaire des produits de santé sont chargés, chacun en ce qui le concerne, de l'exécution du présent arrêté, qui sera publié au *Journal officiel* de la République française.

ANNEXE

On entend par agents conservateurs les substances qui sont ajoutées comme ingrédients à des produits cosmétiques principalement pour inhiber le développement de micro-organismes dans ces produits.

À d'autres concentrations que celles prévues dans la présente annexe, les substances pourvues du symbole (*) peuvent être également ajoutées aux produits cosmétiques à d'autres fins spécifiques ressortant de la présentation du produit, par exemple, comme déodorant dans des savons ou agent antipelliculaire dans les shampooings.

D'autres substances employées dans la formule des produits cosmétiques peuvent posséder, par ailleurs, des propriétés antimicrobiennes et peuvent, de ce fait, contribuer à la conservation de ces produits, comme par exemple, de nombreuses huiles essentielles et quelques alcools. Ces substances ne figurent pas dans la présente annexe.

Tous les produits finis contenant du formaldéhyde ou des substances de la présente annexe et libérant du formaldéhyde doivent reprendre obligatoirement sur l'étiquetage la mention « contient du formaldéhyde » dans la mesure où la concentration en formaldéhyde dans le produit fini dépasse 0,05 %.

Liste non exhaustive des agents conservateurs que peuvent contenir les produits cosmétiques

NUMÉRO CE	SUBSTANCE	CONCENTRATION MAXIMALE autorisée	LIMITATION ET EXIGENCE	CONDITIONS D'EMPLOI et avertissements à reprendre obligatoirement sur l'étiquetage
1	**Acide benzoïque, ses sels et ses esters**	0,5 % (en acide).		
3	**Acide salicylique et ses sels**	0,5 % (en acide)	A ne pas utiliser dans les préparations destinées aux enfants en dessous de trois ans, à l'exception des shampooings	Ne pas employer pour les soins d'enfants en dessous de trois ans.
5	**Formaldéhyde et paraformaldéhyde**	0,2 % (sauf pour hygiène buccale). 0,1 % (pour hygiène buccale). Concentrations exprimées en formaldéhyde libre.	Interdits dans les aérosols (sprays).	
18	**Acide undécylénique et ses sels**	0,2 % (en acide).		
34	**Alcool benzylique**	1,0 %.		

ARRÊTÉ DU 6 FÉVRIER 2001

fixant la liste des filtres ultraviolets que peuvent contenir les produits cosmétiques

La ministre de l'emploi et de la solidarité, le secrétaire d'Etat aux petites et moyennes entreprises, au commerce, à l'artisanat et à la consommation et le secrétaire d'Etat à l'industrie.

Arrêtent :

Article 1er

Les filtres ultraviolets qui peuvent entrer dans la composition des produits cosmétiques, dans les limites et conditions fixées pour chacun d'eux, sont énumérés en annexe du présent arrêté.

Article 2

Le directeur général de la santé, le directeur général de la concurrence, de la consommation et de la répression des fraudes, la directrice générale de l'industrie, des technologies de l'information et des postes et le directeur général de l'Agence française de sécurité sanitaire des produits de santé sont chargés, chacun en ce qui le concerne, de l'exécution du présent arrêté, qui sera publié au *Journal officiel* de la République française.

ANNEXE

On entend par filtres ultraviolets les substances qui, contenues dans des produits cosmétiques de protection solaire, sont destinées spécifiquement à filtrer certaines radiations pour protéger la peau contre certains effets nocifs de ces radiations.
Ces filtres peuvent être ajoutés à d'autres produits cosmétiques dans les limites et conditions fixées à la présente annexe.
D'autres filtres ultraviolets, utilisés dans les produits cosmétiques uniquement pour la protection des produits contre les radiations ultraviolettes, ne figurent pas dans la présente annexe.

Liste non exhaustive des filtres ultraviolets que peuvent contenir les produits cosmétiques

NUMÉRO d'ordre a	SUBSTANCES b	CONCENTRATION maximale autorisée c	AUTRES LIMITATIONS et exigences d	CONDITIONS D'EMPLOI et avertissements à reprendre obligatoirement sur l'étiquetage e
1	Acide 4-aminobenzoïque (PABA)	5 %.		
4	Oxybenzone (DCI).	10 %.	La mention « Contient de l'oxybenzone » n'est pas exigée si la concentration est égale ou inférieure à 0,5 % et si la substance n'est utilisée que pour protéger le produit.	Contient de l'oxybenzone
17	Acide benzoïque	10 %.		
19	3-Benzylidène camphre	2 %		
21	4-Diméthyl-amino-benzoate d'éthyl-2-hexyle (octyl diméthyl PABA)	8 %		

6. Application de l'article R. 5263-4 (e et h) du code de la santé publique

Symboles à utiliser pour l'étiquetage en cas d'impossibilité pratique

Arrêté du 30 juin 2000

relatif au symbole pouvant être utilisé sur les récipients et les emballages de certains produits cosmétiques dans les conditions prévues à l'article R. 5263-4 du code de la santé publique

Le ministre de l'économie, des finances et de l'industrie, la ministre de l'emploi et de la solidarité, la secrétaire d'Etat à la santé et aux handicapés et la secrétaire d'Etat aux petites et moyennes entreprises, au commerce, à l'artisanat et à la consommation,

Arrêtent :

Article 1er

Le symbole pouvant être utilisé dans les conditions prévues au *e* et au *h* de l'article R. 5263-4 du code de la santé publique est le suivant :

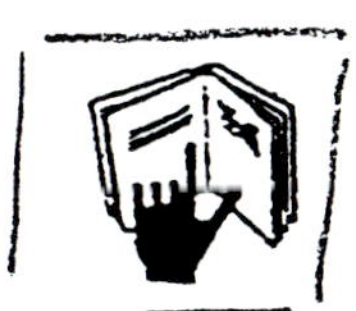

7. Application de l'article R. 5263-7 (I) du code de la santé publique

Dérogation à l'inscription d'un ou de plusieurs ingrédients sur l'étiquetage

Arrêté du 27 décembre 2000

fixant le contenu du dossier de demande de dérogation à l'inscription d'un ou de plusieurs ingrédients sur l'étiquetage des produits cosmétiques

La secrétaire d'Etat à la santé et aux handicapés, le secrétaire d'Etat aux petites et moyennes entreprises, au commerce, à l'artisanat et à la consommation et le secrétaire d'Etat à l'industrie,

Arrêtent :

Article 1er

Le dossier de demande de dérogation de l'inscription d'un ingrédient sur l'étiquetage des produits cosmétiques, prévu au I de l'article R. 5263-7 du code de la santé publique, doit contenir les informations suivantes :

a) Le nom ou la raison sociale et l'adresse ou le siège social du demandeur ;

b) L'identification précise de l'ingrédient pour lequel la confidentialité est demandée, à savoir :
- la dénomination chimique, la dénomination IUPAC, la dénomination INCI, la dénomination de la Pharmacopée européenne, la dénomination commune internationale de l'OMS et la dénomination de la nomenclature commune des ingrédients établie par les instances compétentes de la Commission européenne, s'ils existent ;

c) L'évaluation de la sécurité pour la santé humaine de l'ingrédient tel qu'il est utilisé dans le ou les produits finis ;

d) L'usage prévu de l'ingrédient et en particulier les différentes catégories de produits cosmétiques dans lesquels il sera utilisé ;

e) La justification détaillée des motifs pour lesquels la confidentialité est exceptionnellement demandée :
- le fait que l'information n'est pas encore dans le domaine public, bien qu'une demande de brevet ait été déposée pour l'ingrédient ou son usage ;
- le fait que, si l'information était connue, elle serait facilement reproductible au préjudice du demandeur.

8. Application de l'article R. 5263-8 du code de la santé publique

Vente de produits non préemballés ou emballés sur les lieux de vente

Arrêté du 27 décembre 2000

fixant les modalités selon lesquelles sont portées à la connaissance des consommateurs certaines informations relatives aux produits cosmétiques présentés à la vente non préemballés ou emballés sur les lieux de vente à la demande de l'acheteur ou préemballés en vue de leur vente immédiate

La secrétaire d'Etat à la santé et aux handicapés, le secrétaire d'Etat aux petites et moyennes entreprises, au commerce, à l'artisanat et à la consommation et le secrétaire d'Etat à l'industrie,

Arrêtent :

Article 1er

Lorsque les produits cosmétiques sont présentés non préemballés à la vente ou lorsqu'ils sont emballés sur les lieux de la vente à la demande de l'acheteur ou préemballés en vue de leur vente immédiate, les informations mentionnées à l'article R. 5263-4 du code de la santé publique sont portées à la connaissance du consommateur par tout moyen visible et lisible disposé à proximité immédiate des produits et indiquant clairement à quel produit il se rattache. En particulier, il peut être utilisé des panneaux d'affichage, des écrans informatiques, des brochures, notices ou catalogues.

Les dispositions de l'alinéa ci-dessus s'appliquent également aux savons, perles de bains et autres petits produits lorsqu'il est impossible, pour des raisons liées à la taille ou à la forme, de faire figurer les informations prévues par l'article R. 5263-4 du code de la santé publique sur une étiquette, une bande, une carte ou une notice jointe.

Article 2

Depuis la fabrication ou la mise sur le marché des produits visés à l'article 1er, chaque intervenant professionnel concerné doit assurer la délivrance ou la transmission des informations nécessaires à la mise en œuvre des dispositions de l'article 1er ci-dessus.

9. Application des articles L. 5312-1 à L. 5312-4 du Code de la santé publique

Interdiction d'utiliser certains produits cosmétiques

Décision du 24 août 1999

interdisant la fabrication, le conditionnement, l'importation, l'exportation, la distribution en gros, la mise sur le marché à titre gratuit ou onéreux, la détention en vue de la vente ou de la distribution à titre gratuit et l'utilisation de certains produits cosmétiques contenant certains éthers de glycol

Le directeur général de l'Agence française de sécurité sanitaire des produits de santé,
Considérant que des études scientifiques récentes ont notamment mis en évidence, pour certains éthers de glycol, des propriétés toxiques pour la reproduction, en particulier un pouvoir tératogène chez l'animal ;
Considérant que le risque de toxicité de ces substances pour l'homme est important et que l'utilisation de produits cosmétiques et d'hygiène corporelle comportant dans leur composition certains éthers de glycol est susceptible de faire courir un risque grave pour la santé humaine,

Décide :

Article 1er

La fabrication, le conditionnement, l'importation, l'exportation, la distribution en gros, la mise sur le marché à titre gratuit ou onéreux, la détention en vue de la vente ou de la distribution à titre gratuit et l'utilisation de produits cosmétiques et d'hygiène corporelle contenant des éthers de glycol.

Article 2

Les fabricants, importateurs, exportateurs, responsables de la mise sur le marché et les distributeurs de ces produits doivent prendre toutes mesures utiles, notamment auprès des détenteurs de stocks, pour faire cesser la distribution de ces produits en tout lieu où ils se trouvent et procéder à leur retrait dès la publication de la présente décision.

DÉCISION DU 27 MARS 2001

interdisant la fabrication, l'importation, l'exportation, la distribution en gros, le conditionnement, la mise sur le marché à titre gratuit ou onéreux, la détention en vue de la vente ou la distribution à titre gratuit ou onéreux et l'utilisation de produits cosmétiques contenant des extraits bovins, ovins et caprins non conformes à certaines conditions

Le directeur général de l'Agence française de sécurité sanitaire des produits de santé,

Décide :

Article 1er

Sont interdits la fabrication, l'importation, l'exportation, la distribution en gros, le conditionnement, la mise sur le marché à titre gratuit ou onéreux, la détention en vue de la vente ou la distribution à titre gratuit ou onéreux et l'utilisation de produits cosmétiques contenant :

a) Les extraits de tissus suivants d'origine bovine :

- la rate, le thymus et les intestins du duodénum au rectum, y compris la graisse mésentérique des bovins quel que soit leur âge ;
- les amygdales des bovins âgés de moins de douze mois ;
- tous les extraits de tissus de bovins quel que soit leur âge provenant de cadavres ou d'animaux nés, élevés, abattus au Royaume-Uni ou ayant transité par cet Etat, ainsi que les extraits ayant été fabriqués dans cet Etat ;

b) Les extraits de tissus suivants d'origine ovine et caprine provenant d'animaux ayant pu être exposés à un risque spécifique de contamination par un agent d'une encéphalopathie spongiforme subaiguë transmissible (ESST).

Article 2

Les fabricants et les importateurs de produits cosmétiques doivent être en mesure de produire, par lot de fabrication à la demande des agents habilités à exercer des contrôles en application des articles L. 5431-1 et L. 5514-1 du code de la santé publique, les documents permettant d'attester de la nature exacte des matières premières d'origine animale mises en œuvre.

10. RÉGLEMENTATION DE L'USAGE DES APPAREILS DE BRONZAGE UTILISANT DES RAYONNEMENTS ULTRA-VIOLETS

DÉCRET DU 30 MAI 1997

Il comprend une partie principale composée de 20 articles, ainsi que 3 annexes.

L'article premier concerne la dénomination «appareils de bronzage UV» et leur répartition en quatre catégories:

- Les appareils de type UV 1 émettent des rayonnements de longueurs d'ondes supérieures à 320 nm.
- Les appareils de type UV 2 émettent des rayonnements de longueurs d'ondes inférieures et supérieures à 320 nm.
- Les appareils de type UV 3 émettent des rayonnements de longueurs d'ondes inférieures et supérieures à 320 nm.
- Les appareils de type UV 4 émettent des rayonnements de longueurs d'ondes inférieures à 320 nm.
- Les appareils de type UV 2 et UV 4 sont réservés à l'usage thérapeutique sur prescription médicale et sous la responsabilité d'un médecin.
- Les appareils de type UV 3 et UV 1 ne peuvent être mis à la disposition des mineurs.
- Les appareils de type UV 1 et UV 3 sont réservés à un usage professionnel dans le domaine de l'esthétique. Il ne peuvent être mis à la disposition du public que sous la surveillance d'une personne qualifiée, ayant reçu une formation définie par arrêté. La Société Française de photodermatologie est chargée de la formation.

Les articles 10, 11, 12 concernent les mentions qui doivent être affichées et lues par les utilisateurs avant toute séance, particulièrement celle-ci: «*Attention rayonnement solaire ultra-violet. Respectez les précautions d'emploi indiquées dans la notice. Utilisez toujours les lunettes fournies pour la séance*».

L'article 13 précise que: «Toute personne qui met à la disposition du public des appareils de bronzage de type UV 1 et UV 3 utilisés à usage professionnel est tenue d'en faire la déclaration auprès du préfet du département. Cette déclaration comprend la description technique des matériels et précise la formation reçue par le personnel qualifié appelé à l'utiliser.»

L'article 14 stipule que les appareils de bronzage de type UV 1 et UV 3 doivent faire l'objet d'un contrôle technique tous les deux ans par un organisme agréé par le ministère chargé de la Santé.

Les articles 15, 16, 17, 18 fixent les peines d'amende pour les contraventions aux articles cités.

D'après l'article 19, les dispositions du présent décret sont entrées en vigueur le 30 mai 1997, après sa publication au Journal officiel.
Les dispositions des articles 3 et 4 sont entrées en vigueur dès le 30 mai 1997.

ANNEXES

BIBLIOGRAPHIE

- *Physiologie cutanée*, MEYNADIER (EPV).
- *Précis de cosmétologie dermatologique*, PRUNIERAS (Masson).
- *Biologie cellulaire*, C.L. GALLIEN (PUF).
- *Biologie cellulaire*, M.A. FAIN-MAUREL (Bréal).
- *Anatomie*, H. ROUVIÈRE (Masson).
- *Anatomie-Physiologie*, B. SEGUY (Maloine).
- *Feuillet d'anatomie*, J. BRIZON et J. CASTAING (Maloine).
- *La peau*, J. HEWITT (Éditions Glaxo).
- *Leçons de dermatologie*, G. MOULIN.
- *Journal de médecine esthétique et de chirurgie dermatologique.*
- *Actualités pharmaceutiques.*
- *Les cosmétiques*, H. THIERS (Masson).
- *Harry's Cosmeticology*.
- *Actualités de dermopharmacologie*, sous la direction de J. COTTE.
- *Connaissance du corps humain* de G. MARCHAL (Épigones).
- *Guide pratique du conseil cosmétologique à l'officine*, M.N. ESTRADE (Éditions Pro.Officina).
- *Le moniteur du pharmacien*, (Cahier pratique).
- *Cosmétologie*, revue européenne trimestrielle d'information et de formation.
- *Abrégé de pharmacie galénique*, A. LEHIR, 1985.

INDEX